統計ライブラリー

ライフスタイル改善の実践と評価

生活習慣病発症・重症化の予防に向けて

山岡和枝
安達美佐
渡辺満利子
丹後俊郎

[著]

朝倉書店

序

　メタボリックシンドロームや糖尿病，心疾患，癌，脳卒中などの生活習慣病あるいは非感染性疾患は，先進国のみならず発展途上国を含めた現代社会の大きな健康問題となっている．非感染性疾患のなかでも糖尿病は増加の一途をたどり，心疾患など他の疾患のリスクを高め，医療費の高騰を助長することから，その予防や病態改善は重要な課題である．

　糖尿病の予防・治療では食生活や運動，喫煙，飲酒，生活リズムなどのライフスタイルの改善をいかに効果的に行うかがキーとなる．そして患者への栄養学的アプローチあるいは広義の意味での栄養教育（nutrition education）を中心とするライフスタイル改善プログラムの提案・実践とその評価まで含めた実践活動に大きな期待が寄せられている．このような栄養教育の場においても，近年，「科学的根拠に基づいた栄養学（食事療法含む）」（evidence based nutrition, EBN）という考え方が，「臨床研究における科学的根拠に基づいた医療」（evidence based medicine, EBM）の発展と共に注目され，その評価を科学的に実証していくことが重要な課題となっている．

　ライフスタイル改善プログラムの実践と評価を科学的根拠に基づき検証していく．この命題に応えるのが本書の使命と考えている．すなわち，対象者の栄養アセスメントに始まり，計画，実践，モニタリング，評価からなる一連の過程を経て，エビデンスに基づくより優れた効果的ライフスタイル改善プログラムを提供し，予防や病態改善に資することである．そのため栄養教育の場では，対象者の生活背景やニーズを把握し，ライフスタイル改善の目標達成を目指す全体計画（カリキュラム）を立案し，理論的根拠，疫学研究や臨床研究による知見，カウンセリングなどを駆使し，改善の意欲を高めた実践へと導くことが肝要である．

　一般的に介入プログラムの効果の評価を検討する上で無作為化比較試験は最良のデザインとされている．本書では，食事・生活習慣をベースとした糖尿病患者へのライフスタイル改善プログラムの効果的実践を図るための方法や具体的手順について，これまで著者らが関わってきた無作為化比較試験による評価研究を基軸に，ライフスタイル改善プログラムの効果の評価のための研究デザインの構築

やそれに関連する調査票の作成，プログラムの実践，効果の評価，まとめ方，データの収集から解析までに必要な一連の統計学的手法などについて解説する．想定した読者層は，糖尿病の発症や重症化の予防に携わる臨床医や管理栄養士，保健師，看護師，行政の保健医療従事者，栄養教諭，実務家，教育者，大学院生および公衆栄養学や臨床栄養学を学ぼうとする大学生レベルの方々であるが，できるだけ事例を中心にわかりやすく記載するように心がけた．なお，栄養教育論の詳細に関しては他の成書に譲り，本書では糖尿病の病態改善や予防を中心に記述するが，書かれている取組みはより一般的なものであり，他の生活習慣病などにも十分応用され得る内容と考える．今後，ライフスタイル改善のための指導の実践に取り組もうとする実務家や研究者・大学院生にとっても有益な情報を提供できるものと自負している．

　第1章ではライフスタイル改善プログラムの実践事例として，国際的な視点から科学的評価を行った生活習慣病予防と改善に関連した研究や事例のうち主なものの概要を紹介する．

　第2章では研究の基礎として，栄養アセスメントのためのさまざまな食事摂取量評価方法を概観し，著者らが作成した半定量式食物摂取頻度調査票FFQW82を例にとり，具体的な作成方法や評価のための研究方法についてまとめる．さらにライフスタイル改善プログラムの作成，プロトコル作成の手順，実践のための戦略，報告書のまとめ方などについて記載する．

　第3章では応用事例として，第1章で紹介する研究のうち，著者らが実施した2つの研究をより具体的に，解析の手順も含めて紹介する．

　第4章では統計学的方法についての事例に基づいた解説ということに重点を置き，本書で紹介した研究・事例で取り上げた必要最小限の情報を組み入れるよう図る．

　巻末には付録として，研究プロトコル例，FFQW82調査票を掲載し，さらにWEBでは関連した解析方法の実行例としてSASおよびSPSSのプログラムと実行結果を一部であるが掲載した．また，本書で紹介したFFQW82については調査票のPDFファイルと解析プログラムをダウンロードすることが可能である．掲載サイトのWEB情報は巻末の付録1に記載した．

　なお，第1章と第2章は渡辺と安達，第3章と第4章は山岡，第4章の一部と全体の監修を丹後が主として担当したが，最終的には著者全員で確認した．

ライフスタイル改善の実践と評価への取組みが生活習慣病の効果的な予防や治療につながることが重要である．本書が多くの方々に活用されれば幸いである．
　2015 年 1 月

著者一同

目　次

1. ライフスタイル改善プログラムの実践事例 ……………………………… *1*
   1.1 糖尿病ハイリスク者へのライフスタイル改善プログラムの評価 ………… *2*
      1.1.1 無作為化比較試験に基づく糖尿病（境界型）の日本人勤労者を対象とする糖尿病予防のための新栄養教育プログラムの効果の評価 …… *2*
      1.1.2 耐糖能異常者のライフスタイル改善による2型糖尿病の予防効果の評価 ……………………………………………………………… *8*
      1.1.3 ライフスタイル改善あるいはメトホルミン投与による2型糖尿病発症の予防または遅延効果の評価 ……………………………… *13*
      1.1.4 空腹時高血糖を伴う肥満日本人を対象とするライフスタイル改善による2型糖尿病の予防効果の評価 ……………………………… *17*
      1.1.5 耐糖能障害者を対象とする脂質減量食介入の長期間（5年間）における効果の評価 …………………………………………………… *20*
      1.1.6 糖尿病予防のためのライフスタイル教育の効果の評価：無作為化比較試験のメタアナリシス ……………………………………… *24*
   1.2 糖尿病患者へのライフスタイル改善プログラムの評価 ………………… *27*
      1.2.1 2型糖尿病患者を対象とする栄養改善介入の効果の評価：RCT …… *27*
      1.2.2 糖尿病患者教育のための構造化されたX-PERTプログラムの効果 ……………………………………………………………………… *31*
      1.2.3 クラスターRCTに基づくSILEプログラムの効果の評価 ………… *35*
      1.2.4 2型糖尿病患者のリスク因子改善教育のためのプリシードモデルの効果 …………………………………………………………… *39*

2. 科学的根拠に基づくライフスタイル改善プログラム ……………………… *44*
   2.1 栄養アセスメントの重要性 …………………………………………… *44*
   2.2 食物摂取量頻度調査票の開発 ………………………………………… *56*
      2.2.1 半定量式食物摂取頻度調査票の作成 ………………………… *56*
      2.2.2 食物摂取頻度調査票の評価 …………………………………… *61*

 2.3 血糖コントロールのためのライフスタイル改善プログラム ……… *65*
  2.3.1 糖尿病教育におけるライフスタイル改善の考え方 ……………… *65*
  2.3.2 血糖コントロールのためのライフスタイル改善スキームとプログラムの策定 ……………………………………………………………… *66*
  2.3.3 倫理的配慮 ………………………………………………………… *82*
  2.3.4 効果の評価指標と評価方法 ……………………………………… *82*
  2.3.5 実施計画書 ………………………………………………………… *83*
  2.3.6 研究デザインとデータのまとめ方 ……………………………… *84*
  2.3.7 報告書のまとめ方 ………………………………………………… *87*
  2.3.8 文献レビュー ……………………………………………………… *87*

3. 実 践 例 …………………………………………………………………… *97*
 3.1 無作為化比較試験に基づく境界型日本人勤労者にみる糖尿病予防教育の事例 ……………………………………………………………………… *97*
  3.1.1 現状分析と先行研究の探索，問題の発見，認知 ……………… *97*
  3.1.2 研究デザイン ……………………………………………………… *99*
  3.1.3 プログラムの実践 ………………………………………………… *102*
  3.1.4 解析と結果のまとめ ……………………………………………… *108*
 3.2 クラスターRCTに基づくSILEの効果の評価研究の事例 ………… *122*
  3.2.1 現状分析と先行研究の探索，問題の発見，認知 ……………… *122*
  3.2.2 研究デザイン ……………………………………………………… *123*
  3.2.3 プログラムの実践 ………………………………………………… *127*
  3.2.4 解析と結果のまとめ ……………………………………………… *127*

4. 臨床研究で利用する統計学的手法 ……………………………………… *142*
 4.1 データの要約 ……………………………………………………………… *142*
  4.1.1 連続変数の記述と要約 …………………………………………… *142*
  4.1.2 主な要約統計量 …………………………………………………… *144*
 4.2 統計学的推定・検定の概要 ……………………………………………… *145*
  4.2.1 点推定と区間推定 ………………………………………………… *146*
  4.2.2 統計学的有意差検定 ……………………………………………… *147*

- 4.2.3 第1種の過誤と第2種の過誤 …………………………… *148*
- 4.2.4 パラメトリック検定とノンパラメトリック検定 ………… *149*
- 4.2.5 主な確率分布 …………………………………………… *149*
- 4.3 統計学的検定方法 …………………………………………………… *150*
  - 4.3.1 等分散の F 検定 ……………………………………… *152*
  - 4.3.2 Student の t 検定 …………………………………… *153*
  - 4.3.3 Welch の検定 …………………………………………… *154*
  - 4.3.4 対応のある t 検定 …………………………………… *154*
  - 4.3.5 Wilcoxon の順位和検定 ………………………………… *155*
  - 4.3.6 Wilcoxon の符号付き順位検定 ………………………… *155*
  - 4.3.7 一元配置分散分析 ……………………………………… *156*
  - 4.3.8 比率の差の検定 ………………………………………… *157*
  - 4.3.9 Fisher の正確な検定 …………………………………… *158*
  - 4.3.10 サンプルサイズの決定 ………………………………… *159*
  - 4.3.11 無作為割付け法 ………………………………………… *159*
  - 4.3.12 SAS による実行例 ……………………………………… *161*
- 4.4 多変量解析 …………………………………………………………… *167*
  - 4.4.1 モデルの概要 …………………………………………… *167*
  - 4.4.2 単回帰分析・重回帰分析・共分散分析 ………………… *169*
  - 4.4.3 ロジスティック回帰分析 ……………………………… *174*
  - 4.4.4 Cox 比例ハザードモデル ……………………………… *176*
  - 4.4.5 混合効果モデル ………………………………………… *177*
  - 4.4.6 多重補完法 ……………………………………………… *179*

付録1. 食物摂取頻度調査票（FFQW82）……………………………… *188*
付録2. 10分で聞き取る食事摂取状況の把握の手順とポイント ……… *193*
付録3. 血糖コントロールのための食生活の問題点をどう捉えるか …… *196*
付録4. 臨床比較試験実施計画書（3.2節事例，2007年作成）………… *203*

用語一覧表 ………………………………………………………………… *216*
索　　引 …………………………………………………………………… *217*

1. ライフスタイル改善プログラムの実践事例

　生活習慣病の予防と治療において，薬効だけでなく，食事や運動などのライフスタイル改善プログラムの効果についての実証的研究が進められてきている．医学分野で evidence based medicine（EBM，「根拠に基づく医療」）に始まった科学的根拠を求める臨床研究の流れは，栄養学分野においても evidence based nutrition（EBN，「根拠に基づく栄養学」）として根付いてきている．生活習慣病のなかでも糖尿病の増加は世界的に大きな問題であり，EBN として科学的に実証されたライフスタイル改善プログラムの提案は，臨床や栄養教育の場において重要な課題でもある．実践的研究の手法として plan（計画）・do（実行）・check（評価）・act（改善）（PDCA）サイクルが着目されて久しいが，特に適切な評価を行った上で改善を行い発展させていくという過程が，わが国の臨床研究や栄養学的研究ではまだ不足しているといえよう．本章では，読者が今後研究を行うときに，どのような研究をどのように評価すべきかという点に主眼をおいて，最近の臨床研究としての EBN 研究をいくつか取り上げて概観する．まず，1.1 節では，2 型糖尿病ハイリスクに対する栄養や，運動などを取り入れたライフスタイル改善プログラムやメトホルミンなどの投薬の，糖負荷後 2 時間血糖値などの検査値の改善や糖尿病発症率への減少効果などの中・長期的な効果を検証した無作為化比較試験の事例をいくつか紹介する（1.1.1〜1.1.5 項）．さらにライフスタイル改善教育の効果のメタアナリシスによる評価研究を補足する（1.1.6 項）．次に 1.2 節では，糖尿病患者を対象としたいくつかのライフスタイル改善教育の効果について検討した無作為化比較試験（1.2.1〜1.2.3 項）や，最近多くなってきたクラスター無作為化比較試験（1.2.4 項）について紹介する．それぞれの研究の主な結果，そこで取り上げられているライフスタイル改善プログラム，評価指標，限界などについて言及し，さらにそこで用いられる各統計手法は，第 4 章で説明し，同じような研究デザインで研究を実施するときの参考にできるよう図った．

1.1 糖尿病ハイリスク者へのライフスタイル改善プログラムの評価

1.1.1 無作為化比較試験に基づく糖尿病(境界型)の日本人勤労者を対象とする糖尿病予防のための新栄養教育プログラムの効果の評価

Randomized controlled trial of a new dietary education program to prevent type 2 diabetes in a high-risk group of Japanese male workers [1]

目的 無作為化比較試験(RCT)に基づく2型糖尿病ハイリスク者の血糖低下のための新栄養教育(NDE)プログラムの効果の評価.

研究仮説 介入群(NDE)は,介入1年後のOGTTの2時間値(2-h PG)が,10%低下する.

対象 2000〜01年,某人間ドック受診の首都圏在住勤労男性で対象基準に該当し,同意を得た糖尿病(境界型)患者173名(35〜70歳,平均55歳).

方法 図1.1に示した研究のアウトラインに従い,介入群(NDE,86名)と対照群(従来型教育,87名)に無作為に割り付け,介入期間は1年間とした.介入群に対しては,管理栄養士が介入開始時にNDEプログラムに基づき,食事調査(FFQW65)[2]の分析結果に対応した個別カウンセリング(40分)を実施し,特に夕食のエネルギー摂取量低減を促した.さらに介入6か月後に郵送による個別栄養教育を実施した.その後フォローの6か月間を経て,介入の効果の評価を行った.対照群は従来型教育とし,グループでの健診結果説明会を実施し食事調査の分析結果を郵送した.1年後の2-h PGの変化率の2群間差は共分散分析によりベースライン調整を行い検討した.

結果 介入1年後の夕食および1日エネルギー量の目標エネルギー量に対する充足率は,ベースライン調整後,介入群で有意に改善していた.充足率の両群差(95%信頼区間)は夕食-15.3%(-24.6〜-6.0%, $p = 0.002$),1日-6.0%(-9.8〜-2.2%, $p = 0.002$)であった.血糖値は2-h PGのみ有意な低下が認められ,共分散分析により求めた調整済み変化率の差(95%信頼区間)は-15.2%(-22.0〜-8.4%, $p < 0.001$)(図1.2)であり,介入群は対照群に比べて改善していた.

結論 FFQW65を利用した新栄養教育は,境界型の血糖値を改善する効果をもつ可能性が示唆された.

1.1 糖尿病ハイリスク者へのライフスタイル改善プログラムの評価

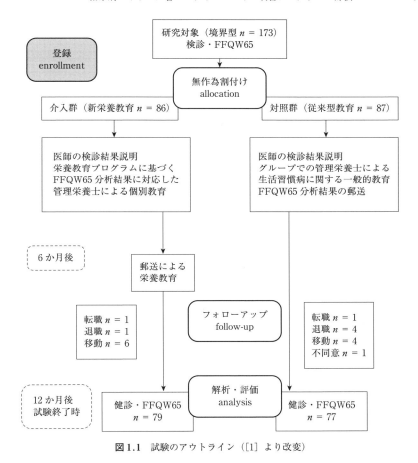

図 1.1　試験のアウトライン（[1] より改変）

比較するライフスタイル教育の概要：新栄養教育（new dietary education, NDE）を受けた介入群，対照群共に，医師による健診結果の一般的な説明を受けた．これは通常人間ドックなどで行っている指導である．介入群に対しては，新栄養教育プログラムに基づき，介入期間の1年間に，健診後2週から1か月以内の上記の医師による健診結果説明後，介入開始時の個別カウンセリング（40分間）を実施し，介入6か月時点で郵送による栄養教育を実施した．個別カウンセリングは管理栄養士の担当としたが，担当管理栄養士の教育の均質化を図るために，

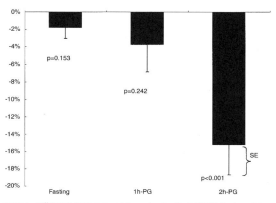

Figure 1—*Difference in the mean percent changes from baseline in 2-h PG after 1 year between the NDE group and the conventional dietary education (control) group (adjusted for baseline value).*

図1.2 介入1年後のFPG，1-h PG，2-h PGの介入群（NDE群）と対照群間の調整済み変化率の差 [1]

境界型患者を対象とした無作為化比較試験に基づく糖尿病予防のための新栄養教育プログラムの1年後の効果の評価として，糖負荷試験での3種類の血糖値について，2群間でのベースライン値を調整した調整済み変化率の差が標準誤差（SE）と共に図示されている．変化率の両群での差は2-h PG（図右端）で有意であり，共分散分析の結果求められたその推定値は -15.2%（$-22.0 \sim -8.4\%$, $p < 0.001$）であった．

本介入試験のために作成した新栄養教育マニュアルに基づき研修を行い，食事調査（FFQW65）の分析結果報告書（カラー版，A4判，2頁，コメント付き）と，ブックレット（新栄養教育プログラム実践法）を資料として用いた．新栄養教育の指針は，①食事調査（FFQW65）の分析結果から抽出された重点課題の改善強化を図る，②自ら行動変容の必要性を認識させる，③現状改善のモチベーションを高める，④適切な情報を与える，とした．栄養教育の要点は，①3食のエネルギーバランスの均等化，特に夕食の過剰摂取改善，②食品摂取量の過不足改善，③規則正しい生活リズムである．対照群に対しては，先に述べた医師による健診結果説明後，グループでの一般的な生活習慣病に関する栄養教育を実施した．FFQW65分析結果報告書は郵送にて配布した．

評価指標（エンドポイント，endpoint）：主要評価指標（プライマリエンドポイント，primary endpoint）は介入開始1年後の経口ブドウ糖負荷試験（oral glucose tolerance test，OGTT）の2時間値（2-h PG）のベースライン値に対する変化率．副次的評価指標（セカンダリエンドポイント，secondary endpoint）

は空腹時血糖値（fasting plasma glucose, FPG），OGTT の 1 時間値（1-h PG），総エネルギー量の充足率（朝食，昼食，夕食，1 日）の開始時値に対する変化率．
限界：研究対象が日本人勤労男性に限られている点，食事改善に用いた食事摂取法が日本人向けの食事である点があるが，3 食のエネルギーおよび栄養素摂取量のバランスは糖尿病予防にとって世界共通の妥当な考え方である．

本研究については 3.1 節に詳細を記載したので参照されたい．

Statistical Method 1

グラフ表現と要約統計量

　連続変数のデータの特徴を視覚的にみるにはヒストグラムや箱ひげ図がよく利用される．特に正規分布かが統計学的検定の方法を決める上では重要である．平均を中心に左右対称の釣り鐘のような分布の形をしていればほぼ正規分布と考えてよい．

　要約統計量として代表的な統計量には，データが正規分布をしていれば，データの中心的位置情報を表す平均（mean），データのバラツキを表す分散（variance），標準偏差（standard deviation, *SD*），標本平均のバラツキを表す標準誤差（standard error, *SE*）などが用いられる．データが正規分布していない場合には，順序統計量（order statistic）を用いる．データの中心的位置情報は中央値（median），データのバラツキ具合は（25％点，75％点）や四分範囲などを用い，たとえば中央値［25％点，75％点］のように要約する．2 つの変数の関連の強さを表す統計量として相関係数（correlation coefficient）がある（4.1.1 項）．

Statistical Method 2

平均値の 2 群の差の検定

　血糖値やエネルギー摂取量のような連続量のデータについて，たとえば介入群と対照群との差があるかを検定したいとしよう．独立な 2 群の平均値の差の検定として，正規分布を仮定したデータには，それぞれの分散が等しいときには Student の t 検定（Student t-test）（4.3.2 項），分散が等しくないときには Welch の検定（4.3.3 項）がある．等分散か否かの検定はあらかじめ F 検定（4.3.1 項）により行っておく．正規分布を仮定できない場合には，ノンパラメトリック検定である Wilcoxon の順位和検定（4.3.5 項）が利用できる．

　一方，同一人の介入の前後差のデータというように，対応のある（独立でない）2 群の平均値の差の検定は，正規分布を仮定できれば，その差をもとにした対応のある t 検定（4.3.4 項），正規分布を仮定できなければ，ノンパラメトリック検定である Wilcoxon の符号付き順位検定（4.3.5 項）が利用できる．

Statistical Method 3

比率の差の検定

　ある質問に対する回答分布が性，年齢，学歴などの属性によって異なっているか，あるいは別の質問の回答と関連しているかを検討する場合など，2 つのカテゴリー変数の間の関係（連関）をクロス表（2 × 2 分割表）にまとめ，カイ 2 乗（χ^2）独立性検定や比率の差の検定（4.3.8 項）を利用する．データ数が少なく，各セルの期待度数のいずれかが 5 より小さくなる場合には直接分布の偏る確率を求める Fisher の正確検定（Fisher exact test）を行うのが望ましい．

― *Statistical Method 4* ―

回 帰 分 析

　線形回帰（linear regression）分析ともいい，結果変数と説明変数という2つの変数の関連性を，単純な直線を仮定したモデルを用いて分析する方法を単回帰分析，2つ以上の説明変数をモデル化したものを重回帰分析という（4.4.2項）．

― *Statistical Method 5* ―

共分散分析

　「介入の有無」というカテゴリー変数の効果を検討するとき，ベースライン値時点での共変量を調整して分析するための統計学的方法として，共分散分析（analysis of covariance, ANCOVA）（4.4.2項）を利用する．説明変数（共変量）には連続変数と質的変数の両方を含めることができ，交絡要因の調整として広く利用されている．重回帰分析の特殊な形としても位置付けられる．
　「ベースライン時点での糖負荷後2時間血糖値」を調整した介入の効果として「1年後の糖負荷後2時間血糖値」のベースライン値からの差をみているが，効果の評価を求めるのに利用されている．一般的には共分散分析で要因調整を実施することにより「偏りの補正」と「推定精度や検出力の向上」が期待される．

― *Statistical Method 6* ―

ロジスティック回帰分析

　結果変数が「成功・失敗」のような2値の値をとりうる事象の，発生の有無への要因の影響を分析するためのモデルとして，ロジスティック回帰モデル（logistic regression model）（4.4.3項）がある．このモデルから疫学でよく使われるオッズ比を推定することができる．また，説明変数は，重回帰分析や共分散分析などと同様に複数個あってもかまわず，これを用いてロジスティック回帰モデルで調整されたオッズ比（adjusted odds ratio）を求めることができる．

1.1.2 耐糖能異常者のライフスタイル改善による2型糖尿病の予防効果の評価

Prevention of type 2 diabetes mellitus by changes in lifestyle among subjects with impaired glucose tolerance [3]

目的 RCTに基づく耐糖能異常者（IGT）を対象とする糖尿病予防，あるいは糖尿病発症遅延のためのライフスタイル改善プログラムの効果の評価．

研究仮説 介入群（ライフスタイル改善プログラム）は，対照群に比較し，介入6年後の糖尿病累積発症率が35％減少する．

対象 同意を得たIGT患者522名（男性172名，女性350名）であり，BMI 25以上，年齢40〜65歳とした．

方法 図1.3に示した研究のアウトラインに従い，対象を介入群（265名）と対照群（257名）に無作為に2群に割り付けた（介入期間は平均3.2年）．介入群は管理栄養士の個別教育セッションを初年度7回，その後は3か月に一度実施した．対照群は，一般的な食事・運動に関する小冊子情報を与え，3日間の食事記録を依頼した．介入後の2群間の糖尿病累積発症率の差の比較はログランク検定およびCox比例ハザードモデルを用いた．

結果 ベースラインから1年後での体重減少量（平均±標準偏差）は，介入群-4.2 ± 5.1 kgに対し，対照群-0.8 ± 3.7 kg（$p < 0.001$）であった．2-h PGの減少量は，介入群-15 ± 34 mg/dℓに対し，対照群-5 ± 40 mg/dℓであった（$p = 0.003$）（表1.1）．4年後の糖尿病累積発症率（95％信頼区間）は介入群11（6〜15）％に対し，対照群23（17〜29）％を示した．Cox比例ハザードモデルで推定した糖尿病累積未発症率の介入群の対照群に対するハザード比は0.4（95％信頼区間0.3〜0.7，$p < 0.001$）であり，58％のリスク減少が認められた（図1.4）．

結論 2型糖尿病は，そのハイリスク者のライフスタイル改善により予防できることが示唆された．

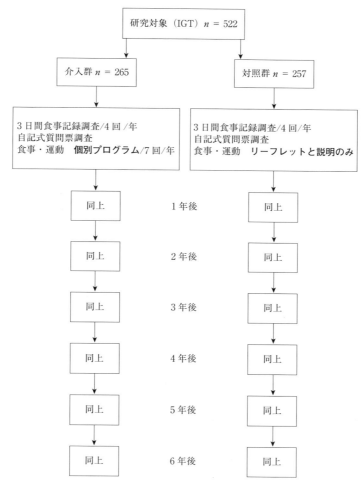

図 1.3 試験のアウトライン（[3] より改変）

比較するライフスタイル教育の概要：介入群は，体重減量 5%以上・脂質エネルギー（E）比 30%以下・飽和脂肪酸 E 比 10%以下・食物繊維 15 g/1000 kcal・有酸素運動 30 分/日を目標とし，年 4 回の 3 日間の食事記録に基づき全粒粉・野菜・果物・低脂肪乳などの食品摂取頻度のアドバイスを与えた．管理栄養士の個

表1.1 介入群と対照群での介入1年後の臨床検査値などのベースラインからの差の平均値 [3]

介入1年後時点では，体重減少量（平均±標準偏差）は，介入群 -4.2 ± 5.1 kgに対し，対照群 -0.8 ± 3.7 kg（$p < 0.001$），2-h PGの減少量は，介入群 -15 ± 34 mg/dℓに対し，対照群 -5 ± 40 mg/dℓであった（$p = 0.003$）．

TABLE 2. CHANGES IN SELECTED CLINICAL AND METABOLIC VARIABLES FROM BASE-LINE TO THE END OF YEAR 1 IN THE SUBJECTS IN THE INTERVENTION AND CONTROL GROUPS.*

VARIABLE	INTERVENTION GROUP (N=256)		CONTROL GROUP (N=250)		P VALUE†
	mean ±SD	95% CI	mean ±SD	95% CI	
Change in weight					
In kilograms	−4.2±5.1	−4.8 to −3.6	−0.8±3.7	−1.3 to −0.3	<0.001
Percent change	−4.7±5.4	−5.0 to −4.4	−0.9±4.2	−1.0 to −0.8	<0.001
Change in waist circumference (cm)	−4.4±5.2	−5.1 to −3.9	−1.3±4.8	−1.9 to −0.7	<0.001
Change in plasma glucose (mg/dl)					
Fasting	−4±12	−6 to −2	1±12	0 to 2	<0.001
2 Hr after oral glucose challenge	−15±34	−19 to −11	−5±40	−8 to −2	0.003
Change in serum insulin (μg/ml)					
Fasting	−2±9	−3 to −1	−1±7	−2 to 0	0.14
2 Hr after oral glucose challenge	−29±64	−37 to −21	−11±51	−18 to −4	0.001
Change in serum lipids (mg/dl)‡					
Total cholesterol	−5±28	−8 to −2	−4±28	−7 to −1	0.62
High-density lipoprotein cholesterol	2±7	1 to 3	1±6	0 to 2	0.06
Triglycerides	−18±51	−24 to −12	−1±60	−8 to 6	0.001
Change in blood pressure (mm Hg)§					
Systolic	−5±14	−7 to −3	−1±15	−3 to 1	0.007
Diastolic	−5±9	−6 to −4	−3±9	−4 to −2	0.02

*A total of 15 subjects withdrew from the study within the first year; 1 additional subject did not undergo testing at one year, although she remained in the study. To convert values for glucose to millimoles per liter, multiply by 0.056. To convert values for insulin to picomoles per liter, multiply by 6. To convert values for cholesterol to millimoles per liter, multiply by 0.026. To convert values for triglycerides to millimoles per liter, multiply by 0.011. CI denotes confidence interval.

†P values were determined by a two-tailed t-test for the difference between the groups.

‡Cholesterol-lowering drugs were being taken by 6 percent of the subjects in the intervention group and 8 percent of those in the control group by the end of year 1.

§Antihypertensive drugs were being taken by 30 percent of the subjects in the intervention group and 31 percent of those in the control group by the end of year 1.

別教育セッションを初年度は7回実施し，その後は，3か月に一度のセッションとした．対照群は，一般的な食事・運動に関する小冊子での情報を与え，3日間の食事記録を依頼し，資料としてポーションサイズのイラスト資料を与えるのみとした．

評価指標：主要評価指標はベースラインから2年後の糖尿病の累積発症率である．糖尿病診断は，FPG ≥ 140 mg/dℓ，2-h PG ≥ 200 mg/dℓで診断し [4]，2回目の測定結果を用い評価した．副次的評価指標はFPG，2-h PG，血清インスリン濃度，血圧，総コレステロール，HDLコレステロール，中性脂肪などである．

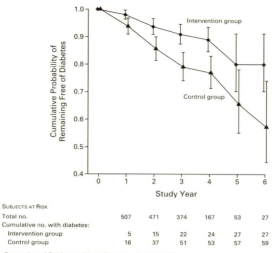

Figure 1. Proportion of Subjects without Diabetes during the Trial. The vertical bars show the 95 percent confidence intervals for the cumulative probability of remaining free of diabetes. The relative risk of diabetes for subjects in the intervention group, as compared with those in the control group, was 0.4 (P<0.001 for the comparison between the groups).

図1.4　介入後6年間での各群の累積糖尿病未発症率の経時変化 [3]
累積糖尿病未発症率の経時変化を介入群と対照群に分けて95%信頼区間と共に表示している．2群間での相対危険（ハザード比）は0.4（$p < 0.001$）であった．

限界：初年度のセッション受講率は医療施設により50～85%と相違があり，医療施設来所時の健診結果に対する患者への注意などに相違があった点は限界である．

展望：本プログラムは，肥満で座りがちな生活者に敬遠されやすい運動療法を含むが，脱落者は少なく，薬物療法に頼ることなく，耐糖能と心疾患リスク因子の改善が示唆され，糖尿病予防策として今後期待できる．

Statistical Method 7

ログランク検定

2群での糖尿病発症までの期間を指標として，途中での打ち切りデータを考慮した分析方法として生存時間分析がある．ログランク検定（log-rank test）は，2群の生存時間分布の差を検定するノンパラメトリック検定法である．生存時間や寛解期間などを比較するときに，打ち切られたデータ（censored data，脱落や研究打ち切りなど）がある場合に用いることができる．ログランク検定統計量は死亡までの時間そのものは用いず，死亡時間の順位を比較するもので，時点ごとの2群での観測死亡数と期待死亡数を用いて求める．いくつかの変法がある．2つ以上の母集団の生存時間分布の検定に拡張した k 標本ログランク検定，層別解析を行う層別ログランク検定なども提案されている．

Statistical Method 8

Cox 比例ハザードモデル

Cox 比例ハザードモデル（Cox proportional hazard model）（4.4.4項）は，打ち切られたデータを考慮したモデルであり，結果変数が生存時間で，介入の有無と交絡要因を含めた説明変数とした重回帰分析と考えることができる．個体の予後因子の相違にかかわらず，そのハザード比は一定の値をとるという比例ハザード性の仮定のもとで成立するモデルである．介入の有無のハザード比は生存時間の評価における相対危険度（リスク比）の指標である．

1.1.3 ライフスタイル改善あるいはメトホルミン投与による2型糖尿病発症の予防または遅延効果の評価

Reduction in the incidence of type 2 diabetes with lifestyle intervention or Metformin [5]

目的 RCTに基づく耐糖能異常者のライフスタイル改善プログラム，あるいはメトホルミン投与による2型糖尿病発症の予防または遅延効果の評価.

研究仮説 介入群に対する3年間のライフスタイル改善プログラムは，糖尿病発症率6.5/100人年を33%減少させる.

対象 1996～99年にかけて27施設の糖尿病ハイリスク者3234名（年齢25歳以上，BMI24以上，FPGが95～125 mg/dℓで2-h PG 140～199 mg/dℓ）を無作為割付け対象とした.

方法 図1.5に示した研究のアウトラインに従い，対象はライフスタイル改善介入群1（プログラム群）1079名，介入群2（メトホルミン投与群）1073名，対照群（プラセボ群）1082名に施設で層別無作為割付けを行った．プラセボとメトホルミンは二重盲検とした．研究デザインはITTの原則に従った．介入3年後の糖尿病累積発症率とGreenwoodによる標準誤差を求め，要因調整はCox比例ハザードモデルを用いた．その他体重などの差の比較は正規分布を誤差に仮定した母数効果モデルにより検討した.

結果 プログラム群，メトホルミン投与群，プラセボ群での累積糖尿病発症率のベースラインから4年目までの変化では有意な差（$p < 0.001$）が認められた（図1.6）．平均2.8年後の糖尿病発症率（cases/100人年）は，プログラム群4.8，メトホルミン投与群7.8，プラセボ群11.0であった．介入3年後のプログラム群とプラセボ群の2群間では糖尿病発症率の減少率の差（95%信頼区間）は58（48～66）%，メトホルミン投与群とプラセボ群では31（17～43）%を示した（表1.2）．この傾向はベースライン調整後も変わらなかった.

結論 プログラム群およびメトホルミン投与群は共に糖尿病ハイリスク群の糖尿病発症を減少させ，ライフスタイル改善教育が薬剤（メトホルミン）投与に比べて，糖尿病発症の予防または遅延により効果があることが示唆された.

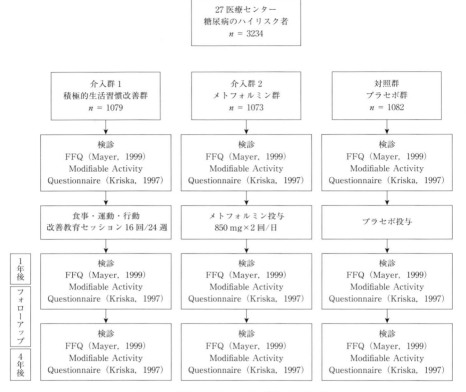

図 1.5　試験のアウトライン（[5] より改変）

比較するライフスタイル教育の方法：介入群 1（プログラム群）では，登録後 24 週間に食事・運動・行動変容のための 16 レッスンのカリキュラムを設定した．介入後 12 週間はケースマネジャーによる個別セッションを実施し，健康的ライフスタイルのためのパンフレットを配布した．カリキュラム目標は，体重の 7％減量，健康的で低カロリー・低脂肪食摂取，速歩等有酸素運動（150 分/週）とした．なお，介入に同意するにあたり，ライフスタイル改善の重要性を決意するためのカウンセリング（20〜30 分）を受けた．介入群 2（標準的ライフスタイル＋メトフォルミン 850 mg，2 回服用/日）に対しては，標準的ライフスタイルの推奨は，個別セッション（20〜30 分）を行い，フードガイドピラミッド [6]，National

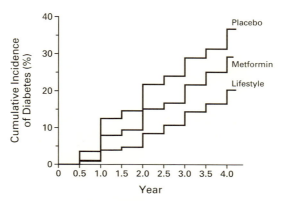

Figure 2. Cumulative Incidence of Diabetes According to Study Group.
The diagnosis of diabetes was based on the criteria of the American Diabetes Association.[11] The incidence of diabetes differed significantly among the three groups (P<0.001 for each comparison).

図1.6 糖尿病累積発症率の経年変化 [5]
プログラム群，メトホルミン投与群，プラセボ群別累積発症率のベースラインから4年目までの変化．それぞれの対比較で3グループとも有意差 ($p < 0.001$) が認められた．

表1.2 ライフスタイル改善あるいはメトホルミン投与による2型糖尿病発症 [5]（Table 2 の一部）
プラセボ群，メトホルミン投与群，プログラム群での粗発症率（/100人年）はそれぞれ11.0，7.8，4.8であった．また，プラセボ群に対する糖尿病の発症率減少はプログラム群で58（95%信頼区間48～66）%，メトホルミン投与群で31（同17～43）%であった．

TABLE 2. INCIDENCE OF DIABETES.

VARIABLE	NO. OF PARTICIPANTS (%)	INCIDENCE			REDUCTION IN INCIDENCE (95% CI)*		
		PLACEBO	METFORMIN	LIFESTYLE	LIFESTYLE VS. PLACEBO	METFORMIN VS. PLACEBO	LIFESTYLE VS. METFORMIN
		cases/100 person-yr			percent		
Overall	3234 (100)	11.0	7.8	4.8	58 (48 to 66)	31 (17 to 43)	39 (24 to 51)

*CI denotes confidence interval.
†P<0.05 for the test of heterogeneity across strata. Age, body-mass index, and plasma glucose were analyzed as continuous variables.

Cholesterol Education Program Step 1 Diet [7] を資料として，体重減量，身体活動増量を促すこととした．また，対照群（標準的ライフスタイル＋プラセボ1日2回服用群）を設定した．

評価指標：主要評価指標は糖尿病発症率，副次的指標は空腹時血糖値（FPG），グリコヘモグロビンA1c（HbA1c），身体活動の自己報告レベル（MAQ, hours/week, MET），食物摂取頻度調査票によるエネルギーおよび栄養素摂取量とした．

限界：メトホルミンは主に空腹時血糖に効果がある薬であるといわれており，本研究では糖尿病発症が予防できたのか，単に薬で血糖値が低下していただけなのかが明確ではない．

展望：特にライフスタイル改善が耐糖能異常者の糖尿病予防や遅延に効果的であり，糖尿病がもたらす患者の負担や公衆衛生的負担を持続的に減少させ，合併症の予防や遅延策として期待できる．

（注）DPP終了後に行われたウォッシュアウト試験 [8] によると，内服中止で消える薬の効果は，メトホルミンの糖尿病予防効果の26％と報告されている．

1.1.4 空腹時高血糖を伴う肥満日本人を対象とするライフスタイル改善による 2 型糖尿病の予防効果の評価

Lifestyle modification and prevention of type 2 diabetes in overweight Japanese with impaired fasting glucose levels : A randomized controlled trial [9]

目的 RCT に基づく日本人の空腹時高血糖（IFG）で肥満者を対象とする，ライフスタイル改善による 2 型糖尿病の予防効果の評価．

研究仮説 空腹時高血糖を伴う肥満者を対象とした 3 年間での累積糖尿病発症率は，低頻度ライフスタイル改善教育群（対照群）で 20％減少に比べ，高頻度ライフスタイル改善（frequent intervention, FINT）教育群（介入群）では 45％減少となる．

対象 全国医療施設の空腹時高血糖（FPG：100〜125 mg/dℓ）の肥満（BMI ≧ 24）の同意を得た日本人男性 641 名（年齢 30〜60 歳）である．

方法 図 1.7 に示した研究のアウトラインに従い，対象は介入群（311 名）と対照群（330 名）に無作為に割り付けた．試験期間は 36 か月間とし，介入群に対する教育は，医療スタッフがライフスタイル改善のための個別教育を 9〜11 回実施し，対照群に対しては，同教育を 4 回実施した．栄養アセスメントは，ベースラインと同様に 12，24，36 か月後に，自記式質問票・食事調査・臨床検査を実施した．介入 3 年後の糖尿病の累積発症率の 2 群間差は Cox 比例ハザードモデルを用いて分析した．

結果 介入試験後 4 年後における累積糖尿病発症率は介入群 12.2％，対照群 16.6％を示し，介入群の対照群に対する調整後のハザード比（95％信頼区間）は 0.56（0.36〜0.87）であった．サブグループ分析として行ったベースラインで（IGT + IFG）に限定した場合の分析では対照群に対する調整後のハザード比は 0.41（0.24〜0.69），HbA1c が 5.6％（JDS）以上の者に限定した場合の分析では対照群に対する調整後のハザード比は 0.24（0.12〜0.48）であった（表 1.3）．

結論 糖尿病予防のためのライフスタイル改善教育は，空腹時高血糖の肥満な日本人の 2 型糖尿病の発症頻度を低減させることが示唆された．

18　　　　　　　　　1．ライフスタイル改善プログラムの実践事例

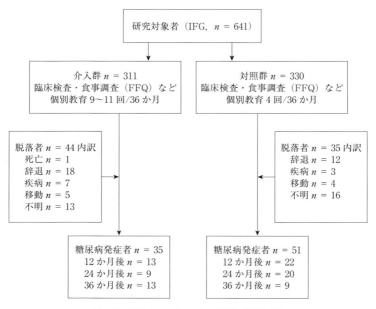

図 1.7　試験のアウトライン（[9] より改変）

比較するライフスタイル教育の概要：介入群（FINT）に対するライフスタイル教育は，ベースラインから3年間の試験期間に個別指導は 9 ～ 11 回（介入時，1，3，6，13，18，24，30，36 か月後）実施した．必要に応じて 2 回（9，15 か月後）追加した．対照群に対しては，介入群と同内容の個別指導を，同 3 年間に 4 回（介入時，12，24，36 か月後）実施した．全対象に対し，現在の体重の 5 ％減を目標としアセスメントの結果と各自の動機に基づき達成目標を定めた．看護師や管理栄養士，臨床心理士は，個別指導において，エネルギー摂取量の減量，消費エネルギー量の増量を促し，糖尿病とライフスタイル改善に関する一般的な情報のパンフレットと歩数計を渡した．介入群は体重記録シート，歩数計記録により目標達成の程度を理解するよう図った．食事に関しては，脂質と炭水化物の摂取量を減らすことで総エネルギーを減少することを図り，脂質エネルギー比を 20 ～ 25 ％，炭水化物同比を 55 ～ 60 ％とし，食物繊維の摂取増，アルコール摂取量を 23 g/日以下とし，望ましい食習慣となるよう目標を設定した．食間の菓子類は週 3 回以下とした．また，運動志向者には，歩行や速歩で 200 kcal/日の運動を勧

表1.3 Cox 比例ハザードモデルで推定したハザード比 [9]

累積糖尿病発症率（overall）での介入群の対照群に対する調整後ハザード比（95％信頼区間）は 0.56 (0.36 ~ 0.87)％であった．(IGT + IFG) でのサブグループ分析では 0.41 (0.24 ~ 0.69)，ベースライン HbA1c (JDS 基準) 5.6％以上の者でのサブグループ分析では 0.24 (0.12 ~ 0.48) と減少していた．

Table 2. HRs for Incidence of Type 2 Diabetes Mellitus According to Baseline Glycemic Status:
The Zensharen Study for Prevention of Lifestyle Diseases, 2004-2009

	No. of Participants	No. of Events	Incidence Rates per 100 Person-years	Adjusted HR (95% CI)[a]
Overall				
Control group	330	51	5.8	1 [Reference]
FINT group	311	35	4.2	0.56 (0.36-0.87)
IFG + IGT[b]				
Control group	131	41	12.6	1 [Reference]
FINT group	131	23	6.8	0.41 (0.24-0.69)
Isolated IFG[c]				
Control group	199	10	1.8	1 [Reference]
FINT group	180	12	2.4	1.17 (0.50-2.74)
Fasting plasma glucose level ≥110 mg/dL				
Control group	120	35	11.8	1 [Reference]
FINT group	133	26	7.4	0.50 (0.29-0.84)
Fasting plasma glucose level <110 mg/dL				
Control group	210	16	2.8	1 [Reference]
FINT group	178	9	1.9	0.67 (0.29-1.53)
HbA_{1c} level ≥5.6％[d]				
Control group	97	36	15.3	1 [Reference]
FINT group	86	13	5.7	0.24 (0.12-0.48)
HbA_{1c} level <5.6％[d]				
Control group	233	15	2.3	1 [Reference]
FINT group	225	22	3.6	1.37 (0.70-2.66)

Abbreviations: CI, confidence interval; FINT, frequent intervention; HbA_{1c}, hemoglobin A_{1c}; HR, hazard ratio; IFG, impaired fasting glucose; IGT, impaired glucose tolerance.
SI conversion factor: To convert glucose to millimoles per liter, multiply by 0.0555.
[a] Hazard ratios were adjusted for age, sex, body mass index, fasting plasma glucose level, 2-hour plasma glucose level, and parental history of diabetes at baseline.
[b] Defined by the baseline 75-g oral glucose tolerance test results as a fasting plasma glucose level of less than 126 mg/dL and a 2-hour plasma glucose level of at least 140 mg/dL and less than 200 mg/dL.
[c] Defined by the baseline 75-g oral glucose tolerance test results as a fasting plasma glucose level of less than 126 mg/dL and a 2-hour plasma glucose level of less than 140 mg/dL.
[d] Value of 5.6％ was based on the Japan Diabetes Society method, corresponding to 41.4 mmol/mol using the International Federation of Clinical Chemistry and Laboratory Medicine method and 6.0％ using the National Glycohemoglobin Standardization Program method.

めた．一方，多忙や運動不足者には，運動方法を例示した．また，目標歩数を 10000 歩/日，70000 歩/週に，歩数計をセットした．また，各医療機関の担当医師は担当患者の血糖値の影響による病状や治療状態を 12 か月ごとに診断し，その間，患者は自己管理を行った．

評価指標：主要評価指標は累積糖尿病発症率とした．

限界：本研究結果は，日本人男性以外の民族や人種，地域住民に対しては言及できない．また，研究対象は，1 回のみの糖負荷試験（OGTT）により 2 型糖尿病と診断（WHO の基準 [10] による）された者や，糖尿病発症やインスリン感受性に影響するとされる服薬情報が未確認の者を含み，ボランティアを対象としたことからライフスタイル改善のモチベーションが高い集団であった可能性があることは，本研究の限界である．

1.1.5 耐糖能障害者を対象とする脂質減量食介入の長期間（5年間）における効果の評価
Long-term (5-year) effects of a reduced-fat diet intervention in individuals with glucose intolerance [11]

目的 RCTに基づく耐糖能障害者を対象とする脂質減量食介入試験での長期間（5年間）の体重，血糖改善の効果の評価．

研究仮説 脂質減量食プログラム介入は長期間での耐糖能改善に効果がある．

対象 介入試験に同意を得たニュージーランド耐糖能障害者（2-h PG：7.0～11.0 mmol/ℓ）176名を対象に1年間のRCTを行った．1年後の介入試験終了者136名について，その後，長期的効果に関する5年間の追跡調査を行い，2年後104名，3年後99名，5年後103名について再評価した．

方法 介入期間1年間の脂質減量食（RF）プログラム介入試験では対象者を図1.8に示した研究のアウトラインに従い，介入群（RF）と対照群（普通食摂取，CD）に無作為に割り付けた．介入群には1年間（1回/月）の小グループでの脂質減量食の教育を行い，対照群には，健康的な食品選択のための一般的な食事アドバイスを行った．体重と耐糖能の測定をベースライン，6か月後，1年後に実施し，その後5年目まで追跡調査を行い，2, 3, 5年後の各値を測定した．介入の効果の評価は，経時的測定データの分散分析を用いて検証した．

結果 対照群に比べ介入群では体重は1年後で最も大きく低下し（−3.3 kg），2年後（−3.2 kg），3年後（−1.6 kg）でも低下していたが，5年後（1.1 kg）には増加に転じていた．5年間での介入の総効果を経時的測定データの分散分析で検証したところ有意な差が認められた（表1.4, overall, $p < 0.0001$）．両群の耐糖能異常者（糖尿病も含む）の割合は1年後では有意な差（47 vs. 67%, $p < 0.05$）を示したが，その後の両群間差はみられなかった．介入群をコンプライアンスの高・低でサブグループ分析を行ったところ，5年後の空腹時血糖値（$p = 0.041$），2-h PG（図1.9, $p = 0.026$）は有意に低値を維持していた．

結論 糖尿病ハイリスク者の糖尿病進展への経過には，体重増と耐糖能悪化が関与し，この経過では脂質減量食による改善効果が示唆された．

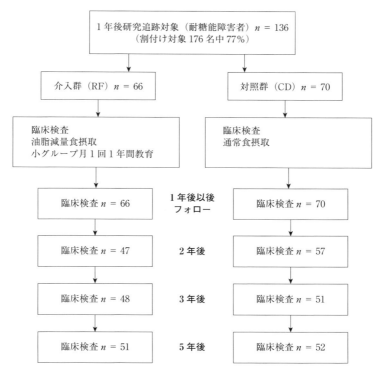

図 1.8 試験のアウトライン ([11] より改変)

比較するライフスタイル教育の概要：介入群に対しては，1 年間の食事介入プログラムに基づき，患者自身の日常食の脂質摂取量の減量を目的とした．小グループでの月 1 回の教育法は，脂質摂取量の個別目標を設定し，食事日記による個別モニタリングを実施した．栄養表示による高脂肪食の認識など脂質摂取減の方策を身に付けるよう促す教育を行った．食事日記は，週 2 日間（週末含む）の脂質摂取量を記録させた．この資料として食品中の脂質含有量を示す冊子を用いるようにした．対照群（CD）に対しては，健康的な食品選択に関する一般的助言のみとした．

評価指標：この研究での主要評価指標はベースラインから 1 年後における 2-h PG の差の平均値の両群での差であり，副次的評価指標として f-h PG，空腹時および

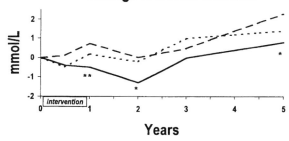

Figure 2—Long-term changes in weight, fasting glucose, and 2-h blood glucose concentrations in the CD group (– – – –), the least compliant RF group (- - - -), and the most compliant RF group (———). Significant differences are shown between the most compliant RF and CD groups (*P < 0.05, **P < 0.01) and between the least compliant RF and CD groups (ªP < 0.05).

図1.9 介入期間におけるコンプライアンス高群（実線），低群（点線），対照群（破線）での長期間での 2-h PG の推移の比較［11］（Figure 2 の一部）
耐糖能異常者を対象とする脂質減量食介入の長期間（5年間）効果として，2-h PG の推移をコンプライアンスのレベルで高・低群に分け図示してある．コンプライアンス高群と対照群との間に有意差を認めた．

2時間インスリン値，体重，BMI，腹囲，3日間の食事日記から求めた1日あたりエネルギーおよび主要栄養素摂取量を取り上げている．追跡研究においても2年後，3年後，5年後のそれぞれの指標について検討している．さらに5年間での介入の総効果（overall effect of diet）を，経時的測定データの分散分析（repeated measures model）（SAS MIXED）でのグループと時間との交互作用項の有意性として検定している．経時的研究では追跡不能で欠測値が多くなっているが，分析では経時的測定データの分散分析（一般線形混合効果モデル）で時点間の相関は，無構造を仮定した分散共分散行列（unstructured variance-covariance matrix）を用いてグループと時間との交互作用を検討している．なお，時点により欠測値が生じているが，母数（固定）効果（fixed effects）の検定ではSatterthwaite の方法で自由度の調整を行っている．この分析法の詳細については［12］（4.5.3項）を参照されたい．

限界：研究対象の離脱者が，特にマオリ，太平洋諸島（それぞれ24％，17.6％）で高かった点は，本研究の限界である．マオリ，太平洋諸島の民族的な相違を検討する必要がある．

表1.4 5年間での両群の臨床検査値のベースラインからの差の平均値（標準誤差）[11]
介入期間（0.5年，1年）とその後（2年，3年，5年）の各時点での，耐糖能異常者を対象とする脂質減量食介入群と対照群での差が各時点での検定結果と共に示されている．さらに5年間での介入の総効果を，経時的測定データの分散分析（混合モデル SAS MIXED プロシージャ）でのグループと時間との交互作用項の有意性として検定した結果での p 値が，最右欄に overall effect of diet として示されている．

Table 3—Mean changes in anthropometrical and biochemical measurements (SEM) from baseline over 5 years in the RF and CD groups adjusted for baseline measurements

	Time (years)					
	Intervention period					Overall effect of diet (P)*
	0.5	1.0	2.0	3.0	5.0	
n (RF/CD)	66/70	66/70	47/57	48/51	51/52	—
Weight (kg)						
RF	−2.97 ± 0.54†	−3.32 ± 0.68†	−3.15 ± 0.78†	−1.60 ± 0.78†	1.06 ± 0.64	<0.0001
CD	−0.08 ± 0.43	0.59 ± 1.61	1.06 ± 0.46	2.13 ± 0.70	1.26 ± 0.68	
BMI (kg/m^2)						
RF	−0.99 ± 0.18†	−1.09 ± 0.24†	−1.01 ± 0.28‡	−0.46 ± 0.28‡	0.72 ± 0.28	<0.0001
CD	−0.01 ± 0.15	0.22 ± 0.15	0.38 ± 0.15	0.75 ± 0.24	0.59 ± 0.27	
Fasting glucose (mmol/l)						
RF	0.04 ± 0.17	0.08 ± 0.16	−0.17 ± 0.26	−0.04 ± 0.18	0.02 ± 0.18	NS
CD	0.11 ± 0.16	0.17 ± 0.13	0.05 ± 0.24	0.09 ± 0.22	0.29 ± 0.30	
2-h glucose (mmol/l)						
RF	−0.36 ± 0.36	0.01 ± 0.33	−0.76 ± 0.42	0.20 ± 0.37	1.02 ± 0.40	<0.0001
CD	0.13 ± 0.37	0.74 ± 0.35	0.01 ± 0.49	0.48 ± 0.45	2.30 ± 0.54	
Fasting insulin (mIU/l)						
RF	−3.71 ± 1.58	−4.87 ± 1.09	—	—	—	<0.0001
CD	−4.31 ± 0.86	−3.80 ± 0.83	—	—	—	
2-h insulin (mIU/l)						
RF	−12.01 ± 6.16	−14.94 ± 4.20‡	—	—	—	0.0103
CD	−6.20 ± 3.64	−1.90 ± 3.75	—	—	—	

Significant difference between RF and CD groups at each time point. *Effect of diet assessed by the interaction term group time (i.e., does the time course of the changes over the 5 years differ with time); †$P < 0.01$; ‡$0.01 = P < 0.05$.

（注）本論文では割付け対象176名の各群の人数は掲載されておらず，1年間の介入試験が終了できた136名だけを5年間にわたって追跡するという，試験デザインとしては推薦できるものではない．しかし，割付け対象の部分集団にせよ，1年間の脂質減量という食行動変容介入プログラムが，その後の5年間という長期にわたる食行動変容の持続可能性と関連する健康改善効果を示唆した論文である．この点は，*Diabetes Care* の Editorial でも貴重な論文と評価している[13]．したがって，ここでは，行動変容への介入の重要性を示した論文として紹介したものである．

1.1.6 糖尿病予防のためのライフスタイル教育の効果の評価：無作為化比較試験のメタアナリシス

Efficacy of lifestyle education to prevent type 2 diabetes：A meta-analysis of randomized cotrolled trials ［14］

目的 RCT を対象としたメタアナリシスによる糖尿病ハイリスク者の糖尿病予防のためのライフスタイル改善教育の，糖尿病発症率と 2-h PG の減少効果の評価．

研究仮説 糖尿病ハイリスク者において，通常のケアに比べて栄養や運動などのライフスタイル改善教育を行うことは，糖尿病発症率や 2-h PG から捉えた耐糖能改善に効果がある．

対象 耐糖能異常者（IGT，IFG，境界型）を対象とし，通常・従来のケアと比べたライフスタイル教育（栄養教育単独も含む）の効果を評価した論文で，RCT，成人を対象，6 か月以上の介入期間，言語は英語で書かれた論文を検索対象とした．

方法 図 1.10 に示した試験のアウトラインの通り，システマティックレビューとメタアナリシスを実施した．ベースラインから 1 年後の変化を取り上げたが，データがない場合には 1 年以上の最短時点での結果を用いた．評価指標として，糖尿病発症率はリスク比，2-h PG は 1 年後のベースラインからの差の平均値の差を評価した．統合値は変量効果モデル（random-effects model）により求め，母数効果モデル，ベイズモデルおよびサブグループ解析による感度分析を行った．公表バイアスはファネル（漏斗，funnel）プロットで視覚的に検討した．

結果 ライフスタイル教育の介入により対照群に比べて 2-h PG では 0.84 mmol/ℓ（95％信頼区間：0.39 ～ 1.29）の減少効果が認められた（図 1.11）．1 年後の糖尿病発症では 50％のリスクの減少（RR 0.55，95％信頼区間 0.44 ～ 0.69）が認められた．これらの結果は感度分析の結果でも大きく変わらず，ファネルプロットからは公表バイアスの可能性も少ないと考えられた．

結論 ライフスタイル教育は糖尿病発症率と 2-h PG の減少に対して効果があり，糖尿病予防に有用であることが示唆された．

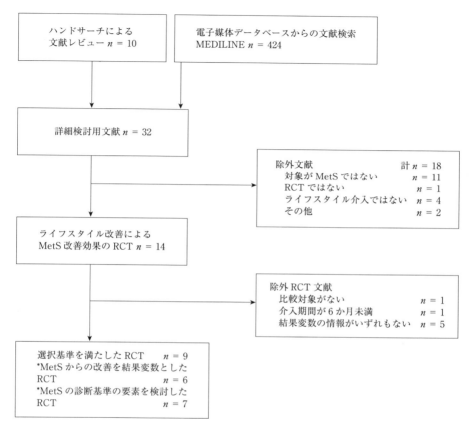

図1.10 試験のアウトライン ([14] より改変)
メタアナリシスのための QUORUM 声明 [15] に準じて研究のフローを図示したもの.

比較するライフスタイル教育の概要：ライフスタイル教育としては，エネルギー摂取量の減量と1日1回以上の運動，電話での栄養に関するアドバイスと運動の必要性の強調，低脂肪・高食物繊維食とウェルネスセンターでの1か月の運動教育，管理栄養士による栄養教育とセラピストによる身体活動のカウンセリング，栄養士による個別栄養教育と身体活動の増加，低脂肪食と小グループセッションへの参加，継続的栄養教育と体重減量を目指した運動，特に夕食でのエネルギー摂取量の減量，低カロリー・低脂肪食による体重減量と個別の運動処方箋による

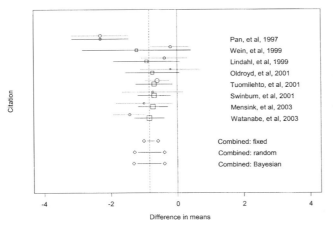

Figure 2—*Forest plot for the net change in 2-h plasma glucose in eight randomized controlled trials of the effects of lifestyle education, with their 95% CIs (individual and cumulative meta-analysis). Net change in 2-h plasma glucose is shown for each individual study, with dotted lines extending from circles representing 95% CIs. Cumulative meta-analysis by the random-effects model in 2-h plasma glucose is shown by each individual study (sequentially cumulated), with solid lines extending from quadrangles representing 95% CIs. The ranges of 95% CIs of the overall estimates are shown for several models with solid lines between the diamonds.*

図1.11　各試験における1年後の2-h PGのベースラインから差の平均値の両群での差と統合値（95%信頼区間）のフォレストプロット［14］
各試験の平均差と95%信頼区間と累積メタアナリシスの結果と共に図示されている．統合値は変量効果モデル，母数効果モデル，ベイズモデルでの推定値として図の下の方に示されている．

やや強度の運動への参加などが実施されていた．これらの研究で取り上げられたライフスタイル改善プログラムでは栄養改善を中心とし，運動とあわせて教育を行っているものがほとんどである．

評価指標：糖尿病発症率はベースラインから1年後の対照群に対する介入群のリスク比，2-h PGは1年後のベースラインからの差の両群での平均値の差を評価した．

限界：ライフスタイル改善教育の内容のバラツキが大きく，統合値を求める上ではバラツキがあることを仮定した変量効果モデルを用いているが，用いた論文数が少ないことも限界である．

システマティックレビューについては2.3.8項で概要するが，メタアナリシスについては［16］などを参照されたい．

1.2 糖尿病患者へのライフスタイル改善プログラムの評価

1.2.1 2型糖尿病患者を対象とする栄養改善介入の効果の評価：RCT

Nutritional intervention in patients with type 2 diabetes who are hyperglyceamic despite optimised drug treatment — Lifestyle Over and Above Drugs in Diabetes (LOADD) study：Randomised controlled trial [17]

目的 RCTによる適正な服薬治療中にもかかわらず高血糖の2型糖尿病患者を対象とした，強化型栄養教育アドバイスが血糖コントロールや心疾患のリスク要因に及ぼす効果の評価.

研究仮説 6か月後の介入群（強化型栄養教育＋従来型治療，以後強化型教育と記載）のHbA1cは，対照群（従来型治療）に比較し減少する.

対象 医療施設の2型糖尿病患者（年齢70歳以下），HbA1c 7％以上（血糖降下剤服用，インスリン療法，栄養士・医師・看護師による基本的食事療法を受けたにもかかわらず，血糖コントロールが改善しない者）で，かつ，心疾患ハイリスク者（2つ以上のリスクを保有している者）の104名を対象とした.

方法 図1.12に示した試験のアウトラインに従い，介入群（52名），対照群（52名）の2群に無作為に割り付け，6か月間の介入効果の評価を行った．交絡要因の調整は共分散分析を用いた.

結果 介入6か月後，介入群（45名）のベースライン調整後のHbA1cは対照群（48名）に比べて有意に減少し，HbA1cの平均値の差（95％信頼区間）は-0.4（$-0.7\sim-0.1$）％であり，介入群では60％の減少が認められた（$p=0.007$）．副次的指標に関しても，介入群は対照群に比較し有意に減少し，両群間の平均値の差は，体重（-1.3 kg, $-2.4\sim-0.1$ kg；$p=0.032$），BMI（-0.5, $-0.9\sim-0.1$；$p=0.026$），腹囲（-1.6 cm, $-2.7\sim-0.5$ cm；$p=0.005$）（以上，表1.5），飽和脂肪酸エネルギー比（-1.9％, $-3.3\sim-0.6$％；$p=0.006$）（表1.6）であった.

結論 強化型栄養教育は，HbA1cをはじめ，患者の検査指標を改善させることが示唆された.

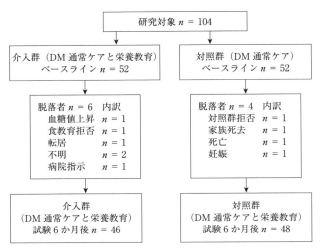

図 1.12 試験のアウトライン（[17] より改変）

比較するライフスタイル教育の概要：介入群に対する教育は，強化型栄養教育[16]を実施した．強化型栄養教育では，管理栄養士が個別教育を登録1か月後とその後5か月以内の計2回実施し，グループ教育を登録2か月以内に1回実施，また必要に応じて電話で食事改善の追加支援を行った．家族への教育も実施し，協力体制を強化した．栄養摂取に関しては，たんぱく質（エネルギー比 10〜20％），脂質（エネルギー比 30％未満），飽和脂肪酸（エネルギー比 10％未満）とし，ただし LDL コレステロール値が上昇した場合は，飽和脂肪酸（エネルギー比 8％未満）とした．また，多価不飽和脂肪酸（エネルギー比 10％未満），炭水化物（エネルギー比 45〜60％）とした．食物繊維摂取量は 40 g/日，あるいは 20 g/4184 kJ（g/1000 kcal）とした．水溶性食物繊維の場合は，この半量で十分とした．過体重および肥満者は，現体重の少なくとも5％減量を目標とした．3日間食事記録を資料とし，対象個々の嗜好や収入，社会文化的要因を考慮し適切な食品や料理選択法を指導した．対照群に対しては，従来の通常治療のみとした．ただし，両群共に通常治療および1日30分の運動を負荷し，血液検査は3，6か月後に実施した．

表 1.5 主要評価指標および副次的評価指標のベースラインおよび介入6か月後の値とベースライン調整後の両群の改善率の差の比較 [17]

Table 2 | Primary and secondary end points at baseline and six months and adjusted differences between intervention and control groups. Values are means (SD) unless stated otherwise

Measures	Intervention (n=45)		Control (n=48)		Difference* (95% CI)	P value*
	Baseline	6 months	Baseline	6 months		
HbA$_{1c}$ (%)	8.9 (1.4)	8.4 (1.0)	8.6 (1.3)	8.6 (1.2)	−0.4 (−0.7 to −0.1)	0.007
Glucose (mmol/l)	9.0 (2.6)	8.1 (2.2)	8.3 (2.4)	8.3 (2.9)	−0.6 (−1.5 to 0.3)	0.181
Weight (kg)	98.4 (18.7)	96.3 (18.0)	95.1 (18.8)	94.5 (18.3)	−1.3 (−2.4 to −0.1)	0.032
Body mass index†	35.1 (6.1)	34.3 (5.8)	34.2 (6.0)	34.0 (5.9)	−0.5 (−0.9 to −0.1)	0.026
Waist circumference (cm)	111.4 (13.7)	108.9 (13.6)	108.0 (12.8)	107.4 (12.7)	−1.6 (−2.7 to −0.5)	0.005
Systolic blood pressure (mm Hg)	131.9 (15.8)	127.8 (15.6)	131.7 (16.1)	129.2 (16.4)	−1.4 (−6.1 to 3.2)	0.536
Diastolic blood pressure (mm Hg)	79.8 (9.0)	76.5 (8.7)	79.0 (10.3)	76.4 (10.6)	−0.5 (−3.0 to 2.0)	0.673
Total cholesterol (mmol/l)	4.35 (0.93)	4.11 (0.97)	3.93 (0.84)	3.87 (0.94)	−0.14 (−0.38 to 0.10)	0.248
HDL cholesterol (mmol/l)	1.04 (0.22)	1.04 (0.25)	1.03 (0.22)	1.01 (0.24)	0.01 (−0.04 to 0.05)	0.747
LDL cholesterol (mmol/l)	2.52 (0.83)	2.30 (0.82)	2.16 (0.71)	2.13 (0.80)	−0.15 (−0.35 to 0.06)	0.162
Triglycerides (mmol/l)	1.71 (0.83)	1.67 (1.04)	1.61 (0.65)	1.59 (0.68)	0.01 (−0.26 to 0.28)	0.933
Uric acid (μmol/l)	302.1 (78.9)	313.3 (81.5)	316.2 (74.0)	315.9 (79.5)	11.0 (−3.7 to 25.6)	0.140
Urine albumin:creatinine ratio‡	7.5 (24.6)	7.1 (23.8)	11.0 (53.1)	5.6 (22.2)	3.4 (−0.5 to 7.4)	0.089

HDL=high density lipoprotein; LDL=low density lipoprotein.
*Adjusted for age, sex, and baseline measurements.
†Calculated as weight in kilograms divided by square of height in metres.
‡Complete urine samples not obtained for two participants in intervention group and one participant in control group; albumin was measured in milligrams per litre, and creatinine was measured in grams per litre; urine albumin:creatinine ratio values were log transformed.

表 1.6 エネルギー等栄養素摂取量のベースラインおよび介入6か月後の値とベースライン調整後の両群の差の比較 [17]

Table 3 | Nutrient intakes at baseline and six months and adjusted differences between intervention and control groups at six months. Values are means (SD) unless stated otherwise

Nutrients	Intervention		Control		Difference* (95% CI)	P value*
	Baseline (n=39)	6 months (n=39)	Baseline (n=39)	6 months (n=39)		
Energy (kJ)	8020 (1899)	6855 (1770)	7845 (2085)	7171 (2087)	−334 (−1082 to 414)	0.376
Protein (% TE)	19.7 (3.7)	22.1 (3.9)	19.2 (3.5)	20.4 (4.1)	1.6 (0.04 to 3.1)	0.045
Total fat (% TE)	30.9 (6.1)	28.7 (5.3)	29.8 (6.1)	29.9 (6.6)	−1.7 (−4.4 to 1.0)	0.211
Saturated fatty acids (% TE)	11.2 (3.2)	9.7 (2.5)	11.3 (3.5)	11.7 (3.4)	−1.9 (−3.3 to −0.6)	0.006
Polyunsaturated fatty acids (% TE)	5.2 (1.6)	5.6 (1.8)	5.1 (2.0)	4.7 (1.9)	1.2 (−0.7 to 3.2)	0.211
Carbohydrate (% TE)	47.5 (7.1)	48.0 (5.3)	50.1 (7.5)	48.5 (7.2)	0.5 (−2.3 to 3.2)	0.731
Dietary fibre (g)	25.7 (6.3)	26.3 (7.3)	26.4 (5.6)	23.5 (7.6)	3.0 (−0.2 to 6.1)	0.064

TE=total energy.
*Adjusted for age, sex, and baseline measurements.

評価指標：主要評価指標は介入6か月後のHbA1cとした．副次的指標は高血糖降下薬（服薬種類・量），体重，BMI，腹囲，血圧，空腹時血糖値，脂質値とした．そのほかに，看護師による調査を行い，病歴，服薬，生活活動，3日間の秤量法食事記録調査（3日間のうち1日は週末）結果とした．

限界：本研究の対象者は，6か月間の介入に対応できるボランティアであり，ライフスタイルを改善する意欲がある者を対象としたことによるバイアスの可能性が否定できない．本研究の限界である．今後，汎用性を検討する必要がある．

1.2.2 糖尿病患者教育のための構造化された X-PERT プログラムの効果
Structured patient education：The diabetes X-PERT Programme makes a difference [19]

目的 2型糖尿病患者教育のための自己管理能力の向上を目指す構造化された X-PERT プログラムを開発し，その効果を RCT に基づき臨床・ライフスタイル・心理的側面から評価すること．

研究仮説 自己管理能力の向上を目指す構造化された X-PERT プログラムは，糖尿病患者の臨床・ライフスタイル・心理的側面において効果がある．

対象 16医療施設の英国人2型糖尿病患者（WHO 診断基準 [10] による），除外基準を除き同意を得た 314 名（61.5 ± 10 歳，女性 48％）．

方法 図1.13に示した試験のアウトラインに従い，RCT に基づき介入群（X-PERT, 157 名），対照群（個別面談，157 名）の2つの教育法に無作為に割り付け，14 か月後の効果の評価を行った．介入群では通常治療と X-PERT プログラムによる教育を6週間に6回（1回/週，2時間/1回）実施した．データはベースライン，4 か月後，14 か月後に収集し，介入の効果の評価は経時的測定データのための分散分析を用いた．

結果 介入群のうち，149 名（95％）が X-PERT プログラムに参加し，そのうち 128 名（82％）が4回以上のセッションに参加した．両群の 14 か月後の HbA1c の平均値は介入群－0.6％，対照群＋0.1％と介入群は対照群に比較し有意に減少し（$p < 0.001$），両群の平均値の差（95％信頼区間）は 0.7（0.3〜1.0）％であった（表1.7）．糖尿病薬の増加予防効果は NNT（95％信頼区間）で 4（3, 7），糖尿病薬の減少に対する NNT（95％信頼区間）は 7（5〜11）であった．介入群の体重，BMI，腹囲も減少し（いずれも $p < 0.001$）（表1.7），糖尿病の知識スコアが増加し（$p < 0.001$），野菜，果物の摂取量が増加した（$p = 0.008$）（表1.8）．

結論 X-PERT プログラムは，成人の2型糖尿病患者の HbA1c，体重，BMI，腹囲の改善，糖尿病の薬物療法の減少，野菜・果物の摂取量や食の楽しみを増やし，糖尿病の知識を向上させ，糖尿病に対する自己啓発，自己管理の技術を高め，治療に対する心理的な満足度を高めることが示唆された．

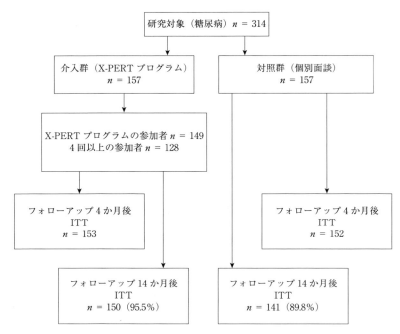

図 1.13　試験のアウトライン（[19] より改変）

表 1.7　試験後の臨床検査結果：介入群（X-PERT プログラム）と対照群との相違 [19]
両群のベースライン，4 か月後，14 か月後の臨床検査値の平均値の変化と，経時的測定データの分散分析による介入効果の検定結果を掲載した表．HbA1c（表の 1 行目）では 14 か月後のベースラインからの平均値の差は介入群 −0.6%，対照群 +0.1% であり，介入群は対照群に比較し有意に減少し（$p < 0.001$），両群での差（95%信頼区間）は 0.7（0.3〜1.0）%であった．

Table 2　Clinical outcomes: differences between the intervention (X-PERT Programme) group and the control (individual appointment) group

Outcomes	Baseline data ($n = 157$)			Four-month data			Fourteen-month data			Overall change
	Intervention group (SD) ($n = 157$)	Control group (SD) ($n = 157$)	Difference in means (95% CI)	Intervention group (SD) ($n = 152$)	Control group (SD) ($n = 149$)	Difference in means (95% CI)	Intervention group (SD) ($n = 150$)	Control group (SD) ($n = 141$)	Difference in means (95% CI)	Repeated measures ANOVA P-value
HbA$_{1c}$ (%)	7.7 (1.6)	7.7 (1.6)	0.0 (−0.3, 0.4)	7.4 (1.3)	7.8 (1.6)	0.4 (0.1, 0.7)	7.1 (1.1)	7.8 (1.6)	0.7 (0.3, 1.0)	< 0.001
Systolic blood pressure (mmHg)	147.5 (19.8)	147.8 (23.7)	0.3 (−4.6, 5.1)	142.6 (18.8)	147.8 (22.7)	4.6 (−0.2, 9.3)	141.3 (16.8)	144.4 (23.5)	3.1 (−1.6, 7.9)	0.1
Diastolic blood pressure (mmHg)	82.6 (11.0)	82.2 (12.2)	−0.4 (−3.0, 2.2)	79.4 (9.5)	81.1 (12.3)	1.7 (−0.8, 4.2)	78.4 (9.6)	80.2 (10.9)	1.7 (−0.6, 4.1)	0.1
Total cholesterol (mmol/l)	5.1 (1.1)	4.9 (1.0)	−0.2 (−0.4, 0.1)	4.9 (1.0)	5.0 (1.0)	0.1 (−0.1, 0.4)	4.8 (1.1)	4.9 (1.0)	−0.1 (−0.3, 0.1)	0.01
HDL-cholesterol (mmol/l)	1.3 (0.3)	1.3 (0.4)	0.0 (−0.1, 0.1)	1.2 (0.3)	1.2 (0.4)	0.0 (0.0, 0.1)	1.1 (0.4)	1.1 (0.4)	0.0 (−0.1, 0.1)	0.3
LDL-cholesterol (mmol/l)	2.7 (0.9)	2.7 (0.8)	0.0 (−0.2, 0.2)	2.7 (0.9)	2.8 (0.9)	0.1 (−0.1, 0.3)	2.7 (1.0)	2.7 (0.9)	0.0 (−0.3, 0.1)	0.1
Total cholesterol:HDL ratio	4.3 (1.3)	4.2 (1.1)	−0.1 (−0.4, 0.2)	4.4 (1.3)	4.4 (1.3)	0.0 (−0.3, 0.3)	4.7 (1.3)	4.7 (1.4)	0.0 (−0.3, 0.3)	0.1
Triglycerides (mmol/l)* (95% CI)	2.2† (2.0−2.4)	2.0 (1.9−2.2)	0.9‡ (0.8, 1.0)	2.0 (1.8−2.3)	2.1 (1.9−2.3)	1.0 (0.9, 1.2)	1.8 (1.6−2.0)	1.8 (1.6−1.9)	1.0 (0.9, 1.1)	0.3
Body weight (kg)	83.2 (14.5)	82.8 (17.6)	−0.4 (−4.0, 3.2)	82.9 (14.9)	82.6 (17.9)	−0.3 (−4.1, 3.5)	82.7 (14.8)	83.9 (18.8)	1.2 (−2.7, 5.2)	< 0.001
Body mass index (kg/m2)	30.8 (5.3)	30.6 (5.7)	−0.3 (−1.5, 1.0)	30.7 (5.4)	30.4 (5.8)	−0.4 (−1.7, 0.9)	30.6 (5.4)	31.0 (6.4)	0.4 (−1.0, 1.7)	< 0.001
Body fat (%)	35.2 (9.6)	34.1 (9.2)	−1.1 (−3.2, 1.1)	34.2 (9.4)	33.4 (9.0)	−0.8 (−2.9, 1.4)	33.6 (9.3)	33.4 (9.2)	−0.2 (−2.4, 1.9)	0.08
Waist size (cm)										< 0.001
Female	103 (12)	101 (18)	−3 (−8, 2)	101 (12)	99 (16)	−1 (−6, 3)	99 (12)	100 (16)	1 (−4, 6)	
Male	103 (11)	105 (11)	1 (−2, 5)	102 (11)	105 (11)	3 (0, 7)	101 (10)	105 (12)	4 (0, 8)	

Values are means (standard deviations) unless stated otherwise.
*Based on log-transformed outcome.
†Geometric means.
‡Ratio of means.

表 1.8 ライフスタイル関連指標での介入群(X-PERT プログラム)と対照群との相違 [19] 表中の統計量の表示は表 1.7 と同様.

Table 3 Lifestyle outcomes: differences between the intervention (X-PERT Programme) group and the control (individual appointment) group

Outcomes	Baseline data			Four-month data			Fourteen-month data			Overall change
	Intervention group (SD) ($n = 135$)	Control group (SD) ($n = 125$)	Difference in means (95% CI)	Intervention group (SD) ($n = 112$)	Control group (SD) ($n = 95$)	Difference in means (95% CI)	Intervention group (SD) ($n = 100$)	Control group (SD) ($n = 91$)	Difference in means (95% CI)	Repeated measures ANOVA P-value
Diabetes knowledge score*	7.5 (3.5)	7.0 (3.1)	−0.5 (−1.3, 0.3)	10.4 (2.8)	7.8 (2.9)	−2.7 (−3.5, −1.9)	9.3 (3.1)	7.8 (2.7)	−1.5 (−2.3, −0.7)	< 0.001
Self-care activity†										
Exercise	1.8 (2.3)	1.4 (2.5)	−0.4 (−1.0, 0.2)	2.8 (2.2)	1.9 (2.6)	−0.9 (−1.6, −0.3)	2.6 (2.4)	1.7 (2.7)	−0.9 (−1.6, −0.1)	NA‡
Foot care	2.4 (1.4)	2.3 (1.5)	−0.1 (−0.5, 0.3)	3.3 (1.2)	2.6 (1.5)	−0.7 (−1.1, −0.4)	2.8 (1.3)	2.2 (1.4)	−0.6 (−1.0, −0.2)	NA‡
Blood testing	1.7 (2.8)	1.5 (2.7)	−0.2 (−1.0, 0.5)	2.9 (2.4)	2.0 (2.7)	−0.9 (−1.6, −0.2)	2.6 (2.7)	2.0 (2.6)	−0.5 (−1.3, 0.3)	NA‡
Nutrient intake§										
Energy (kcal/day)	1473 (933)	1550 (1094)	76 (−185, 338)	1452 (824)	1565 (1028)	113 (−145, 371)	1724 (1811)	1687 (1589)	−37 (−525, 451)	0.5
Fruit and veg. (portions/day)	2.8 (1.8)	2.9 (2.2)	0.1 (−0.4, 0.6)	4.4 (2.6)	3.4 (2.8)	−1.0 (−1.8, −0.2)	5.2 (3.8)	3.1 (3.5)	−2.2 (−3.2, −1.1)	0.008
% Energy from carbohydrate	50.6 (11.7)	49.0 (11.9)	−1.6 (−4.7, 1.4)	54.0 (12.6)	49.9 (14.3)	−4.1 (−7.9, −0.4)	53.5 (13.2)	50.2 (11.2)	−3.3 (−6.9, 0.3)	0.3
% Energy from total sugars	17.4 (7.0)	17.4 (6.7)	0.1 (−1.7, 1.8)	23.1 (10.1)	18.0 (9.4)	−5.1 (−7.9, −2.4)	25.8 (13.4)	19.2 (8.0)	−6.6 (−9.9, −3.4)	0.02
% Energy from starch	33.5 (11.6)	31.8 (11.7)	−1.7 (−4.7, 1.3)	30.8 (12.2)	31.9 (16.0)	1.0 (−2.9, 5.0)	27.6 (10.5)	30.9 (11.6)	3.4 (0.15, 6.6)	0.3
% Energy from sucrose	6.5 (3.4)	6.5 (3.6)	0.0 (−0.9, 0.9)	9.2 (4.8)	7.0 (4.1)	−2.2 (−3.5, −0.9)	9.9 (6.1)	7.2 (3.7)	−2.7 (−4.2, −1.3)	0.01
% Energy from fat	28.7 (9.6)	29.5 (9.5)	0.8 (−1.7, 3.2)	26.4 (10.2)	28.8 (10.5)	2.4 (−0.5, 5.2)	26.6 (11.3)	29.3 (8.9)	2.7 (−0.3, 5.6)	0.5
% Energy from saturated fat	9.9 (3.9)	10.6 (4.5)	0.8 (−0.1, 1.8)	9.2 (4.1)	10.0 (4.3)	0.8 (−0.4, 2.0)	9.2 (4.3)	10.3 (3.6)	1.1 (0.0, 2.3)	0.4
Non-starch polysaccharides (g/day)	14.2 (9.8)	14.2 (10.1)	0 (−1.7, 3.22)	16.7 (7.5)	15.3 (11.9)	1.3 (−1.3, 4.1)	19.6 (13.2)	15.8 (13.2)	3.8 (0.03, 7.6)	0.9

Values are means (SD) unless stated otherwise.
*Multiple choice questions: scored from 0 to 14.
†Self-care activities: scored by a self-report measure of the frequency of completing different regimen activities over the preceding 7 days.
‡Repeated measures ANOVA not appropriate for ordered categorical outcomes.
§Nutritional intake calculated from food frequency questionnaire.

比較するライフスタイル教育の概要:介入群に対しては,患者用テキストを配布,毎回の資料は,健康状態と目標設定に必要な資料を適宜配布.通常の糖尿病治療に加え,6週間に6回(1回/週,2時間/1回)のグループ教育を実施(患者平均14名,専門家4〜8名出席).

X-PERTプログラムは,患者自身が糖尿病の自己管理に対する意思を形成し,糖尿病改善のためのスキルを獲得し自信をもたせることを目的としている.このプログラムは糖尿病患者教育を担う栄養士の糖尿病研究から開発,デザインされた.参加者に便宜を図るために南アジア系の参加者のための通訳を配置し,セッション欠席者には電話連絡を行うなどし,セッション2回欠席者や不明者に関してはデータ収集に努めたとしている.X-PERTプログラムの基本理念は,「学習者は問題解決者でもある.学習者は新たな学びを通し知識や方法・情報を問題解決に活用できる」という観点から患者自身の内在する能力に気付かせ自己管理能力の獲得を目指す,とした.各回の教育内容は,①糖尿病の基礎知識(情報機器使用),②体重管理:健康とバランス食,③グループワーク:炭水化物食品と血糖値(教材使用),④マーケットツアー:食品の栄養表示,食べ物選択,楽しい食生活法,⑤合併症(腎症,網膜症など)とライフスタイル改善,⑥評価と質疑:ゲーム「糖尿病と共に生きる」を行い,リラックスした雰囲気でのX-PERTプログラムメッセージの理解度,自己啓発度の評価,とした.なお,自己啓発モデルによ

る目標設定（毎回終了前 20 分間）として，患者の意思決定を尊重し，患者が健康状態をふり返り，実行可能な方法で目標設定した．対照群は通常の糖尿病治療に加えて用意された個別面談用資料を用い，栄養士（30 分），看護師（15 分），医師（10 分）の個別面談を実施した．

評価指標：主要評価指標は介入 14 か月後の HbA1c である．副次的評価指標は血圧，血清脂質，体重，BMI，腹囲，糖尿病の知識スコア，エネルギーおよび栄養素摂取量，1 日あたりの野菜・果物のポーション数（1 回摂取量の皿数）とした．

限界：X-PERT プログラムは自己管理能力の向上を目指す観点から，うつ尺度を含む自己管理スコアの評価が必要であり，この点は本研究の限界である．

本研究で使用している経時的測定のための分散分析（repeated measures ANOVA）は，少々古典的な split-plot design の分散分析であり，時点間相関を考慮した Greenhouse-Geisser の自由度調整 p 値を計算している（詳細は [20] 8.5 節を参照されたい）．

1.2.3 クラスター RCT に基づく SILE プログラムの効果の評価
Effects of lifestyle education program for type 2 diabetes patients in clinics：
A cluster randomized controlled trial［21］

目的 RCT に基づく 2 型糖尿病患者の HbA1c 改善のための個別ライフスタイル教育（SILE）プログラムの効果の評価．

研究仮説 管理栄養士による食事調査（FFQW82）を用いた SILE プログラム群（介入群）は，従来型教育群（対照群）に比べ，6 か月後の HbA1c のベースライン値からの変化量は相対的に平均 15％以上低下する．

対象 診療所（20 施設）の外来糖尿病患者 193 名（年齢 20 ～ 79 歳），HbA1c6.5％（NGSP）以上で，除外基準に該当しない者とした．

方法 診療所をクラスターとする 6 か月間のクラスター RCT である．図 1.14 に示した試験のアウトラインに従い，2007 年 9 月～ 2010 年 12 月の期間に，同意を得た診療所を単位として介入群と対照群に無作為に割り付け，各診療所とも選択基準に基づき患者 10 名の登録とした．介入群は，SILE プログラムに基づき，管理栄養士が 6 か月間（± 1 か月）に介入開始時（初回），介入 1 か月目，3 か月目を含む 3 回以上の個別教育を実施した．対照群は，従来の医師または看護師による食事などの助言，あるいは食事などの資料配布に加え，FFQW82 の結果の返却と，簡単な助言とした．統計解析は線形混合効果モデルにより共変量の調整を行った．

結果 介入 6 か月後の HbA1c は，ベースラインに比べて介入群では平均で 7.6％から 6.7％と 0.9％改善され，対照群では平均で 7.3％が 7.0％の改善にとどまった．両群の差は -0.5％（信頼区間；$-0.8 \sim -0.2$％, $p = 0.004$）と介入群の方が有意に減少した．この傾向は多変量調整を行った結果でも認められた（表 1.9）．介入群の夕食のエネルギー摂取量は，対照群と比較して有意に減少し，野菜摂取量は朝食，昼食および 1 日量で有意に増加した．これらの結果は多変量調整後においても認められた．

結論 糖尿病患者のための SILE プログラムは，介入 6 か月後の HbA1c の改善効果があることが示唆された．

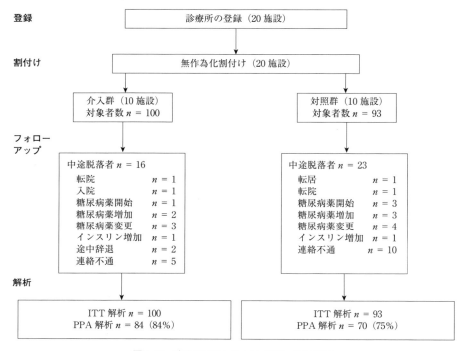

図 1.14 試験のアウトライン（[21] より改変）

比較するライフスタイル教育の概要：介入群に対しては，個別ライフスタイル改善プログラム（structured individual-based lifestyle education program, SILE）に基づき実施した．管理栄養士が6か月間（±1か月）に介入開始時（初回），介入開始時から1か月目および3か月目を含め3回以上の面談を行った．栄養アセスメント，FFQW82 [22] の結果をふまえた対象者の自律的な目標設定，検査データなどのモニタリングおよび目標達成の評価を繰り返し行うことが特徴である．対照群に対しては，従来と同様の教育方法に近いかたちで行った．従来は管理栄養士がいない診療所では医師または看護師が食事などに関する助言を与える，あるいは食事療法に関する資料を配布することが主である．本研究では，担当管理栄養士が初回1回のみ面談時にFFQW82の結果を返却し，改善のための簡単な助言を与えた．なお，管理栄養士がいない施設（介入群6施設，対照群5施設）

表 1.9 ベースラインから介入 6 か月後の各臨床検査値（平均および標準誤差）の変化量 [21]（Table 3 の一部）
表中では臨床検査値の介入群と対照群でのベースラインから介入 6 か月後の変化量の平均値（mean）と標準誤差（SE）と，粗（無調整）（Model 1），ベースライン調整（Model 2），ベースライン，性，年齢，BMI 調整（Model 3），ベースライン，性，年齢，BMI，喫煙，運動，運動習慣の変化，2 型糖尿病の家族歴，合併症の有無を調整（Model 4）という 4 つのモデルでの混合効果モデルによる解析結果を欠損値の取扱いごとに掲載している．欠測値の取扱いとしては LOCF として欠損値を直前のデータ（3 か月前，それがない場合にはベースライン値）で置き換えた場合，CDS として欠損値をすべて取り除いた完全データでの解析を行った場合，MI として多重代入法を利用して欠測値に代入値を与えた場合の 3 通りの方法により分析した結果を掲載してある．

Table 3 Mean change at 6th months from baseline in clinical data

	Intervention			Control			Model 1 (crude)			Model 2 (adjusted)			Model 3 (adjusted)			Model 4 (adjusted)		
	Mean	±	SE	Mean	±	SE	Difference	95%CI	p-value	Difference	95%CI	p-value	Differences	95%CI	p-value	Difference	95%CI	p-value
HbA$_{1c}$(%)[a]																		
LOCF[1]	−0.7	±	0.1	−0.2	±	0.1	−0.5	(−0.8 to −0.2)	0.004	−0.5	(−0.8 to −0.2)	0.004	−0.5	(−0.8 to −0.2)	0.003	−0.5	(−0.9 to −0.1)	0.011
CDS[2]	−0.7	±	0.1	−0.2	±	0.1	−0.5	(−0.9 to −0.1)	0.009	−0.4	(−0.8 to −0.1)	0.014	−0.5	(−0.1 to −0.8)	0.013	−0.5	(−1.0 to −0.1)	0.028
MI[3]	−0.7	±	0.1	−0.3	±	0.1	−0.5	(−0.9 to −0.1)	0.030	−0.4	(−0.8 to −0.1)	0.041	−0.4	(−0.8 to −0.2)	0.045	−0.4	(−0.6 to −0.0)	0.045
BMI(kg/m^2)																		
LOCF[1]	−0.5	±	0.1	−0.3	±	0.2	−0.2	(−0.7 to 0.2)	0.351	−0.1	(−0.6 to 0.4)	0.598	−0.1	(−0.6 to 0.3)	0.548	−0.3	(−0.8 to 0.2)	0.221
CDS[2]	−0.6	±	0.2	−0.3	±	0.2	−0.2	(−0.8 to 0.1)	0.146	−0.2	(−0.8 to 0.3)	0.331	−0.3	(−0.8 to 0.1)	0.297	−0.3	(−0.8 to 0.2)	0.216
MI[3]	−0.5	±	0.1	−0.3	±	0.2	−0.2	(−0.7 to 0.2)	0.351	−0.1	(−0.7 to 0.5)	0.693	−0.1	(−0.7 to 0.4)	0.633	−0.1	(−0.6 to 0.5)	0.829
FPG(mg/dl)																		
LOCF[1]	−19	±	8	−20	±	8	1	(−23 to 25)	0.919	8	(−11 to 28)	0.367	9	(−11 to 29)	0.347	22	(−10 to 54)	0.165
CDS[2]	−20	±10	10	−14	±	11	7	(−37 to 23)	0.633	1	(−23 to 25)	0.933	0	(−25 to 25)	0.993	5	(−33 to 43)	0.792
MI[3] [5]																		

SE: standard error, 95%CI: 95% confidence interval, degree of freedom = 18.
[a] Value of HbA$_{1c}$ is JDS[15].
1) LOCF: last observation carried forward (IG: n = 100, CG: n = 93).
2) CDS: complete data set. (IG: n = 84, CG: n = 70).
3) MI: Multiple imputation with all analysed variables (number of imputations = 200) (IG: n = 100, CG: n = 93).
Model 1: crude.
Model 2: mixed model adjusted for baseline.
Model 3: mixed model adjusted for baseline, gender, age and BMI.
Model 4: mixed model adjusted for baseline, gender, age, BMI, smoking status, exercise status, change of exercise level, family history of type 2 diabetes, and complication.
[5] The MI models did not converge.

については管理栄養士 5 名を無作為に割り当てた．また，介入群の管理栄養士にはプログラム実施にあたり事前に研修を実施し，実施マニュアルに沿って任務にあたった．

評価指標：主要評価項目は HbA1c とし，研究登録時の HbA1c に対する初回介入時より 6 か月目（±1 か月間）の差を求め，変化量を比較した．副次的評価項目は BMI，空腹時血糖値，血清脂質（TC，HDL および TG），腹囲，エネルギー摂取量（1 日・食事別）および脂質エネルギー比の変化量とした．臨床データは通常の臨床診療の過程で収集を行い，各患者の医療記録からデータを得たが，腹囲測定は一部の患者で未測定だったこと，測定者によって大きな変動があるようにみられたため，分析から除外した．また，ベースライン時と 6 か月の評価時では身体活動レベルを把握し，運動習慣および喫煙習慣についても把握した．

限界：第一には盲検化は医師には不可能であったため患者だけに行われたことである．この選択バイアスを回避するために，著者らは医師には適格基準の患者に

ついて全員に順次，参加協力を促すよう依頼した．第二には中断率が介入群（20％）に比べて対照群（25％）でやや高かった点である．本研究はあくまでも通常の診療上で行われたため，投薬状況の変化による中断や 6 か月目の評価時の受診がなかった場合などでデータとして登録ができなかったことがある．

本研究については 3.2 節に詳細を記載するので参照されたい．

Statistical Method 9

混合効果モデル

クラスター無作為化比較試験のように割付け単位を診療所というグループ単位とし，グループ内の個人には相関があるようなデータの分析に用い，グループレベルでの変動項も含めたモデルを混合効果モデル（4.4.5 項）という．より一般的にいうと，個人ごとにある事象の出現確率が時間経過に伴って変化するような経時的に観測されたデータや，異なった条件のもとで繰返し測定されたデータ，あるいは同じ施設や家族内でとられた複数の標本などでは，同じ階層（グループ）に属する個人の観測値のふるまいは共通の性質をもち相関をもつ．相関をもつグループ要因と個人要因のあるイベントへの影響を同時に分析する場合，最小 2 乗法の仮定である変動項の独立性は成立せず，両者を含んだモデルを通常の最小 2 乗法により推定すると，標準誤差は実際よりも小さく推定され，推定された説明変数の係数が有意になりやすくなる．マルチレベル分析としても位置付けられ，このような問題を克服するための統計学的手法であり，変動項を個人レベルだけでなく，グループレベルにおいても仮定するのが特徴である．

1.2.4 2型糖尿病患者のリスク因子改善教育のためのプリシードモデルの効果

Effectiveness of PRECEDE model for health education on changes and level of control of HbA1c, blood pressure, lipids, and body mass index in patients with type 2 diabetes mellitus [23]

目的 RCTによる2型糖尿病患者におけるHbA1c, 血圧, 脂質, BMIの改善教育のためのプリシード健康教育(PHPE)モデルの介入2年後の効果の評価.

研究仮説 介入2年後の介入群(PHPE)のHbA1cは0.3%減少する[注].

対象 8医療施設の2型糖尿病患者608名(平均年齢66.7歳, 女性51.6%).

方法 介入期間は2年間とし, 図1.15に示した試験のアウトラインに従い, 介入群(PHPE:IG, 304名)と対照群(標準教育(後述):CG, 304名)の2群に無作為に割り付け, 2群の教育法の介入2年後の効果の評価を行った. 交絡要因の調整は共分散分析を用いた.

結果 旅行のための不在やドロップアウトを除外した各群300名ずつを解析対象とした. 介入2年後の介入群の対照群に対するHbA1cの調整後の差(95%信頼区間)は-0.18%($-0.3 \sim -0.04\%$, $p = 0.01$)と有意に減少し, 収縮期血圧値(SBP)も同様に-3 mmHg($-5 \sim -1$ mmHg, $p < 0.01$)と低下した(表1.10). 一方, 冠動脈疾患リスク因子の介入2年後での改善目標を達成した患者という視点から捉えた両群での該当者の割合(%)とその差について比較した. メタボリック管理群(HbA1c $< 7\%$かつLDLコレステロール値< 100 mg/dℓ)ではIG 7.1%, CG 3.3%, $p = 0.02$, 血圧管理群(SBP < 130 mmHgかつ拡張期血圧DBP < 80 mmHg)ではIG 3.3%, CG 0.4%, $p < 0.01$, グローバル管理群(メタボリック管理かつ血圧管理)ではIG 2.5%, CG 0.3%, $p = 0.02$と, それぞれ介入群で有意に増加していた(表1.11).

結論 プリシードモデル健康教育は2型糖尿病患者に対し, HbA1c, SBPを低下させ, 治療に有用な方法であることが示唆された.

[注] 本研究では, サンプルサイズの設定ではプライマリエンドポイントとしてHbA1cのデータに基づいて算定されている.

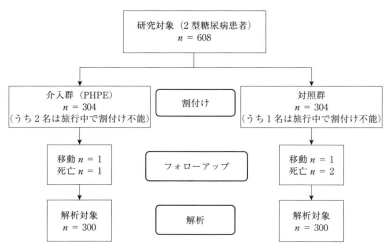

図 1.15 試験のアウトライン（[23] より改変）

表 1.10 ベースラインと介入 2 年後の各時点および両時点での差の要約統計量と効果の評価 [23]（Table 2 の一部）

Table 2 Mean values (SD) and changes of basal and final parameters in both groups.

	PRECEDE (n: 300)	CONTROL (n: 300)	Unadjusted PRECEDE effect (95% CI)	Adjusted PRECEDE effect (95% CI)
HDL Cholesterol (mg/dl)				
Basal	51 (14)	47 (11)		
Final	52 (14)	51 (14)		
Change	0.8 (13)	3.7 (8)	-2.87 (-1.1 to -4.6)	-1.70 (-3.3 to -0.1)
p value	<0.01	0.51	<0.01	0.03
HbA1c (%)				
Basal	7.05 (1.3)	7.36 (1.2)		
Final	7.02 (1.2)	7.38 (1.1)		
Change	-0.03 (0.9)	0.04 (1)	-0.07 (0.2 to 0.1)	-0.18 (-0.3 to -0.04)
p value	<0.01	<0.01	0.40	0.01
SBP (mmHg)				
Basal	137 (15)	134 (15)		
Final	133 (13)	135 (16)		
Change	-4.22 (14)	0.18 (16)	-4.40 (-2 to -6.8)	-3.09 (-1.1 to -5.1)
p value	0.05	0.08	<0.01	<0.01

HbA1C: Glycated hemoglobin; SBP: Systolic blood pressure; DBP: Diastolic blood pressure; BMI: Body Mass Index.

比較するライフスタイル教育の概要：介入群に対する教育は，プリシード健康教育モデル [24] に準じ，第一ステップは，生活行動・意識を診断し，健康的な行動に関連する 3 要因の①性格，②協力体制，③補強（患者の行動変容による利益，不利益を左右する要因）を判断する．次に，訓練された看護師は行動変容の必要

表 1.11 冠動脈疾患リスク因子の介入 2 年後での改善目標を達成した患者という視点から捉えた，両群での該当者の割合（％）とその差の比較 [23]

Table 3 Percentage of Subjects On-Target for Cardiovascular Risk Factors at Baseline and at the End of the 24-Month Study Period, stratified by HPE.

Target	HPE	Baseline (%)	24 Months (%)	p value	Change (%)	p value
HbA1C (<7%)	Control	40.7	39	0.61	-1.7	<0.01
	PRECEDE	53.5	56	0.42	+2.5	
LDL (<100 mg/dl)	Control	15.7	22	0.02	+6.3	0.55
	PRECEDE	19.5	27	<0.01	+7.5	
Metabolic control[1]	Control	5.7	9	0.06	+3.3	0.02
	PRECEDE	9.4	16.7	<0.01	+7.1	
BMI (<25 Kg/m^2)	Control	12.7	12.5	0.90	-0.2	0.85
	PRECEDE	12.3	12.3	1	0	
SBP (<130 mmHg)	Control	28.7	29.3	0.91	+0.6	0.02
	PRECEDE	24.8	28	0.29	+3.2	
DBP (<80 mmHg)	Control	49	52.7	0.32	+3.7	0.01
	PRECEDE	34	42.5	<0.01	+8.5	
BP control[2]	Control	21.3	21.7	1	+0.4	<0.01
	PRECEDE	15.4	18.9	0.21	+3.3	
Global Control[3]	Control	0.7	1	1	+0.3	0.02
	PRECEDE	1.9	4.4	0.06	+2.5	

1. HbA1c <7% and LDL cholesterol <100 mg/dl.
2. SBP <130 mmHg and DBP <80 mmHg.
3. Metabolic control and BP control.

HPE: Health Promotion Education; SBP: Systolic blood pressure; BMI: Body Mass Index; DBP: Diastolic blood pressure; BP: Blood pressure; HbA1C: Glycated hemoglobin.

性：生活活動量増加やパン摂取量/日の減量，服薬遵守，血糖値記録，インスリン療法技術改善などの大切さを説明する．説明後，看護師は患者のための 2 つの改善行動を選択し，患者の反応が肯定的か，否定的かを判別する．次に，行動変容への協力体制の要因を分析し，最後に補強要因を分析し，達成目標を決める．介入 2 年間のセッションは 10 回とした．1 回目のセッションで，ベースラインデータが収集され，その後，モデルを適用し 2～9 回のセッションを通して，データが収集された．各行動の分析は 4 回のセッションを通して実施した．看護師は各患者に対し，1 セッションを平均 40 分とした．看護師は介入期間中，平均 20 名の患者の教育を担当，データを収集した．対照群に対しては，標準健康教育（スペイン糖尿病委員会 [25] による）とした．なお，両群は共に通常治療と個別カウンセリングを受けた．

評価指標：主要評価指標は，介入 2 年後の HbA1c のベースラインからの差の両群での平均値の差とした．副次的評価指標は，血清脂質，血圧，BMI とした．

限界：本研究の最も重要な限界は，非盲検化試験であった点である．教育担当者は患者の状況を知りうる状況下にあり，測定結果にバイアスを含む可能性がある．

引 用 文 献

[1] Watanabe M, Yamaoka K, Yokotsuka M, Tango T. Randomized controlled trial of a new dietary education program to prevent type 2 diabetes in a high-risk group of Japanese male workers. *Diabetes Care*. 2003；26(12)：3209-3214.
[2] 山岡和枝，丹後俊郎，渡辺満利子，横塚昌子．糖尿病の栄養教育のための半定量食物摂取頻度調査票（FFQW65）の妥当性と再現性の検討．日本公衆衛生雑誌．2000；3：230-244.
[3] Tuomilehto J, Lindström J, Eriksson JG, Valle TT, Hämäläinen H, Ilanne-Parikka P, Keinänen-Kiukaanniemi S, Laakso M, Louheranta A, Rastas M, Salminen V, Uusitupa M；Finnish Diabetes Prevention Study Group. Prevention of type 2 diabetes mellitus by changes in lifestyle among subjects with impaired glucose tolerance. *N Engl J Med*. 2001；344(18)：1343-1350.
[4] Diabetes mellitus：Report of a WHO study group. *WHO Technical Report Series*. 1985；727：11.
[5] Knowler WC, Barrett-Connor E, Fowler SE, Hamman RF, Lachin JM, Walker EA, Nathan DM；Diabetes Prevention Program Research Group. Reduction in the incidence of type 2 diabetes with lifestyle intervention or Metformin. *N Engl J Med*. 2002；346(6)：393-403.
[6] Department of Agriculture, Center for Nutrition Policy and Promotion. *The Food Guide Pyramid*. Washington, 1996.（Home and Garden Bulletin no. 252.）
[7] National Institutes of Health National Heart, Lung, and Blood Institute. *Step by Step：Eating to Lower Your High Blood Cholesterol*. NIH Publication, 1994.
[8] The Diabetes Prevention Program Research Group. Effects of withdrawal from Metformin on the development of diabetes in the Diabetes Prevention Program. *Diabetes Care*. 2003；26（4）：977-980.
[9] Saito T, Watanabe M, Nishida J, Izumi T, Omura M, Takagi T, Fukunaga R et al；Zensharen Study for Prevention of Lifestyle Diseases Group. Lifestyle modification and prevention of type 2 diabetes in overweight Japanese with impaired fasting glucose levels：A randomized controlled trial. *Arch Intern Med*. 2011；171(15)：1352-1360.
[10] World Health Organization. *Definition, Diagnosis and Classification of Diabetes Mellitus and its Complications: Report of a WHO Consultation, Part1: Diagnosis and Classification of Diabetes Mellitus*. World Health Organization, 1999.
[11] Swinburn BA, Metcalf PA, Ley SJ. Long-term（5-year）effects of a reduced-fat diet intervention in individuals with glucose intolerance. *Diabetes Care*. 2001；24(4)：619-624.
[12] 丹後俊郎．医学統計学シリーズ 5 無作為化比較試験―デザインと統計解析．朝倉書店．2003.
[13] Mayer-Davis EJ. Low-fat diets for diabetes prevention. *Diabetes Care*. 2001；24（4）：613-614.
[14] Yamaoka K, Tango T. Efficacy of lifestyle education to prevent type 2 diabetes：A meta-

analysis of randomized controlled trials. *Diabetes Care.* 2005 ; 28(11) : 2780-2786.
[15] Moher D, Cook DJ, Eastwood S, Olkin I, Rennie D, Stroup DF. Improving the quality of reports of meta-analyses of randomised controlled trials : The QUORUM statement. Quality of Reporting of Meta-analyses. *Lancet.* 1999 ; 354(9193) : 1896-1900.
[16] 丹後俊郎. 医学統計学シリーズ 4 メタ・アナリシス入門—エビデンスの統合をめざす統計手法. 朝倉書店. 2002.
[17] Coppell KJ, Kataoka M, Williams SM, Chisholm AW, Vorgers SM, Mann JI. Nutritional intervention in patients with type 2 diabetes who are hyperglycaemic despite optimised drug treatment—Lifestyle Over and Above Drugs in Diabetes (LOADD) study : Randomised controlled trial. *BMJ.* 2010 ; 341 : c3337.
[18] Mann JI, De Leeuw I, Hermansen K, Karamanos B, Karlström B, Katsilambros N et al ; Diabetes and Nutrition Study Group (DNSG) of the European Association. Evidence-based nutritional approaches to the treatment and prevention of diabetes mellitus. *Nutr Metab Cardiovasc Dis.* 2004 ; 14(6) : 373-394.
[19] Deakin TA, Cade JE, Williams R, Greenwood DC. Structured patient education : The diabetes X-PERT Programme makes a difference. *Diabet Med.* 2006 ; 23(9) : 944-954.
[20] 古川俊之監修, 丹後俊郎著. 統計ライブラリー 医学への統計学 第 3 版. 朝倉書店. 2013.
[21] Adachi M, Yamaoka K, Watanabe M, Nishikawa M, Kobayashi I, Hida E, Tango T. Effects of lifestyle education program for type 2 diabetes patients in clinics : A cluster randomized controlled trial. *BMC Public Health.* 2013 ; 13 : 467.
[22] 安達美佐, 渡辺満利子, 山岡和枝, 丹後俊郎. 栄養教育のための食物摂取頻度調査票 (FFQW82) の妥当性と再現性の検討. 日本公衆衛生雑誌. 2010 ; 57 : 475-485.
[23] Salinero-Fort MA, Carrillo-de Santa Pau E, Arrieta-Blanco FJ, Abanades-Herranz JC, Martín-Madrazo C, Rodés-Soldevila B, de Burgos-Lunar C. Effectiveness of PRECEDE model for health education on changes and level of control of HbA1c, blood pressure, lipids, and body mass index in patients with type 2 diabetes mellitus. *BMC Public Health.* 2011 ; 11 : 267.
[24] Green LW, Kreuter MW. *Health Program Planning: An Educational and Ecological Approch*, 4th ed. McGraw-Hill. 2005.
[25] Ministerio de Sanidad y Consumo. *Conferencia Nacional de la Diabetes Mellitus.* Madrid, España, 1994.

2. 科学的根拠に基づくライフスタイル改善プログラム

2.1 栄養アセスメントの重要性

　栄養アセスメントは図2.1に示すように，対象者の健康・栄養状態や改善に対する意欲などの状況把握を行い，EBNの観点から健康上の問題点とライフスタイ

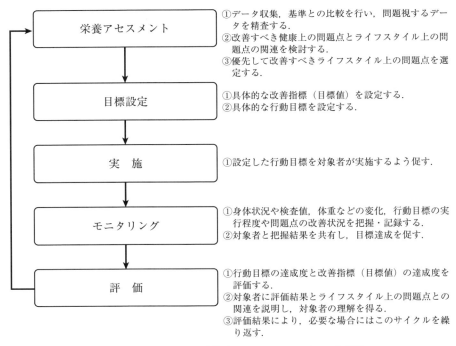

図2.1　ライフスタイル改善プログラムのフローチャート事例

2.1 栄養アセスメントの重要性

表 2.1 ライフスタイル改善プログラムの栄養アセスメント項目

身体計測	身長，体重，BMI，体重の変化など
医学的検査・診査	血液検査・血圧測定・尿検査・眼科検査など
心身所見	顔色・皮膚・神経症状，咀嚼・嚥下状況，精神・心理的状況など
食事や生活に関連する状況	生活リズム（起床・就寝時刻，食事時刻），身体活動レベル，運動・喫煙習慣，服薬，病歴，既往症，家族歴，食事・栄養素摂取量，栄養補助食品の利用の有無，食事を準備する者，食物へのアクセス，知識・改善意欲など

ルの関連性を精査し，優先して取り組むべきライフスタイル上の問題点を選定するまでの一連の行程である．表 2.1 で示す栄養アセスメント項目はプログラム開始時やモニタリング時およびプログラム終了時の評価で一貫して活用する（一部初回時のみの項目を含む）[1], [2]．栄養アセスメントは栄養介入において一定の成果を導くための効果的な目標設定に重要であり，適切に実施することが必要である．

栄養アセスメント項目は，表 2.1 に示すように食事摂取状況，生活習慣，臨床検査をはじめ，対象の知識，態度や改善意欲，生活習慣改善に関する環境など，多岐にわたる．そこで，対象領域のライフスタイル改善の中心課題に応じて必要最小限のアセスメント項目を選定し，各項目の判定基準を適切に設定しておく必要がある．このような栄養アセスメントの効率化は，ベースラインの栄養アセスメントを速やかに進行させ，ライフスタイル改善の最優先課題の選定，期待される改善効果の検討や目標設定に十分な時間を確保することにつながる．効果的な改善策，満足な評価を得るために，特に重視すべき要点である．また，ベースラインの栄養アセスメントは，その後のモニタリングやプログラム終了時の評価およびプログラムの効果の評価にも影響するため，臨床検査結果を的確に把握し，食事摂取状況の分析結果の解釈では過少・過大評価などにならないよう留意しなければならない．

近年，医療・保健・福祉の分野では，食を通じた健康の維持・増進，疾病の予防・改善に際し，栄養管理を行う手順として，栄養ケア・マネジメント（nutrition care and management, NCM）[3] の考え方が示されている．

具体的には，①栄養スクリーニング，②栄養アセスメント，③栄養ケア計画，

④実施,⑤モニタリング,⑥評価のフローチャートを計画的に繰り返すことにより,食事・生活習慣の改善を図り,健康の維持・増進や疾病予防・治療に寄与し,生活の質の向上を目指すものである.一方,栄養と食事のアカデミー(元米国栄養士会)は,栄養管理の手順として,①栄養アセスメント,②栄養診断,③栄養介入,④栄養モニタリング・評価からなる栄養ケアプロセス(nutrition care process, NCP)[4]〜[6]を提唱し,国際的標準化が議論されている.栄養アセスメントはライフスタイル改善プログラムをシステマティックに行う場合に不可欠であり,重要な意味をもつ.

一方,ライフスタイル改善プログラムの実践事例(第1章)で紹介した,糖尿病のハイリスク者を対象とする糖尿病予防のための栄養教育プログラムの有効性[7]や,2型糖尿病患者を対象とするライフスタイル改善の有効性に関する研究[1],[2]では,医師らによる身体計測,医学的検査・診査,心身所見などの診断のもとで,ライフスタイル改善の必要性が決定された後,表2.1に示すように,介入に必要な食事や生活習慣に関する栄養アセスメントを実施している.なかでも食事摂取状況の把握は,プログラムを実施するにあたっての基本的な情報であり,かつ,ライフスタイル改善効果の評価の指標としても欠かせない.食事調査法はいずれも長所,短所があるが,その目的や対象の状況を考慮し選択することが重要であり,ここでは主な調査法について概要,代表的な調査票,問題点・限界を詳述する.

(1) 食事記録法

a. 概要

食事記録法(dietary records, DRs)は,調査対象者が食物や飲み物を測りながら摂取し,その食品名と摂取量を調査票に記入する方法である.摂取量を秤や計量カップなどを用いて測定する場合を秤量法といい,目安量を記録することにより測定する場合を目安量法という.こうして記録された摂取量から食品成分表を用いて栄養素等摂取量を計算する.リアルタイムで記録されるため記憶による誤差が生じにくい.また,重量測定のためバイアスも比較的小さく,信頼性が高い.このため食事記録法は,ほかの調査法(食物摂取頻度調査法など)との比較妥当性の検証の際に基準(reference)あるいは標準値(referent standard)[8]として用いられることが多い.一方,対象者の協力が必要であり負担も大きいため対象者が限定される,などの問題がある.また,個人レベルでの平均的な摂取

量の評価では長期間の調査を行う必要がある．調査担当者は，対象者に食事記録の目的・意義・記入法などを説明し理解を得て，未記入などによる欠損が生じたりしないよう協力を求めておく必要がある．

b. 代表的な調査票

国民健康・栄養調査［9］は，健康増進法（平成14年法律第103号）に基づき，国民の身体の状況，栄養摂取量および生活習慣の状況を明らかにし，国民の健康増進の総合的な推進を図るための基礎資料を得ることを目的として，毎年実施されている（図2.2）．抽出方法は調査年の国民生活基礎調査で設定した単位区からの層化無作為抽出であり，調査対象は平成23年度までは300単位区内の世帯（約5000〜6000世帯）および世帯員（調査年11月1日現在で満1歳以上の者）である．

国民健康・栄養調査で用いられる栄養摂取状況調査票（満1歳以上）の内容は，下記の事項である．

- 世帯の状況：氏名，生年月日，性別，妊婦（週数）・授乳婦別，仕事の種類
- 食事状況：外食・調理済み食・給食・家庭食・その他の区分
- 食物摂取状況：1日の食事の状況（祝祭日は除く）について，調理担当者が世帯単位で料理名，食品名，使用量，廃棄量を秤量し，比例案分法によって個人の食事摂取量を推定している．原則として食事記録法が採用されている．

（注）調味料や乾物など使用量がわずかで秤量できない食品，加工食品や惣菜品など，すべての食品を秤量できない場合は，目安量法（リンゴ1個，寿司1人前など）を併用した食事記録となる．食品重量に関して対象者から正確な情報が得られない場合は，調査者（主に管理栄養士）は，国民健康・栄養調査マニュアル［10］に示す「食品番号表」の目安量重量換算表・調味料の割合・吸油率・調理における重量変化率・希釈水などの取扱い方に基づき，重量を推定する．栄養素等摂取量の算出は日本食品標準成分表2010［11］（以下，「成分表2010」という）を使用する．栄養素等摂取量は，調理後（ゆで，油いためなど）の成分値が収載されている食品は，これを用いる．また，その他の食品については，成分表2010に収載の調理による「重量変化率」を加味して算出する．

なお，栄養摂取状況調査票などは厚生労働省の下記のURL（2014年9月現在）からみることができ，図2.2はURLに掲載されている調査票の示例である．「SAMPLE」と表示される．

2. 科学的根拠に基づくライフスタイル改善プログラム

図 2.2 国民健康・栄養調査 栄養摂取状況調査票（平成 24 年度例示・一部）

平成 24 年度版　身体状況調査票
http://www.mhlw.go.jp/toukei/chousahyo/dl/h24_tyousahyou_sinntai.pdf
同　栄養摂取状況調査票
http://www.mhlw.go.jp/toukei/chousahyo/dl/h24_tyousahyou_eiyou.pdf
同　生活習慣調査票
http://www.mhlw.go.jp/toukei/chousahyo/dl/h24_tyousahyou_seikatu.pdf

c．問題点・限界

1 日以上複数日にわたり摂取食物を計って記録するには相当の時間・労力を要する．調査対象者の負担が大きいため調査対象者が限定され，集団の代表性が損なわれることがある．データ収集・集計にコストがかかる．また，外食の増加，個食化が進んでいる状況では，調理担当者が家族内全員の食事を秤量記録することには限界がある．国民健康・栄養調査の結果からは，集団での中央値（または平均値）を情報として活用することはできるが，1 日分の家族単位の食事内容の調査（個人の摂取量は案分比で配分されている）であるため，習慣的な摂取量の分布曲線を得ることはできない．1 日調査で得られる摂取量は過小評価するおそれがあるため，注意が必要である［12］．

食事記録法の妥当性に関しては，次のような指摘がある．まず，食事記録法による食物摂取量は過小申告・過大申告［13］や日間変動・季節変動を示すことである．個人内変動は，食事と疾病との関連を示す疫学指標（相関係数，相対危険，オッズ比など）に影響を及ぼす．また，数日しか食事調査を行わなかった場合，対象者の長期にわたる「真の摂取量」とはかけ離れた値となる可能性がある．また，個人内変動（偶然誤差，random error）の影響は，正規分布をする 2 つの変数 x, y の相関係数を減弱化させる［14］という指摘もある．さらに，食品成分表データベースコード付けによる計算値と分析値との系統的誤差がみられる［15］こともある．厚生労働省［16］は，成分表 2010 に収載されている成分値は，「年間を通じて普通に摂取する場合の全国的な平均値」であり，「1 食品 1 成分値」が原則として収載されているとしている．さらに，動植物や菌類の品種，成育（生育）環境，加工および調理方法などによりその値に幅や差異が生じることに十分留意すると共に，ほうれん草やかつおなどの旬のある食品については季節による変動が明記されているので，季節変動に留意して活用することとしている．

（2）24 時間思い出し法
a. 概要

24時間思い出し法（24-hour dietary recall）は，調査員が調査対象者から前日の食事，または調査時点から遡って24時間分の食物摂取を，摂取内容の摂取時刻，料理名，食品名，目安量を聞き取る調査法である．調査技術を標準化するために，調査方法・面接方法のプロトコルの整備と事前研修が必要である．目安量を標準化するためのフードモデル，写真，食器などを準備する．前述の成分表2010などを用いて，栄養素摂取量を計算する．対象者の負担は比較的少なく高い参加率が期待されるが，後述するような問題点もある．

b. 代表的な調査票

米国の国民健康栄養調査（National Health and Nutrition Examination Survey, NHANES）[17] では，24時間思い出し法およびFFQが用いられている．本調査は面接者に対し，次に示す5ステップの精度管理（The US Department of Agriculture Automated Multiple-Pass Method, USDA-AMPM）を採用している．

ステップ1（quick list）：対象者が24時間に摂取した全飲食物を速攻リスト
ステップ2（forgotten foods）：9食品群を順に挙げ摂取飲食物の記入漏れ防止
ステップ3（time & occasion）：摂取時刻とその状況調査
ステップ4（detail cycle）：USDA開発の標準化質問を用い飲食物摂取量，料理
　材料の入手先，摂取機会・時刻などを詳細に調査
ステップ5（final prob）：対象者自身による調査結果の最終確認

c. 問題点・限界

対象者の記憶に依存するため，幼児や低学年の学童，高齢者には適用できない．また，面接者の聞き取り能力や，熟練した調査員かどうか，あるいは対象者の記憶に依存するなどにより調査結果に差が生じ，調査前・中・後など複数の段階での精度管理が十分配慮されていない場合がある．さらに集団の平均的な摂取量の把握にはよいが，1日調査では個人の習慣的な摂取量の推定はできない．

24時間思い出し法の妥当性に関しては，先に述べた食事記録法と同様の問題がある．また，24時間思い出し法と観察法を比較した妥当性の評価 [18] では，実際に食べたのに思い出せなかった食物（食品）は，調理済み野菜，卵，ケーキ，果物などであり，被調査者の30〜50％にみられていた．一方，実際には食べて

いないのに食べたとされる食物（食品）は，砂糖，生野菜，マーガリン，肉類などであり，被調査者の 20 ～ 30 % にみられ，重量推定による系統的誤差がある [19]．また重量誤差に関しては，実際に摂取されたポーションサイズ（portion size，1 回摂取量．以後，ポーションサイズと記載）と，回答者が回答したポーションサイズとの差異によって，過大評価が過小評価よりも多いことが報告されている [20]．

（3）食物摂取頻度調査法

a．概要

食物摂取頻度調査法（food frequency questionnaire, FFQ）は，食品リスト（食品項目），摂取頻度，平均的なポーションサイズ，あるいは目安量で構成され，多くは自記式で回答する食事調査法である．FFQ の原理は，たとえば過去の 1 週間，1 か月，1 年など，長期間の平均的摂取量の評価に用いるのが基本である．FFQ の回答結果をもとに，食品成分表を用いて栄養素等摂取量を計算し，個人の習慣的な 1 日あたり，あるいは朝・昼・夕食別のエネルギーおよび栄養素摂取量や食品群（食品グループ）別摂取量が推計できる．この推計値を，集団における個人のランク付けやスクリーニング，疫学研究，栄養教育効果の評価に利用する．FFQ は対象者や調査者の負担，データ収集とデータ解析の時間，労力，人手，費用が食事記録法や 24 時間思い出し法より少ない．また，あらかじめリストを準備しておくので標準化に長けている．

b．代表的な調査票

ハーバード大学の Willett らが妥当性の高い FFQ（図 2.3）を開発し [21]，[22]，その活用による研究 [23] が世界的に注目されてきた．疫学研究の進展に妥当性と簡便性を兼ね備えた FFQ の意義は大きい．

c．問題点・限界

FFQ は，対象者の過去の一定期間（例：過去 1 か月間）の食事摂取状況の記憶に依存する．得られる結果は，質問項目・摂取頻度・摂取量の選択肢の作り方に依存する．調査票の信頼性を評価するためには，妥当性・再現性の検討が必要である．FFQ から得られた栄養素等推定摂取量と複数日の食事記録法による各値との相関係数は多くの場合 0.4 ～ 0.6 の範囲にある [24] ～ [26]．

Nutrition Questionnaire

What Have You Been Eating Lately?

During the past 4 weeks, how often did you eat a serving of each of the foods listed here?
Mark only one X for each food

Name:______________
ID:______________
Date ___/___/___
DOB: ___/___/___

Check one:
☐ Pregnant
Due Date______
☐ Breastfeeding
1st 6 months
☐ Breastfeeding
2nd 6 months
☐ Not Breastfeeding

Example:

	last 4 weeks		each week			each day			
Number of times	0	1–3	1	2–4	5–6	1	2–3	4–5	6+
Milk				X					
Hot chocolate	X								

	last 4 weeks		each week			each day			
Number of times	0	1–3	1	2–4	5–6	1	2–3	4–5	6+
Milk									
Hot chocolate									
Cheese, plain or in sandwiches									
Yogurt									
Ice cream (cones, sandwiches, sundaes)									
Pudding									
	0	1	2	3	4	5	6	7	8

What kind of milk do you usually drink? (Check one)

3☐ whole 5☐ 1% 7☐ chocolate milk
4☐ 2% 6☐ skim 8☐ other ______________

	last 4 weeks		each week			each day			
Number of times	0	1–3	1	2–4	5–6	1	2–3	4–5	6+
Orange juice or grapefruit juice									
Other juice									
Fruit drinks (Hi-C, Kool-aid, lemonade, sportsdrink)									
Banana									
Peaches									
Fruit cocktail, mixed fruit									
Orange or grapefruit									
Apple or pear									
Applesauce									
Grapes									
Strawberries									
Melon									
Pineapple									
Raisins or prunes									
	0	1	2	3	4	5	6	7	8

GA 2/02 Copyright 1993, Harvard School of Public Health

Continued on next page

1

図 2.3 食物摂取頻度調査票の一部 [21]

補足：生活習慣病の診断

高齢化の急速な進展に伴い，糖尿病などの生活習慣病の割合が増加傾向にあり，死亡原因でも生活習慣病が約 6 割を占めている．糖尿病とこれに関連するメタボリックシンドロームの診断基準は次のようになる．

● 2 型糖尿病の診断基準

2 型糖尿病はインスリン分泌低下やインスリン抵抗性をきたす素因を含む複数の遺伝

子に，過食（特に高脂肪食），肥満，運動不足，ストレスなどの環境要因および加齢が加わり発症する．1型糖尿病では，インスリンを合成，分泌するランゲルハンス島β細胞の破壊・消失がインスリン作用不足の主な原因である．糖尿病における持続的な高血糖は最小血管症や大血管症の引き金となり合併症の要因となるため，血糖値のアセスメントに留意が必要である．

正常型・境界型・糖尿病型の判定（表 2.2）[27]
　①空腹時血糖値 126 mg/dℓ 以上
　② 75 g OGTT 2 時間値 200 mg/dℓ 以上
　③随時血糖値 200 mg/dℓ 以上
　④ HbA1c（NGSP）6.5% 以上
　＊①～④のいずれかが確認された場合は「糖尿病型」と判定する．ただし①～③のいずれかと④が確認された場合には，糖尿病型と診断してよい．
　⑤早朝空腹時血糖値 110 mg/dℓ 未満
　⑥ 75 g OGTT 2 時間値 140 mg/dℓ 未満
　＊⑤および⑥の血糖値が確認された場合には「正常型」と判定する．

表 2.2　空腹時血糖値および 75 g 糖負荷試験（OGTT）による判定基準

	正常型	糖尿病型
空腹時血糖値	< 110	≧ 126
75 g OGTT 2 時間値	< 140	≧ 200
75 g OGTT の判定	両者を満たすものを正常型	いずれかを満たすものを糖尿病型
	正常型にも糖尿病型にも属さないものを境界型とする	

随時血糖値 ≧ 200 mg/dℓ の場合も糖尿病型とみなす．
正常型であっても，1 時間値が 180 mg/dℓ 以上の場合は，180 mg/dℓ 未満の者に比べて糖尿病に悪化する危険が高いので，境界型に準じた取扱い（経過観察など）が必要である．

●境界型
　75 g OGTT で糖尿病型にも正常型にも属さない血糖値を示す群である．WHO 分類での IGT（impaired glucose tolerance，耐糖能異常）と IFG（impaired fasting glucose，空腹時血糖異常）がこの群に相当する．IGT のなかでも 75 g OGTT 2 時間値が高い群（170 ～ 199 mg/dℓ）ほど糖尿病型への移行率が高い．

●メタボリックシンドロームの診断基準（表 2.3）
1）日本内科学会を含む 8 学会共同の検討委員会 [28]

表2.3 メタボリックシンドロームの代表的な診断基準の比較

	WHO（1999）	NCEP-ATP III（2001）	改訂版 NCEP-ATP III（2004）	IDF（2005）	日本内科学会（2005）
定義	糖尿病，空腹時高血糖，耐糖能障害，またはインスリン抵抗性と以下のうち2項目	以下の項目のうち3項目以上	以下の項目のうち3項目以上	中心性肥満（ウエスト周囲長：民族・男女別に定義）と，肥満を除く以下の項目のうち2項目以上	中心性肥満（ウエスト周囲長：男女別に定義）と，肥満を除く以下の項目のうち2項目以上
肥満	ウエスト・ヒップ比 男性 >0.90 女性 >0.85 または BMI > 30 kg/m²	ウエスト周囲長 男性≧102 cm 女性≧88 cm	ウエスト周囲長 男性≧102 cm 女性≧88 cm	《必須項目》 ウエスト周囲長（例：欧州人） 男性≧94 cm 女性≧80 cm	《必須項目》 ウエスト周囲長（日本人） 男性≧85 cm 女性≧90 cm または内臓脂肪面積≧100 cm²
中性脂肪	≧150 mg/dℓ	≧150 mg/dℓ	≧150 mg/dℓ または薬物治療中	≧150 mg/dℓ または薬物治療中	≧150 mg/dℓ または薬物治療中
HDLコレステロール	男性 < 35 mg/dℓ 女性 < 39 mg/dℓ	男性 < 40 mg/dℓ 女性 < 50 mg/dℓ	男性 < 40 mg/dℓ 女性 < 50 mg/dℓ または薬物治療中	男性 < 40 mg/dℓ 女性 < 50 mg/dℓ または薬物治療中	< 40 mg/dℓ または薬物治療中
血圧	≧140/90 mmHg	≧130/85 mmHg 高血圧既往あり治療中	≧130/85 mmHg 高血圧既往あり治療中	≧130/85 mmHg または高血圧治療中	≧130/85 mmHg または治療中
空腹時血糖	《必須項目》 空腹時，糖負荷試験時の血糖およびインスリン抵抗性の評価	≧110 mg/dℓ	≧100 mg/dℓ	≧100 mg/dℓ または2型糖尿病既往	≧110 mg/dℓ または薬物治療中
尿中アルブミン	尿中アルブミン排泄率≧20 μg/分 またはアルブミン・クレアチニン比≧30 mg/g				

診断基準は，必須項目となる内臓脂肪蓄積（内臓脂肪面積 100 cm^2 以上）のマーカーとして，ウエスト周囲径が男性で 85 cm，女性で 90 cm 以上を「要注意」とし，そのなかで①血清脂質異常（トリグリセリド値 150 mg/dℓ 以上，または HDL コレステロール値 40 mg/dℓ 未満），②血圧高値（最高血圧 130 mmHg 以上，または最低血圧 85 mmHg 以上），③高血糖（空腹時血糖値 110 mg/dℓ）の 3 項目のうち，2 つ以上を有する場合をメタボリックシンドロームと診断する．

2) 特定健康診査・特定保健指導の診断基準（厚生労働省）（表 2.4）[29]

　糖尿病などの生活習慣病は，早期に生活習慣を改善することで，その予防，重症化や合併症を避けることができると考えており，生活習慣を見直す手段として，メタボリックシンドロームに着目した特定健康診査の実施や，その結果，メタボリックシンドローム該当者およびその予備群となった該当者それぞれの状態にあった生活習慣の改善に向けた特定保健指導を実施する [30]．

特定健康診査：基本的な項目は，質問票（服薬歴，喫煙歴など），身体計測（身長，体重，BMI，腹囲），血圧測定，理学的検査，検尿，血液検査（中性脂肪，HDL コレステロール，LDL コレステロール，血糖値検査（空腹時血糖または HbA1c），肝機能検査（GOT，GPT，γ-GTP）である．

特定保健指導：特定健康診査の結果から，生活習慣病の発症リスクが高い人に対して，医師や保健師や管理栄養士が対象者個々の身体状況にあわせた生活習慣を見直すためのサポートを行う．特定保健指導には，対象者のリスクの程度に応じて動機付け支援と積極的支援に階層化し，よりリスクが高い方が積極的支援となる．

表 2.4　特定保健指導の対象者（階層化）

腹囲	追加リスク		④喫煙歴	対象	
	①血糖　②脂質　③血圧			40 ～ 64 歳	65 ～ 74 歳
≥ 85 cm（男性） ≥ 90 cm（女性）	2 つ以上該当			積極的支援	動機付け支援
	1 つ該当		あり		
			なし		
上記以外で BMI ≥ 25 kg/m^2	3 つ該当			積極的支援	動機付け支援
	2 つ該当		あり		
			なし		
	1 つ該当				

(註) 喫煙歴の斜線欄は，階層化の判定が喫煙歴の有無に関係ないことを意味する．
　　BMI（body mass index）＝体重（kg）/身長（m）^{2}

3）欧米でのメタボリックシンドローム基準

　1998年の世界保健機構（WHO）[31]，2001年の米国 National Cholesterol Education Program's Adults Treatment Panel III（NCEP-ATP III）[32]，2005年の国際糖尿病連盟（International Diabetes Federation, IDF）[33] と日本でのメタボリックシンドロームの診断基準を比較したのが表2.4である．診断基準で用いられている測定項目，および異常と判定する際のカットオフ値自体は，互いに重複する部分が多いものの，同じ「視点」でメタボリックシンドロームを捉えてはいない．同症候群を診断する上での当面の目標は，心血管系疾患のリスクの高い人々を重点的に見出すことであり，必ずしも特徴的（かつ病因的に均一）な臨床病型を明確に規定しているものではない点に留意する必要がある．

2.2　食物摂取量頻度調査票の開発

2.2.1　半定量式食物摂取頻度調査票の作成

　食物摂取頻度調査票（FFQ）は1週間，1か月，1年などと比較的長期間の平均的な食事摂取量を評価するための調査票である．Willettによると「FFQは食品リストとその頻度で構成される食物摂取の習慣的摂取状況を調査するものである」と定義されている [34]．基本的には食品リスト（food list）を提示し，それぞれの食品をどのくらいの頻度で食べているかを尋ねる．さらに1回に摂取される食品のポーションサイズを尋ねる形式のものもあり，これを半定量食物摂取頻度調査票とよぶ．食物摂取頻度調査法は，個人の食事摂取量を評価する方法として実用性や信頼性を考えると最も機能する方法とされており，これまで日本も含め，多くのFFQが開発されてきた．しかし，朝・昼・夕食の3食別にエネルギーおよび主要栄養素量を推定できるFFQはほとんど見当たらなかった．近年のライフスタイル改善や評価では，3食での摂取状況の把握が必要であり欠かせない．この有用性に応えたのがFFQW65 [24] であり，改訂版のFFQW82 [26] である．この画期的なFFQの開発は著者らの知る限り国内外ではじめてであり，食事摂取状況の現状把握やライフスタイル教育の効果の評価を可能にした（図2.4，詳細は付録1）．

　調査票のデザインは，特定の食物や栄養素の摂取量を求めるのか，総合的に全栄養素，全食品の食事摂取量を評価したいか，あるいは個人をランク付けしたい

のか，摂取量を評価したいのかにより，そのデザインが異なってくる．ここでは全栄養素または全食品の食事摂取量を求めることを目的とした場合に限定して述べる．

（1）食品リストの構成

最小限の最も有用な一定数の食品を選択し，食品リストを構成する．FFQW82の食品リストは表 2.5 に示すように，16 食品グループからなる 82 項目の食品で構成した．その要点は，研究対象を想定した事前の食事調査結果などを参考にして，経験を積んだ栄養士が十分検討し，①多数の人が頻繁に摂取し使用頻度が多い食品，②研究対象での食事・栄養素摂取が比較的多い食品，③食品の使用頻度や量に個人差がみられる食品，を選択する．

Willett らは食品を選出する段階で，栄養素摂取量ごとにこれを結果変数として重回帰分析を行い，それぞれの栄養素摂取量の変動と関係の強い食品を同定して，これらの結果をもとに食品をさらに選考するという方法をとっている [34]．

（2）摂取頻度

摂取頻度はある程度幅広い段階を設ける必要があるが，最大から最小までを均等に区分するのではなく，たとえば 1 週間に 1 回程度以下しか食べないような食品は栄養摂取量にほとんど寄与しない．そこで，摂取頻度の多い方を詳しく尋ねるなど，目的にあわせた工夫が必要である．FFQW82 の摂取頻度は，6 段階（まったく食べない，月 1〜2 回食べる，週 1〜2 回食べる，週 3〜4 回食べる，週 5〜6 回食べる，いつも食べる）である．

（3）ポーションサイズ

食品リストのポーションサイズは，1 つに限定せず，回答肢を段階的に示すことで 1 回摂取量の個人差に対応できる．そこで，FFQW82 のポーションサイズは，「小」「中」「大」と表示し，「大」は「中」の 1.5 倍量，「小」は「中」の 1/2 量としている．ポーションサイズは，調査対象の状況や食習慣を考慮するとよい．

（4）各ポーションサイズの食品成分値

各ポーションサイズの食品成分値を算出し，データベースを作成する．次に，この各食品成分値に摂取頻度の重みを付けて，各食品のエネルギーおよび栄養素摂取量を算出する．こうして得られた摂取量をそのまま用いる場合もあるが，さらに食事記録法などで求めたエネルギー等栄養素実摂取量を目的変数，食物摂取頻度調査票から計算したエネルギー等栄養素量を説明変数として回帰分析を行い，

表2.5 FEQW82を構成する16食品グループ別食品リスト

食品グループ	食品リスト
穀類	ごはん、カレーライス・炒飯など、カツ丼・親子丼・にぎり寿司など パン、うどん・そば、ラーメン、パスタ、いも類 ピザ・お好み焼き・ホットケーキなど、ぎょうざ・しゅうまいの皮など
魚介類	干物類、魚類（脂が少なめの魚、脂が多めの魚）、えび・いか・たこ 貝類、魚介塩蔵物、かまぼこ、魚介類缶詰
肉類	豚肉、鶏肉、牛肉、ひき肉、ハム・ソーセージ・ベーコン、レバーなど
卵類	卵、茶碗蒸し、卵豆腐
チーズ	プロセスチーズ、カマンベールチーズ、スライスチーズ、ピザ用チーズ
大豆類	豆腐・凍り豆腐、納豆・大豆、油揚げ、厚揚げ・がんも
野菜・海そう類	サラダ・せんキャベツ、おひたし・ゆで野菜、野菜炒め、野菜煮物、南瓜煮物 みそ汁や野菜スープの野菜、きのこ類、こんにゃく・しらたき、漬け物類、海そう類
乳類	牛乳、低脂肪牛乳、ヨーグルト・飲むヨーグルト
果物類	かんきつ類、その他の果物
アルコール類	ビール、発泡酒、日本酒、ワイン、焼酎、ウイスキー
嗜好品類	清涼飲料、煮豆、菓子パン、洋菓子、和菓子 ゼリー・プリン、チョコレート、スナック菓子・揚げ菓子、あめ・キャラメル・ガム アイスクリーム、せんべい・あられ、クッキー・サブレ・ビスケット
油脂類	種実類、カレーライス・ハヤシライス・シチュー、オイルドレッシング・マヨネーズ ノンオイルドレッシング[a]、バター・マーガリン・サンドイッチ 焼きそば・チャーハン、野菜炒め・中華炒めもの、天ぷら・フライ・カツ・から揚げ
飲料[b]	豆乳、野菜ジュース、果物ジュース
茶類[b]	茶類、コーヒー（無糖）
汁もの[b]	みそ汁、すまし汁・野菜スープ・けんちん汁、ポタージュ
さとうやしょうゆを使った料理[b]	さとう・はちみつ・ジャム、煮物・きんぴらごぼう・すき焼きなどの料理 「おひたし」・「おさしみ」に使うしょうゆやポン酢、ソース・ケチャップ
栄養補助食品[c]	サプリメント類（記述式）

[a] 油脂類ではないが、オイルドレッシングと区別をつけた回答を得るため、ノンオイルドレッシングの項目を設定した
[b] 1回の摂取エネルギー量が少なすぎるため推定量と実摂取量の相関は検討しなかったが、1日合計量には含まれる
[c] 栄養教育では個別的に考慮するため実摂取量には含めなかった

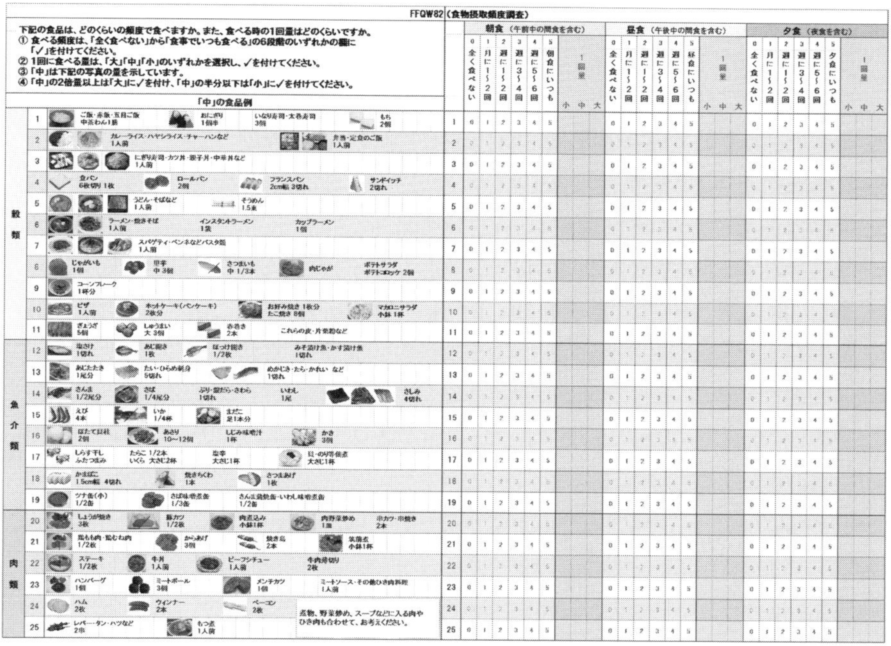

図 2.4 FFQW82（食物摂取頻度調査票）の一部

各食品の重み付け値を求めて推定する方法もある．この実際例は後述する．

FFQW82 に示す食品リスト（図 2.4）の各食品成分値は，ポーションサイズ「中」に対応するエネルギーおよび栄養素の標準値（荷重平均）を，男女での相違を考慮して男女それぞれについて算定し，食品成分値のデータベースを作成した．算定する際には，実際に行った調査結果などの資料などのほか，国民健康・栄養調査の調査員の経験，あるいは臨床栄養，公衆栄養の現場で栄養教育に携わる管理栄養士の経験的な食事摂取状況の把握も参考にしている．

(5) 調査票のデザイン

食物摂取頻度調査票は，回答者が目的とする期間の情報をできるだけ正確に思い出し，回答してもらうことが重要である．そのためには，回答者にとって摂取頻度の選択肢や 1 回摂取量がわかりやすく，迷うことなく回答できることが条件となる．多くの場合は自記式で回答を受けることになるため，イラストや写真，場合によっては実物大の写真など，みやすく回答しやすい調査票であることが大

切である．

　FFQW82の作成にあたっては，一般的な食生活の料理や食品をイメージしやすいように，食品リストのすべての食品について実物の写真を多く取り入れている．写真もできるだけ日常の食生活でなじみのある食品・料理を選び，それぞれの特徴がわかるよう工夫して撮影している．

　一方，食事診断結果はわかりやすいグラフで提示することが大切である．FFQW82は，FFQW82対応の分析ソフト［35］を用い，食事診断結果を提示できるプログラムを作成している．その出力結果を図2.5に例示した．この例が示すように，回答者の回答結果に基づき算出された推定摂取量を回答者個々のエネルギー等栄養素摂取量の必要量・目標量（日本人の食事摂取基準2010年版）に照らし提示している．また，食事診断結果報告書として，回答者に対し迅速にフィードバックすることで，回答者自身は習慣的な食生活の改善点を迅速，かつ具体的に認識できるため，効果的な教育ツールとして活用できる．あわせて，ライフスタイル改善プログラムの実施者にとっては，FFQW82の分析結果に対応した回

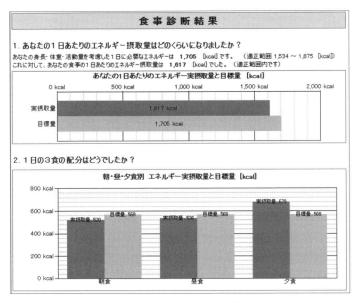

図2.5　FFQW82による食事診断結果報告書（一部）

答者の行動目標設定や改善効果を創出するための具体的な計画・実施方法の指標として有用である．なお，日本人の食事摂取基準2015年版より，エネルギー摂取量の評価は対象者のBMIに基づき行う．FFQW82によるエネルギーおよび栄養素摂取量の結果はライフスタイルや臨床検査結果などをふまえ，活用されたい．

補足：FFQW82の食品グループ別，食事別エネルギーおよび栄養素摂取量の推定法［22］
　重回帰分析を利用して各食品の重み付け値を求めて推定する方法に従って作成した．栄養素摂取量の推定は，朝食・昼食・夕食ごとに以下の手順により推定し，3食の推定値の合計を1日量の推定値としている．すなわち，食品リストの各項目について，個々にポーションサイズのデータベースの値をもとに「頻度調査に基づく推定摂取量」w_jを以下のように算出する．

1) 頻度調査への回答で食品リストのある項目 j の頻度を f_j（= 0，1.5，6，14，22，28），1回量（小，中，大）を中を基準として数値化したものを q_j（= 1/2，1，1.5），食品リストの項目ごとのポーションサイズを s_j とおく．
2) 食物リストの項目ごとの1日あたり推定摂取量 w_j は，
$$w_j = q_j \times f_j \times s_j \div 28 \quad (j=1, 2, \cdots, 82)$$
として求める（1か月は28日としてある）．次いで食品グループ（16群）ごとの推定摂取量 x_i（$i=1, \cdots, 16$）を，上記で求めた食品リストごとの推定摂取量 w_j の食品グループごとに合計値として求める．すなわち，朝食・昼食・夕食ごとに
$x_i =$（食品グループ i に含まれる食品リスト j の頻度に基づく摂取量 w_j の合計）
さらに食品グループごとのエネルギー摂取量 y_i と推定摂取量 x_i とを用いた単回帰分析により，切片 α_i および傾き β_i を推定する．
$$\text{単回帰分析}：\log y_i = \alpha_i + \beta_i \log x_i$$
次に，回帰係数 α_i，β_i とを用いて，下記の式により摂取量の推定値 y_i を推定する．
$$y_i = \exp(\alpha_i) x_i \beta_i$$
3) ほかの栄養素についても，同様な手順により栄養素ごとの摂取量の推定式を求め，推定する．

2.2.2 食物摂取頻度調査票の評価

　食物摂取頻度調査票を用いた食事調査法の評価は，その信頼性（再現性）や妥当性を検討し，評価を行う．これらの評価が低い調査票を用いることは適切でない．食事記録法などで評価した実摂取量を標準値（referent standard，あくまで相対的ではあるが）として，食物摂取頻度調査票で推定した推定摂取量との相違

について，妥当性（平均値と相関）と再現性の検討が基本であろう．相関としては，最近では個人内分散を考慮し，個人内分散と外分散の比をとった級内相関係数（intraclass correlation coefficient, ICC）が検討されてきている．このほか，リストされている食品の総量に対する寄与率，生化学的指標との比較，生理学的反応との相関，疾病発症の予測力などを評価することもある [34]．

FFQW82 の再現性の検討は，2 回の調査結果での一致の程度をみることとし，1 か月ほどの間隔をおいた 2 回の調査結果から求めた推定摂取量間の相関係数で検討した．一方，妥当性の検討は 7 日間秤量調査から得た実摂取量を標準法（または基準）として，相関係数で検討した．このプロセスを図示したものが図 2.6 である．この概要を以下に紹介しよう．

FFQ を用いる目的は成人の食事別エネルギーおよび主要栄養素摂取量（特にエネルギー摂取量）を評価することであった．そこで，できるだけその対象年齢に近い人々として，生徒の保護者を調査対象とした．2007 年 4 月，同意を得た某私立女子中学校生徒の保護者（男性，女性，各 121 名）を対象として，7 日間の秤量調査および FFQW82 を用いた第 1 回頻度調査を依頼した．調査にあたっては，生徒および保護者を対象に秤量や記入方法の説明および実習を行い，卓上デジタル計量器を全家庭に貸し出した．調査は図 2.6 に従って実施し，秤量調査は男性 47 名（回収率 38.8%），女性 69 名（同 57.0%），頻度調査は男性 92 名（同 76.0%），女性 104 名（同 86.0%）から回収した．回収時でのデータの確認が不可欠である．この場合には秤量調査は回収後 1 週間以内に管理栄養士が食事内容を確認し，必要に応じて本人に再確認した．

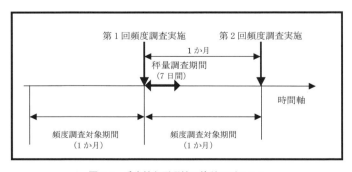

図 2.6 妥当性と再現性の検討のプロセス

FFQW82に基づく食品グループ別，食事別エネルギーおよび主要栄養素摂取量（以下，推定摂取量と記す）を，2.2.1項の補足の記述に従って算出した．再現性に関しては，1日合計エネルギーでの相関係数は男性では0.65，女性では0.69であり，エネルギー以外の9栄養素に関しても比較的良好な相関を示した．エネルギーおよび主要栄養素の推定摂取量と実摂取量の基本統計量（1日合計）を表2.6に示した．食品グループ別1日合計のエネルギー推定摂取量および実摂取量の基

表2.6 エネルギー，主要栄養素の推定摂取量と実摂取量の基本統計量（1日合計）

	エネルギー・栄養素	推定摂取量			実摂取量			中央値の差	相対差（％）
		中央値	25%値	75%値	中央値	25%値	75%値		
男性	エネルギー（kcal）	1952（	1647：	2242）	1820（	1627：	1972）	132	7
	たんぱく質（g）	68.9（	58.1：	86.2）	71.7（	62.5：	78.8）	−2.8	2
	脂質（g）	54.8（	42.0：	70.2）	54.2（	47.8：	60.2）	0.6	1
	炭水化物（g）	257.8（	216.1：	308.6）	241.1（	216.5：	265.8）	16.7	7
	鉄（g）	6.1（	5.3：	8.2）	6.9（	6.2：	8.2）	−0.8	7
	カルシウム（mg）	499（	378：	650）	421（	299：	522）	78	19
	マグネシウム（mg）	235（	202：	291）	236（	183：	274）	−1	0
	カリウム（mg）	2172（	1742：	2618）	2221（	1791：	2515）	−49	1
	食物繊維（g）	11.9（	9.7：	15.7）	12.0（	9.9：	13.4）	−0.1	1
	食塩相当量（g）	9.3（	8.1：	11.5）	8.6（	7.3：	10.4）	0.7	11
女性	エネルギー（kcal）	1752（	1421：	2176）	1520（	1336：	1752）	232	15
	たんぱく質（g）	66.1（	52.8：	85.2）	59.6（	50.7：	68.7）	6.5	11
	脂質（g）	55.3（	43.4：	68.1）	49.7（	41.2：	61.9）	5.6	11
	炭水化物（g）	219.9（	187.6：	292.1）	201.7（	163.2：	229.3）	18.2	9
	鉄（g）	6.7（	4.9：	8.6）	6.1（	4.8：	7.4）	0.6	10
	カルシウム（mg）	496（	355：	741）	357（	270：	522）	139	39
	マグネシウム（mg）	237（	175：	312）	196（	161：	243）	41	21
	カリウム（mg）	2293（	1642：	3027）	1991（	1535：	2311）	302	15
	食物繊維（g）	12.6（	9.5：	16.4）	10.6（	8.1：	12.8）	2.0	19
	食塩相当量（g）	9.8（	7.7：	13.7）	8.3（	6.5：	9.4）	1.5	18

推定摂取量：「頻度調査に基づく推定摂取量」の中央値，実摂取量：秤量調査での実摂取量の中央値
中央値の差：（推定摂取量−実摂取量），相対差％：｜推定摂取量−実摂取量｜÷実摂取量×100

表 2.7 各国の食物頻度調査票の妥当性に関する研究の相関係数（調査年 1996～2007 年，[26] 表 4 より改変）

	安達ら[a]	Toft U[22] [b]	Boucher B[23] [a]	Tokudome Y[4] [a]	Ke L[24] [a]	Shatenstein B[25] [b]	Date C[5] [b]	Ishihara J[6] [b]	Ogawa K[7] [b]	Takahashi S[1] [a]	Subar AF[26] [c]	Tsubono Y[9] [a]	Yamaoka K[10] [a]	Egami I[11] [a]
年度	2010	2007	2006	2005	2005	2005	2005	2006	2003	2001	2001	2001	2000	1999
調査年	2007	2002～2004	2003～2004	2004	2003	2000～2001	1997～1999	1996～1998[c]	1996～1997	1999	1997～1998	1996～1998	1998～1999	1996～1997
国名	日本	デンマーク	カナダ	日本	中国	カナダ	日本	日本	日本	日本	アメリカ	日本	日本	日本
食事調査日数	7[d]	朝昼28夕14[f]	2[d]	3[d]	3[d]	4[d]	12[d]	28[d]	12[d]	7[d]	4[d]	12[d]	7[d]	16[d]
頻度調査期間	過去1月	過去1月	過去1月	過去1年	過去1年	過去1年	過去1年	過去1年	過去1年	過去1月	過去1年	過去1月	過去1月	過去1年
項目数	82	198	126	47	125	73	40	138	40	29	124	141	65	97
対象者総数	89	264	96	202	100	94	85	215	113	66	886	113	71	88
性別	男29女60	男125女139	女性96	男73女129	男76女24	男37女57	男77女8	男174女176	男55女58	女63男3	男403女483	男55女58	男性71	男46女42
年齢（年代）	男av48.7 女av44.2	av48.4	25～74	男av51.7 女av49.6	男av41.8 女av40.9	18～82	20～70代	男av58.9 女av55.9	男av62.1 女av61.0	女av53.40歳代8, 60歳代5(19歳,)	20～70代	男av62.1 女av61.0	43～60	41～88
	男性 女性	男性	男性 女性	男性 女性	男性 女性	男性 女性	男性 女性	男性 女性	男性 女性	男性 女性	男性 女性	男性 女性	女性	男性 女性
エネルギー (kcal)	0.61 0.47	0.52	0.34	0.41 0.38	0.29	0.56 0.45	0.20	0.36 0.24	0.58 0.30	0.47	0.49 0.48	0.47	0.64	0.21 0.38
たんぱく質 (g)	0.41 0.44 (0.11)(0.44)	0.47 (0.47)	0.30 (0.41)	0.36 0.31 (0.42)(0.29)	0.32 (0.24)	0.12 0.58	0.20 (0.24)	0.28 0.34 (0.31)(0.33)	0.28 0.33 (0.25)(0.49)	0.42	0.47 0.46 (0.57)(0.60)	0.18 (0.29)	0.40 (0.16)	0.08 0.36 (0.24)(0.53)
脂質 (g)	0.60 0.39 (0.23)(0.30)	0.56 (0.40)	0.29 (0.41)	0.53 0.29 (0.53)(0.40)	0.34 (0.34)	0.47 0.53	0.20 (0.40)	0.26 0.31 (0.57)(0.46)	0.28 0.39 (0.37)(0.50)	0.38	0.52 0.55 (0.62)(0.66)	0.21 (0.50)	0.62 (0.65)	0.25 0.46 (0.60)(0.50)
炭水化物 (g)	0.65 0.49 (0.49)(0.36)	0.45 0.46 (0.51)(0.46)	0.49 (0.73)	0.54 0.48 (0.73)(0.55)	0.27 (0.41)	0.62 0.32	—	0.47 0.4 (0.69)(0.47)	0.53 0.34 (0.57)(0.43)	0.49	0.53 0.50 (0.63)(0.69)	0.53 (0.55)	0.61 (0.56)	0.42 0.38 (0.46)(0.53)
カリウム (mg)	0.59 0.55 (0.40)(0.60)	—	—	—	0.37 (0.50)	0.41 0.29	0.46 (0.38)	0.32 0.4 (0.48)(0.50)	0.32 0.45 (0.56)(0.56)	0.23	0.58 0.59 (0.76)(0.76)	0.29 (0.43)	0.15 (-0.10)	0.31 0.54 (0.57)(0.73)
カルシウム (mg)	0.58 0.59 (0.59)(0.70)	0.60 (0.55)	0.56 (0.71)	0.32 0.48 (0.42)(0.52)	0.52 (0.49)	0.39 0.49	0.44 (0.35)	0.56 0.53 (0.68)(0.68)	0.57 0.62 (0.62)(0.67)	0.41	0.69 0.66 (0.81)(0.73)	0.43 (0.60)	0.55 (0.55)	0.52 0.63 (0.71)(0.78)
マグネシウム (mg)	0.51 0.47 (0.57)(0.58)	—	0.53 (0.63)	0.32 (0.42)	0.32 (0.45)	0.24 0.41	—	0.42 0.46 (0.57)(0.63)	—	0.39	0.61 0.57 (0.79)(0.78)	—	—	0.18 0.40 (0.43)(0.68)
鉄 (mg)	0.28 0.47 (0.31)(0.29)	0.50 (0.50)	0.42 (0.50)	0.25 0.31 (0.49)(0.38)	0.31 (0.36)	0.32 0.40	0.26 (0.28)	0.33 0.44 (0.54)(0.55)	0.24 0.26 (0.35)(0.47)	-0.014	0.59 0.49 (0.71)(0.39)	0.22 (0.30)	0.28 (0.14)	-0.04 0.41 (0.12)(0.52)
食物繊維総量 (g)	0.58 0.50 (0.62)(0.50)	0.54 (0.60)	0.57 (0.56)	0.12 0.33 (0.30)(0.40)	0.65 (0.53)	0.56 0.36	—	0.25 0.32 (0.57)(0.53)	0.39 0.32 (0.37)(0.33)	0.44	0.62 0.60 (0.80)(0.77)	0.43 (0.60)	0.47 (0.34)	0.33 0.47 (0.51)(0.64)
ナトリウム (mg)	—	0.40 0.31 (0.27)(0.21)	—	—	—	0.20 0.52	—	—	—	—	0.36 0.45 (0.41)(0.53)	—	0.36 (0.34)	—
食塩相当量 (g)	0.44 0.39 (0.09)(0.34)	—	—	—	—	—	0.35 (0.31)	—	—	0.43	—	0.21 (0.33)	—	—

（ ）はエネルギー調整相関係数，—は特に記載なしを示す．
[a] 対象変換後のPearson 積率相関係数．[b] Spearman 順位相関係数．[c] Deattenuated correlation．[d] DRs（秤量調査），[e] FRs（推量調査），[f] 24DRs24時間思い出し法，[g] Cobort II

本統計量を例示したが，相対差も比較的小さく，両者の相関は男性では0.61，女性では0.47という結果が得られている．表2.7は，各国の食物摂取頻度調査票の妥当性に関する研究報告が示す相関係数である（調査年が1996～2007年）．安達らの研究結果は，同規模研究［36］，［37］と比較し，いくつかの栄養素を除き，遜色のない結果が得られている．また，朝・昼・夕食別に摂取量を評価できる調査票は唯一FFQW82のみであり，栄養教育で重要な意味をもつ食事別の推定が可能なFFQW82は，その有用性が高いと考えられよう．

2.3 血糖コントロールのためのライフスタイル改善プログラム

2.3.1 糖尿病教育におけるライフスタイル改善の考え方

　糖尿病患者の9割以上を占める2型糖尿病（以後，糖尿病と記す）は生活習慣に深く関連している．なかでも食事は血糖コントロールの基本であり，適切な食生活や生活習慣の自己管理を継続することにより，合併症の発症や進展を抑制することがエビデンスの高い検証により明らかにされている（1.1.1, 1.1.6, 1.2.1項参照）．

　血糖コントロールのための食事は「食べてはいけない」「これしか食べられない」と思いながら食べるのではなく，食事が美味しく，楽しい食生活を送るために，患者とプログラムの実施者（臨床医，管理栄養士，看護師など，以後，実施者と記す）が共に適切な血糖コントロールを実現するための生活や食べ方の工夫を検討することが大切である．血糖コントロールのための食事の主要なポイントは活動量に見合った適正なエネルギー摂取と食後血糖値の上昇をできるだけ抑制する食べ方の工夫であり，患者にとってわかりやすい指標として，体重（BMI），空腹時血糖値，食後血糖値，HbA1cが用いられる．血糖コントロールのための情報提供により，自己管理で改善を図る患者もいるが，多くはテレビやインターネット，雑誌などからの情報を得ようと試みるも，必ずしも本人にとって適切な改善策でないことや，継続した取組みができず，ついには挫折してしまうことが少なくない．食事や生活の改善をフォローする糖尿病療養支援が病院のみならず，診療所にも漏れなく組み込まれることが希求される．実施者は，科学的根拠に基づく理論を駆使し，個人の食嗜好や意向をふまえ，良好な血糖コントロールのためのライフスタイル改善の実現に向けて導くことが目標となる．

「血糖コントロールにおいて，食べてはいけない食べ物は何もない」

　実施者はこの患者へのメッセージを実現できる的確な知識・技術に加え，教育力に裏打ちされた資質をもち，患者が前向きに取り組む勇気を引き出すことが第一歩ではなかろうか．実施者が発する言葉や情報は常に根拠に基づくものでなければならないのはいうまでもない．しかし，糖尿病患者にとって，食事・生活習慣の重要性は理解していても，いざ行動に移すことが難しいことは世界共通の課題である．国際的には，食事や生活習慣をより望ましい状態にするために意図的に働きかける「教育」という視点が多く取り入れられており，指導的アプローチから患者中心の学習的アプローチへと変遷がみられて久しい．なかでも実施者が患者の実践力向上のために「できる力」を引き出し，自分自身の生活や環境を，よりコントロールできるようにしていくエンパワーメントアプローチ［38］が取り入れられている．生活習慣の行動変容を促すアプローチとして，さまざまな理論が報告されている［39］〜［42］が，その活用は個々の技量に委ねられているという問題は否めない．

　そこで，安達らはEBNの観点からFFQW82を開発し，対象者の習慣的な食事摂取状況を客観的で簡便に評価できる栄養アセスメント法を確立した［26］．さらに，FFQW82をライフスタイル改善のためのツールとして活用し，科学的評価に基づきシステマティックにライフスタイル改善を進めるシステムアプローチを策定した．ライフスタイル改善を効果的に実施するためには，患者の課題をふまえた的確なスキームの策定，およびプログラムの構築と効果の評価が不可欠である．すなわち，評価に関してはプログラムを実施した一定期間に生活習慣や血液検査値などの改善効果を評価することが重要である．評価の結果，明確な効果が得られない場合は単なる情報提供や一方的な指示にとどまっていないかなど，プログラムや実施者のアプローチ方法の再考が必要である．

2.3.2　血糖コントロールのためのライフスタイル改善スキームとプログラムの策定

（1）基本的な考え方

　ライフスタイル改善は，まずスキームを策定し，次にスキームに基づきプログラムを策定する．ここでのスキームとは，課題や目的を達成するために留意すべき事項を取りまとめた計画の基本的骨子をいう．プログラムは対象のライフスタ

イル改善の中心課題に応じて作成し，対象の背景や特性を考慮する必要があり，一様ではない．

本章では，糖尿病教育の実践例でのスキームとプログラムの策定について，1.2.4項で紹介した糖尿病患者を対象とした個別ライフスタイル改善プログラムSILE [1], [2] を例示し解説する．

SILEは，診療所の個別の糖尿病教育における患者の行動とアウトカム評価の関連を観察しながら構築した行動科学的アプローチである．ここでは行動科学に関しての議論はほかの成書に譲り，栄養学的視点から述べる．

著者らはこれまで，さまざまな患者の背景や性格，嗜好，改善意欲，行動力，情報量，経済状況をもつ患者に対して，管理栄養士は面談を通じて，いかに患者が快く継続的に自身の取組みとして実行でき，改善を図ることができるかという点を重視して行ってきた．SILEはこのような経験からいくつかの検討を経て，血糖コントロール改善の効果を科学的に実証した個別ライフスタイル改善プログラムである．食品交換表やカーボカウント（毎食の炭水化物の量を計算する糖尿病の食事療法）を容易に理解できない患者は多い．そこで，日常生活のなかでなじみがあり，わかりやすい目安量で示すことが継続的なライフスタイル改善の取組みにつながりやすいと考えた．また，目標達成のための期間に関して，生活習慣病のためのライフスタイル改善では比較的長期間の継続が必要である．しかし，ライフスタイル改善の目標設定は，患者が見通しを立てやすい期間（3～6か月）で優先的に改善したい健康・栄養状態の数値目標を設定し，その間でいくつかの改善のための短期目標の設定を繰り返し，改善されたライフスタイルの定着を促すことが実用的である．また，目標とするライフスタイルが定着し，プログラム終了後においても，加齢や生活・勤務状況の変化などにより血糖コントロールは流動的であることに注意する必要がある．再び血糖コントロールが悪化した場合などを想定し，このような患者の状況に対応できるプログラムを策定し，実施できる体制を整えておくことが重要である．なお，SILEの有効性の検証に関しては3.2節で紹介する．

（2）血糖コントロールのためのライフスタイル改善スキーム

SILEのスキームを図2.7に示した．スキームは，患者が血糖コントロールに欠かせない規則的な生活リズムと糖尿病に関する基本情報の獲得を基盤に，食後血糖値および空腹時血糖値の上昇を抑制するための食事の摂取と身体活動の増加を

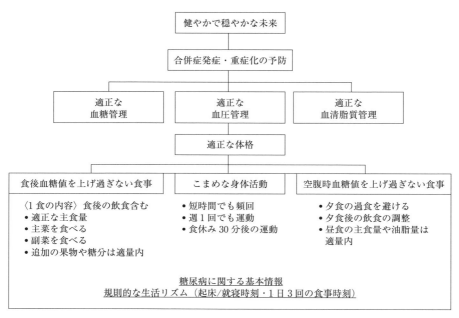

図 2.7 血糖コントロールのためのライフスタイル改善スキーム

掲げた．また，適正な体格は BMI25 未満とし，BMI25 以上に対しては，積極的な減量（3〜5%）を目指すとした．適正な血糖管理は，HbA1c 7.0% 未満（NGSP）を合併症予防のための目標に掲げ，HbA1c 6.0% 未満（同）を血糖正常化のための目標とした．この根拠は，2013 年 4 月以降，HbA1c は NGSP の表記に統一されたこと，さらに同年 5 月「熊本宣言 2013」として，HbA1c 7.0% 未満の新目標値が設定されたことによる．なお，本スキームを策定した当時（2010 年）は，HbA1c 6.5% 未満（JDS）を合併症予防のための目標値とし，高齢者は 7.0%（JDS）未満を目標としていた経緯がある．このように，スキームは，最新の診断基準などの変化に応じて，適切に対応しなければならない．ただし，高齢者にあっては介護予防の観点も視野に入れ，個々に適した HbA1c の目標値を設定すべきであろう．また，適正な血圧や血清脂質の管理目標は糖尿病診療ガイドラインに基づく設定となるが，高血圧治療ガイドラインや日本動脈硬化学会のガイドラインも参照し，総合的に勘案し目標値を設定すべきであろう．さらに，合併症の

進展において糖尿病性腎症の発症・進展予防を考慮すべき場合は，このスキームに「腎機能を温存する食事」という項目も加え，糖尿病および慢性腎臓病（chronic kidney disease, CKD）の診療ガイドラインに応じた目標設定が必要である．

　スキームを策定するにあたり，これまでのいわゆる栄養教育における課題がいくつか考えられた．たとえば，患者側の課題としては，糖尿病患者のなかには「食事を食べると血糖値が上昇する」ということや，血糖コントロールの指標となる HbA1c などについての基本情報を必ずしも認知していないことが多い．そこで，対象となる患者が基本的に身に付けておきたい情報を精査し，「糖尿病に関する基本情報」として，基本的には初回面談で，遅くとも 2 回目面談までにはこれらの情報を定着させることを基本とした．

　一方，実施者側としては，①見通しが立たない（面談時間・回数・実施間隔），②相談時間が長い（気付いたら相談時間が 1 時間），③「傾聴」とアセスメントの区別がついていない，④患者が知りたいことに答えていない画一的なアプローチ（誰にでも同じ切り口），⑤実施者側の技量，経験に左右される（手順・結果），⑥患者を主体とする支援ではなく指導（一方的な情報提供・指示・禁止），⑦成果や実施状況を評価していない・評価方法がわからない，⑧フォロー体制がない（一度のみ・次回までフォローなし），などが挙げられる．最大の問題点は"必ずしも「成果に結び付く可能性のある行動目標」を明確にしていない"ということである．図 2.7 はこれらの課題をできる限り解決した体制作りを目指すスキームとして策定したものである．この内容・手順などの詳細に関しては，実施者の共通の理解を得ること，実施者の経験の多少にかかわらずプログラム内容の標準化を図ることを目的として，実施マニュアルを作成することが肝要である．

（3）血糖コントロールのための個別ライフスタイル改善プログラム（SILE）

　SILE の特徴は，患者自身の改善に対する意欲や取り組む力を最大限に引き出すことを第一義としている．このために，血糖コントロールを左右する最低限の情報を提供し，血糖コントロールを主眼とした具体的な食事・生活の改善目標を患者自らが考え出すことを促すエンパワーメントアプローチを取り入れた．目標に取り組む際の環境やその実行を阻む状況（障壁）への対策の検討，活動量の増加，目標に取り組む最中のストレス対処なども必須事項とした．また，プログラムの実施期間を定め，プログラム開始時において，終了時に実現したい HbA1c など

表 2.8 糖尿病患者のための個別ライフスタイル改善プログラムの要点と内容

ライフスタイル改善の要点	内容
糖尿病に関する基本情報	コントロール目標数値（体重，HbA1c，血圧，血清脂質など） 糖尿病の合併症 血糖値の変化（日動変化，食品の組合せによる変化） 血糖値と運動効果 1日のエネルギー必要量 1日のエネルギー必要量に基づく食品構成
血糖コントロールのための行動目標	血糖コントロールのための具体的な目標設定 行動目標における障壁の検討
血糖コントロールのための日常活動	日常活動の頻度と目標活動量 日常活動の目標設定
ストレスと血糖コントロール	ストレスの対処法

の目標値をあらかじめ設定し，この目標値は，患者，実施者にとって共通の目標とすることも本プログラムの特徴である（表 2.8）．

a. プログラムの実施期間

プログラムの実施期間は6か月間とした．初回面談から1か月後に2回目の面談を行い，その後2か月以内に面談を実施する．面談のかわりに電話での支援も可能だが，患者は6か月間（1クール）に面談を4～5回程度受けることが可能である．なお，面談時間は1回に30分程度である．HbA1c，血圧，血清脂質の検査値が目標値を2か月ほど継続していることを安定した状態と考え，その安定した状態でプログラムは終了する．もし6か月未満で安定した場合は早めに終了してもよい．6か月目で安定していない場合は，再度1クールのプログラムを継続する．終了する場合は，実施者は患者に対し，目標値（HbA1c）と行動目標の再確認を行い，目標値を超えた場合には再相談を申し込むよう促しておく．主治医や看護師などの外来スタッフとも日頃から定期的にカンファレンスなどを通じて診療ガイドラインに沿った目標値を確認し，再相談を勧奨するしくみ作りが大切である．このような取組みが，より多くの医療スタッフの協力を得て，患者のライフスタイル改善の力となる．

b. プログラムの実施手順

プログラムの実施手順について，糖尿病患者のライフスタイル改善プログラム

のフローチャート事例（図2.1）に沿って順次，説明する．初回面談では「栄養アセスメント」と「目標設定」を実施する．その後，「実施」「モニタリング」を経て，「評価」と進む．評価の結果により，目標値や生活習慣病の予防・改善のための課題が達成できなかった場合には「栄養アセスメント」まで戻り，再び栄養アセスメントを実施し，「目標設定」「評価」を繰り返す．目標値や課題が達成できた場合はプログラムを終了する．

　実際には，プログラム1クールの期間において，行動目標の実行頻度や難易度の設定は段階的に行うことが多く，複数回の面談（電話の場合もある）で，主に「モニタリング」「評価」から再度，「栄養アセスメント」「目標設定」を数回繰り返し，目標値や課題の達成状況に関する「評価」を行い，プログラムの継続または終了の検討に至る．

　なお，栄養アセスメントを実施する前に，初回面談で特に配慮したい点を先に述べておく．

i. 初回面談時に配慮したい点

①見通しを立てる：プログラムのスケジュールを伝える

　初回面談時にプログラムの実施期間（6か月間）とプログラム内容を伝えることが重要である．あらかじめ期間と目標を設定し計画的に継続的に取り組むことを伝えることが，患者にとって見通しを立てやすくし，継続的に実施することが当たり前のプログラムとして受け入れることにつながる．

②信頼関係を作る：よい行動を言葉に表して伝える

　初回面談では栄養アセスメントから患者の食事や生活上の問題点を把握し，具体的な改善のための行動目標を設定する．その際，実施者に信頼を寄せてもらえる関係を築き（ラポール（rapport）の形成），患者が自分の健康を考え，自律的に自分にできる生活改善を考え出すための支援が必要である．一般的に患者は初回面談では不安や期待など，いろいろな思いをもって面談に臨むことが多い．初回面談終了時に「自分もできるかもしれない」という自信（自己効力感）を高めることがよい成果をもたらす．そのためには早い段階で患者が自分の心の内を伝えられるような信頼関係を築くことが肝要である．経験的には，その患者がすでに行っている「よい行動」を取り上げ，「よい」ということを言葉に表し，「ほめる」ことが効果的である．すなわち，「人の行いをすぐれていると評価して，そのことを相手に伝える」ことが「ほめる」ということである．たとえば，「最近ウォ

ーキングを始めた」「野菜を食べるようにしている」という行動に対して,「頑張ろうとしていますね」「とてもよい心がけですね」などというように,「よい」行動について言葉に表して「ほめる」のである.これは現在実行している(し始めた)行動の強化になると同時に,自分を認めてもらえたという快い感情となり,双方の信頼関係が比較的短時間で容易に構築されることにつながる.往々にして臨床医も含め専門家は自分の基準で評価しがちであるが,どんな小さな努力でも患者が取り組んでいる行動に対して,「よい行動をとっていますね」と言葉に表して評価する専門家の意識の改革が必要ではないだろうか.

③患者の取組み意欲を明確にする:「実現したい」の意識化・言語化

　教育は誰にでも内在する「今よりもよくなりたい意欲」を引き出し,たとえ少しであっても,より上位の状況に変えるためのものでありたい.言葉にすることができない,あるいは一見拒否的な患者であっても,面談に来るということは,「今よりもよくなりたい意欲」が内在していることの証であろう.その気持ちを患者自身に認識してもらうこと(意識化)が大切である.さらに自身の意欲や意思を言葉で発言すること(言語化)が,これからの取組みへの決意にもなる.患者自身で発言できない場合には,実施者が発言し言語化することも必要である.

　実際には,本人の6か月後に「実現したい」ことを体重,HbA1c,空腹時血糖値,血圧,血清脂質などの検査値などの数値で表し,本人と6か月目のプログラム終了時に達成したい目標を相談して決めることになる.その際には年齢や病態などに応じて治療ガイドラインなどを考慮し,6か月後の達成可能な個別目標を設定する.これによりプログラムを通した目標に一貫性をもたせることができる.さらに,たとえ設定した目標の取組みがうまくいかない場合であっても,何度もそこに立ち返ることにより,患者の意志を強めることにもなろう.なお,改善への意志表示が弱い場合には,取組み意欲を強化した上でプログラムを進める必要がある.その理由は,患者の意欲が十分でない状態で目標を掲げ,プログラムを先行しようとしても,改善には至らない例が多いからである.そこで,患者の意欲を高めるための時間を十分確保することが賢明であり,改善を成功させる鍵となる.

　また,実施者は「加齢に伴って血液検査値は悪化することが多く,生活習慣病が顕在化すること」や「血液検査値が悪化するということは,以前に比べて身体が対応できなくなってきた可能性がある」ことなどを説明し,患者に身体で起こ

りうる病態に気付いてもらうことが重要である．さらに，重症化を防ぐためにも「身体や健康に不利なことを1つでも改めておくことが，検査値の悪化や合併症の危険性を避けられる可能性が高い」といった明るい希望を患者に伝えることが，改善に向けた取組み意欲を固めることになる．これにあわせて，著者らが経験的に培ってきた取組み意欲を強化する方法を以下に例示した．

取組み意欲の強化方法（例示）

- 生活のなかの話題で，未来予測をすること
　イベントが発症し，仕事ができなくなった場合にどんなことが起こるのか，家族の悲しみや負担はどれだけか，医療費が毎月かさむようになったら生活にどんな変化が起こるのかなどを具体的に話し合い，患者が想像する時間を確保する．

- 意外と効果的なのは「数字」で示すこと
　イベント発症のリスク（リスクが何倍になるというよりは，100人中に発症する人数のたとえで比較する方がわかりやすい），入院や服薬にかかる費用の計算，減った後の体重など．

- 生活改善の取組みへのハードルは低いことを伝えること
　「たったひとつの小さな生活習慣を変えるだけでも，体重やリスクは減らせる」ことを提示する．それだけに，成果に結び付く効率的な改善目標の提案は必須である．

- 意欲を引き出し，間違った認識は修正を促す
　患者が自分で取り組んでいる行動や改善できていることをまずほめて受容し，さらなる取組み意欲を引き出し，必要に応じて"ダメ出し"も効果的である．"ダメ出し"は，根拠がない血糖コントロールの取組みやほとんど改善効果に関連していないことをしているときにきちんと事実を伝えることである．血糖コントロールに影響が認められない行動についてはその根拠を説明し，「もっとほかに効果的と思われることがあります」，取組み目標の実行頻度が足りなくて成果が上がっていないときに「惜しい！　実行頻度が少ないだけ！」と，実施者が見極めてはっきり言葉にすることは患者が自分に活用

> できる情報を精査し，自分がとるべき行動の整理がしやすくなる．そのためには，実施者は患者が有効に活用できる科学的根拠や情報を示すことが必要である．

ii. 栄養アセスメント

　SILEでは，生活改善プログラムのために必要な食事や，生活に関する栄養アセスメントは初回面談時に実施する．アセスメントの項目は，表2.1の通りである．また，SILEにおけるアセスメントは，下記の手順で行う．

手順1：データ収集，基準との比較を行い，問題視するデータを精査する．

　あらかじめ精査された栄養アセスメント項目を用いて，対象者の健康・栄養状態，ライフスタイル，改善に対する意欲や準備状況などを把握する．なかでも，食生活上の問題点の抽出は，正確な食事摂取量を把握するというよりは，食事の傾向，たとえば，朝食におかずや野菜がないのか，夕食のおかずが多くなっていないか，1食の炭水化物が多くなっていないかなどを把握することが重要である．特に，食事の聞き取りのコツは「不必要な情報は聞かない！」を徹底することである（その詳細は付録2を参照されたい）．

　なお，FFQW82や「24時間思い出し法」などでより詳細を把握する場合は，ある程度の時間がかかることを考慮し，待ち時間やあらかじめ配布して記入を受けておき，面談時には確認するだけにするなどの工夫が必要である．

手順2：改善すべき健康上の問題点とライフスタイル上の問題点の関連を検討する．

　健康上の問題点（たとえば，血糖コントロールが悪い・血圧が高い・肥満・各種血液検査値の異常など）に関連するライフスタイル上の問題点を把握する．その際，健康上の問題点は通常，複数ある場合が多い．そこで，優先して改善・解決しなければならない問題点を1つか2つに絞り，改善を目指す介入方針を見定める．また，実施者は，「ライフスタイル上の問題点を改善・解決すれば，必ず健康上の問題点も改善・解決できるのか」という確認を常に行わなければならない．それゆえに，データの精査に加えて，真に科学的根拠に基づく関連であるか否かについて十分留意する必要がある．さらに，精査した関連については必要に応じて，栄養アセスメント項目を追加して詳細を把握することもありうる．

手順3：優先して改善すべきライフスタイル上の問題点を選定する．

　複数のライフスタイル上の問題点に優先順位を付け，「そのライフスタイル上の問題点が健康上の問題点に及ぼす影響はどれくらい大きいのか」を検討し，優先して改善すべき問題点を1つか2つに限定する．この優先順位の精査は，患者がよい結果を期待して取り組むことになり，意欲の強化や継続的な実行につながる可能性が高い．この手順においても，実施者は常に更新される診療・治療ガイドラインや医療・栄養情報，さらに科学的根拠を実証している研究論文などの確認を怠ってはならない．また，患者に対し，ライフスタイル改善の意義をわかりやすく説明することが患者の取組みへの決意と意欲の強化につながり，きわめて重要である．

　以上3つの手順が，SILEにおける栄養アセスメントである．これらの手順が実施されなければ，成果をもたらす目標設定は望めないといっても過言ではない．なお，これらの手順における内容・記録については，「一文で書く」ことが重要である．誰がみてもわかるように，「一文の中に要点は1つ」とする．特にライフスタイル上の改善点の記述は，いつの食事か，頻度，量，回数などの項目は常に別々に一文で提示する．この方法は，血糖コントロールに及ぼす影響の大きさや優先順位を決めやすいため，行動目標を決める際に具体的な改善ターゲットとして絞り込むことができる．その結果，取り組みやすい行動目標の提案につながる．

　食事の聞き取りを含めた栄養アセスメントは10分程度で行うことが肝要である．ここに時間をかけ過ぎず，目標設定，目標の実行率向上のための検討に時間を割くことが成果を上げる秘訣である．

iii. 目標設定

　初回面談では，栄養アセスメントから選定されたライフスタイル上の問題点から，改善のための実現可能な具体的な行動目標をいくつか決めることになる．まず，6か月後には解決・改善していたい優先的な健康上の問題点について，その改善のための改善目標とその達成度を評価するための改善指標（目標値）を設定する．たとえば，「血糖のコントロールが悪い（空腹時血糖値は正常値だがHbA1cが7.0％）」が優先的な健康上の問題点で，最も関連が深いと考えられたライフスタイル上の問題点が「主食のみの朝食が毎日」ということであったとする．そのような場合，改善目標は「朝食後の血糖値上昇の抑制」であり，それを評価する改善指標としての目標値は「朝食2時間後の血糖値が○ mg/dℓ 以下」，

あるいは「HbA1c が○％以下」となる．これがプログラム終了予定時の大きな目標となる．初回面談のはじめに患者の「実現したい」を数値化するということになっていたが，このように栄養アセスメントから導いた改善目標（目標値）と一致することが多い．しかし，異なっていた場合は，成果の得られやすさや成果の大きさなどを検討し，患者の「実現したい」を容認しながら，最終的に導かれた改善目標（目標値）に着目してもらえるよう EBN に基づく説明を行い，同意を得ることも必要である．改善目標（目標値）が設定できたら，さらに，向こう1か月に改善したい「行動目標」を設定する．この例示に沿えば「朝食に主菜を片手のひら1つ分食べる（週に5日実行）」となる．さらに補強する目標として実行可能であれば，「朝食に野菜を小鉢1つ分食べる（週に5日実行）」を付け加えてもよい．この際，週に4，5日以上の頻度で「主菜を食べること」と「野菜を食べること」について，どちらが実行しやすいかという検討がなされることも重要である．主食単独の朝食で「主菜」を食べても「野菜」を食べてもどちらも朝食後の血糖値は現状よりも抑制される可能性が高い．日常的にほぼ毎日できるような目標を設定する必要があるが，比較的「主菜」を食べることの方が容易であることが多く，患者の実行可能性を考慮すると上記の目標が優先となる．

　目標設定では絶えず患者の意向や実行できる可能性を話し合いながら，患者が自律的に行動目標を設定できるよう促すことが重要である．ときには実施者が最も効果的だと思う行動目標を提案し，患者にその根拠を説明し，同意を得る方法もある．加えて，行動目標の実行頻度を上げるために，「障壁」について検討しておく必要があるが，詳細は次頁の【行動目標の設定ポイント】1）～6）に示した．

　なお，患者だけが取組みの努力をするのではない．患者にかかわることができる協力者はいないか，実施者の領域を超える問題点には他職種やしかるべき専門職などステークホルダー（利害関係者）を明確にし，それらによる支援も行動目標のなかに含めることも必要である．

　ここで人の行動について，「よい行動が定着するまで」（図 2.8）を示す．情報・知識を得て，自身が「改善したい」という気持ちから行動目標が意識できるようになり，意識の頻度や実行頻度が上がることでその行動目標が定着していく過程を描いている．このような行動の過程において，1回量や頻度を目標に明確に設定することが重要で（目標の数量化），本人と実施者の共通の物差しになり，評価の指標となる．

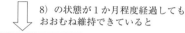

```
よい行動が定着するまで

1) 情報・知識を得る
2) 「実現したい」(= 改善したい) と思う
3) 目標 (改善したい内容) などについて納得できる
4) 目標を時々, 意識できるようになる
5) 目標を意識できる頻度が上がる
6) 目標が実行できるようになる (時々:週に1～2日/回)
7) 目標が実行できる頻度が上がる (半々:週に3日/回程度)
8) さらに実行できるようになる (ほぼ:週に4～5日/回)

                    ⇩  8) の状態が1か月程度経過しても
                       おおむね維持できていると

              よい行動の定着
```

図 2.8 行動の定着の図式

「意欲」「意識」「実行頻度」の視点から行動の準備性や実行状況を把握すると,対象者も実施者も双方で状況を把握しやすい.また,4)～8)は常に順調に進むわけではなく,状況によっては逆戻りしてしまうこともある.そのため,継続的な支援やモニタリングが必要である.

【行動目標の設定ポイント】

1) 行動目標は1～3つまでとする(多く設定したくなるが,優先順位を考慮する).
2) 血糖コントロールあるいは減量,血液検査値などの改善に最も影響している問題点を優先的に選定し,改善するための行動目標を検討する.
3) 本人が「できる」と思う(自己効力感が高まる)目標になっているか本人に確認する.本人が「できる」と自信をもっていえるものでない限り,実行頻度は低くなる.
4) 行動目標は量や頻度を数字で表し(目標の数量化),文章は一文で表現する.数値を明確にすることで意識しやすくなり,自己モニタリングにも使用できる.さらに,文章を一文で表現することで,患者が自宅に戻り何をすべきかを記憶できることにつながる.
5) 1か月後の面談時に目標達成が可能となる行動目標を設定する(1か月で体重が1kg減量した,検査値が改善した,1回量,1日量が減った/増えた,実行頻度が多くなったなど).

6）1番目に挙げた優先すべき行動目標については，その目標に取り組む際に，取組みを阻む状況（障壁）を本人と一緒に検討し，その対策を立てておく．

【障壁の検討】目標の実行率を高める方法

　目標に取り組む際に，取組みを阻む状況とその対策をあらかじめ話し合っておくことで，よい行動をとりやすくすることが重要である．これは面談時間も限られるので，成果に最も結び付くであろう目標1つについて，必ず検討するように心がける．面談時は「できる！」と思っていても帰宅すれば，目標を阻む障壁は山ほどあり，あらかじめ，対象者に「できない場合」を想定してもらい，その対処方法を一緒に考えるよう計らうことが大切であろう．

目標例1：「夕食に野菜を小鉢2杯分食べる」
　実行できない場合（その対策）
- 帰宅が遅くなる（前の晩に用意）
- 野菜の買い置きがなくなる（水曜日に買い足す）
- 野菜が高い（安い野菜を一緒に探す）
- 作るのが面倒になる（総菜を利用する）　等々

目標例2：「毎日20分間ウォーキングをする」
　実行できない場合（その対策）
- 雨が降る（自宅でストレッチ）
- 急用ができる（その日はあきらめて次の日は頑張る）
- 外は寒い（使い捨てカイロを購入しておく）
- 外に出るのが面倒になる（外に行く時刻を決めて靴を履く）　等々

---

iv．実施

　患者は，自己管理のもと，自律的に設定した行動目標を実施することになるが，実施者としては患者が自らの力を発揮できるように支援することが望まれる．取組みに向けて設定した行動目標の実践が順調か，否かの確認も重要である．そのためには行動目標の数量化が重要となり，具体的に実行頻度や体重，血圧など，その評価の仕方もあらかじめ伝えておくことが望ましい．

「目標は2日は続けて頑張る．できない日があったら必ず翌日から仕切り直す．」

これは確実に週に4，5日実行できる合言葉である．3日のうちにできない日は1日なので，7日間でできる日は5日はある計算になる．「できなかったら必ず翌日は実行する」ということを言葉にして伝えることは，たくさんの情報を提供するよりも実行をより確実なものにする．

v．モニタリング

　実施者は，身体状況や検査値，体重などの変化や設定した行動目標の実効程度や改善状況を観察・記録する．たとえば，面談時，あるいは患者に電話をして行動目標の取組み状況（頻度や量の変化）を把握し，必要に応じて助言したり，行動目標の実行率を上げる方策を話し合うことも必要である．電話で行う方法は患者全員に対しては難しいため，特に実行力が低めである，不安が強い，短い期間でのモニタリングが必要な場合などでは優先順位を考慮して行う必要があろう．一方，患者自身も同様に自己モニタリングを行う．

vi．評価

　初回面談から1か月後の2回目面談時，2回目面談以降6か月後には随時，初回時に行った栄養アセスメント項目を用いて（一部，初回時のみの項目もある），患者の取組み評価を行う．あらかじめ設定した改善目標，目標値や行動目標は具体的に数量化できているので，体重，血圧や血液検査値などの数値や量の変化，週に何日（何回）実行できたか「量」や「頻度」で把握する．プログラム1クールの期間において，行動目標の実行頻度や難易度の設定は段階的に行うことが多いため複数回の評価を行い，改善目標や目標値の評価は1クール中の3か月目と6か月目で行うことが現実的であろう．改善目標や目標値が達成できた時点でプログラムは終了し，達成できない場合はもう1クール，プログラムを継続することになる．

　1か月後に面談を設定する理由は，血液検査などを行っていない場合でも，行動目標がどの程度実行できているかの確認を行うためである．経験として行動目標が週に4～5日（回），1日のうち2食など，70％程度できていると体重や検査値が改善する傾向があるため，血液検査などを行っていなくても改善の成果を予想することに役立ち，患者にとっても行動の強化や修正に有効である．行動目標の評価方法として，「できた」；週に4～5日（70％）できた場合は○，「半々」；週に3日（50％）できた場合は△，「ほとんどできなかった」；週に1～2日（50％未満）できた場合は×などと行動目標の評価基準を決めておくと双方の共通理

解が得られやすい．以下に行動目標の評価による対応について述べておこう．

なお，行動目標の実行程度と栄養上の問題点との関連を患者に必ず伝える．どういう行動がどのような改善効果をもたらしたか（夕食後の間食をやめたことが空腹時血糖値を改善した，夕食の改善頻度が少なかったから体重が変化しなかったなど），患者がどこまでできて，どこまでできていないかをその結果とともに明確に示すことが患者も次に何をすべきか意識できることになる．

1) 行動目標が「できた」場合

①体重や検査値の改善を示し，どの行動がどのように検査値や体重に影響したかを患者に伝え，よい行動の頑張りをほめる．できている目標でも1か月では定着したとはいいがたい．そこで，実際は1～2か月程度，継続して実施できているかを観察することが望ましい．2か月間程度，継続できている場合は，一応定着したものとする．ただし，いったん定着しても，また怠る場合もあるため，ときどき確認する必要がある．

②定着した目標のほかに追加する上位目標の設定は1つか2つまでとし，さらに改善するための別の目標を設定する．その際は，改善目標に影響を及ぼす優先度の高い問題点から順に取組み目標を設定する．

2) 行動目標が「できなかった」場合

①どうしたらできるようになるか話し合う．

「どうしてできなかったか」ではなく，「どうしたら実行頻度を上げられるのか」について話し合う．たとえば，当初の目標設定の際に，血糖コントロールに最も影響を及ぼしそうで，実行可能と思われた目標については，どうしたら実行頻度を上げられるか話し合い，その目標を強化した方が実行率は上がり，よい成果につながる可能性が高い．

②「どうしてもできない目標」であるかを見極める．

上記の検討を行っても，現段階ではどうしてもできない場合もありうる．その際は，次に影響を及ぼしそうな問題点をアセスメントから抽出し，目標を導くことが重要である．対象者が何をすべきか，何が足りないかがわからないと成果は得られない．目標設定には1回量や実施頻度の数量化が必須である．評価時にも数量化されているため，対象者も実施者も把握しやすい．

3) 体重や検査値に変化がない場合

原因は以下のことが考えられるため，患者の実行頻度の評価と同時に，実施者は自分のプログラム実施内容について，今一度，見直すことが肝要である．
①改善の成果を得られるほどの量や頻度で実行されていなかった．
②設定目標が適確でなかった．
（その原因としては減量や改善したい検査値に関連する食行動の見立て違いや設定目標の量や頻度の見積もり違いなどが挙げられる．）

なお，行動目標の評価の際には，できれば，モニタリング時の評価もあわせて行うことが望ましい．また，心理的な負担の有無や頑張りすぎていないか，ストレスを感じていないかなどを確認するために，「無理していないか」「これからも頑張れそうか」の気持ちも聞いてみることが必要である．心配や負担があるようならば，面談時（または電話）にどんなことか，どうしたらその負担を軽くすることができるかなどの検討や緩和，対応策に十分な時間を割く必要がある．

vii. 継続支援の可否判断

おおむね6か月目には面談を行い，改善目標や改善指標（目標値）が当初の目標通り達成できたのか，健康上の問題点は解決・改善されたか，新たな生活習慣として，維持・定着しているか，これからも続けられそうかなどの検討を患者と話し合い，プログラムの継続の可否を決定する．継続する場合は新たに6か月後に目指したい改善目標を決め，図2.1のサイクルで行う．その際は，どこの時点でうまくいかなかったのか，患者が自覚できるよう実施者も心がけて話題とすることが重要である．また，改善ができ終了する場合は，目標とする項目（HbA1cや体重など）がどの数値を超えたら，再相談を申し込むようにするかを再び患者と相談し，実施者もわかるように記録しておく．

プログラムにおいては，面談・電話フォローは2か月以上の間隔を空けないように設定する．長くない間隔で刺激があることで行動変容を継続しやすくし，順調に実践している行動をほめることができるため，よい行動をさらに強化し，取組みが順調でない場合でも早い対応が可能となる利点がある．そのため面談を2か月以上空けない設定が望ましいが，電話でのフォローでもよい．せっかく取り組みかけたことを定着させていくためには継続的なフォローは必須で，それが成果を導く重要なポイントになる．

今回は糖尿病患者のためのライフスタイル改善プログラムを例にとったが，こ

の内容や手順は生活習慣病予防および重症化予防に関するライフスタイル改善に活用できる．実施者は目の前に存在する患者の期待や意欲を実現し，プログラム実施の成果としての生活習慣病の予防や重症化予防を図ることが必要である．実践では成果をもたらすことが重要であり，患者がライフスタイル改善を継続的に実施することでよい成果がもたらされるのである．実施者は自分が行ったライフスタイル改善プログラムを自ら省みて評価し，その効果を創出することがきわめて重要である．

2.3.3 倫理的配慮

研究を開始するにあたっては倫理的な面に配慮すると共に，倫理委員会による承認が必要とされる．倫理的問題はヘルシンキ宣言（Declaration of Helsinki, 1964）として世界医師会で人を対象とする医学研究の倫理的原則を示された．その原則は以下のものである．

- 「劣っている」とわかっている治療を患者に適用してはならない．
- 患者には治療に関するあらゆる情報，可能な副作用などに関する十分な説明を行い，同意した上で試験に参加（informed consent）させる必要がある．
- 同意の撤回をいつでも患者の意思で行うことができ，その場合にはその時点で患者に最良と思われる治療を受けられることを保証しなければならない．

医学の進歩に臨床試験が必要であることを認めた上で，個々の患者の福利が試験の成果に優先する，という患者擁護の姿勢が示されている．

2.3.4 効果の評価指標と評価方法

ライフスタイル改善の必要性とそのための方法，期間，および改善効果を，操作的に記述するように図る．このとき，効果の指標（effect size）を明確にすること，介入を行う群と対照群とをできるだけ無作為化比較試験により割り付け，比較可能性を高めた上で，一定期間後の効果を比較検討することが肝要である．

2.3.5 実施計画書

ライフスタイル改善における EBN の実践研究での,問題の発見から定式化,研究の実施,まとめに至るまで,無作為化比較試験の流れを図2.9に図示した.

研究を開始するにあたっては,まず実施者が遵守しなければならない要件事項をすべて網羅記載した実施計画書を作成することが必要である.実施計画書に記

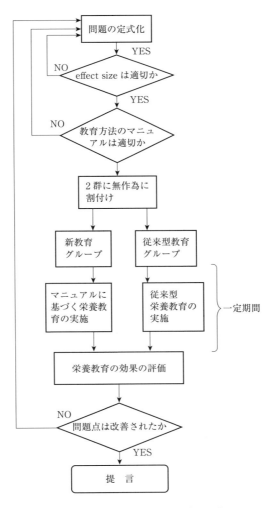

図 2.9 ライフスタイル改善における EBN の実践の流れ:RCT の例

載すべき事項としては以下がある．

1) 試験の背景
2) 試験の目的
3) 比較する治療法（薬剤の場合は被験薬および対照薬）の概要
4) 対象患者
5) 被験者の同意
6) 試験の方法
7) 評価項目
8) 観察および検査項目
9) 中止基準
10) 有害事象発生時の取扱い
11) 実施計画書からの逸脱の報告
12) 試験の終了，中止，中断
13) 実施計画書などの変更
14) 試験実施期間
15) 統計解析
16) 目標症例数および設定根拠

以上を含めた実施計画書例として，3.2節の研究プロトコルを付録4に掲載するので，参照されたい．

2.3.6 研究デザインとデータのまとめ方

　科学的な研究データは必ず統計学的な処理がされている．統計学とは，正確にデータを集めて，そこから平均的に何がいえるかということを合理的な情報によって明らかにしていく学問である．データは適切な研究デザインに基づいて集める必要があり，バイアス（偏り）がないということが重要になってくる．一般に治療効果には個人間差が存在するが，その個人間差を考慮に入れて，平均的な特徴を推定（抽出）するのが統計学の目的である．なかでも，介入の無作為割付け（random allocation）を実施することにより，介入の効果を推測する研究デザインを無作為化比較試験（RCT）とよび，高品質な科学的根拠を提供できる研究デザインとされている．

　1つの群の介入前後だけをみていても，自然経過である可能性もあり，本当に

実験の効果があったのかどうかはわからない．この無作為化比較試験でよく知られているのはプラセボ（偽薬）対照比較試験である．これはその薬の効果を検証するために，偽薬を投与する対照群と，実際に効果があると思われる薬を投薬する実験群を比較する試験である．これにより（実際には効果がなくても）薬を飲むという行為のみによる影響を取り除くことができる．比較試験の方法では，近年，3.2 節で述べるようなクラスター無作為化試験（グループ単位による無作為割付け）が用いられることが多くなっている．これは介入プログラムを地域や施設を単位として無作為に割り付けて実施して，それぞれのクラスター（グループ）に割り付けられた個人からデータをとる方法である．地域の診療所単位で割付けをし，糖尿病改善のためのライフスタイル改善の効果について調査するのである．このように科学的研究では，さまざまな錯乱要因の影響を調整した（取り除いた）上で，介入の効果を検討することを目指している．

一方で，これら群間での差を検証するためには，サンプルの大きさ（sample size）をどれくらいに設定するかということも重要である．統計学では偶然とは考えにくく，統計学的に意味があると考えられる差のことを「有意な差がある」，または「有意差がある」という．サンプル数が足りなければ，差が検出されない．この数は多ければ多いほどよいというわけではなく，必要最小限の標本サイズで比較するというのが条件になる．特に医療における臨床実験は，本当に身体によいかわからない状況で実施されるので，適切なサンプル数でなければ倫理委員会からの承認も下りないことになろう．

栄養学の分野でもエビデンスという言葉が一般的になってきているが，エビデンスを引き出すための研究には，探索的研究と検証的研究があり，エビデンスにもレベルがある．同じような先行研究の結果から得られた，複数のエビデンスをもとに，統計学的な方法で結果をまとめて解析し，統合値を求める方法をメタアナリシスとよんでいる．エビデンスで一番高いレベルは，RCT のメタアナリシスとされる．次に，少なくとも 1 つの RCT が行われた研究→コホート研究やケース・コントロール研究（分析疫学による手法）→処置前後の比較などの前後比較→対照群を伴わない研究→症例報告/ケースシリーズ，とつづき，一番低いエビデンスのレベルが専門家個人や権威者の意見になる．こうしたエビデンスのレベルを評価するプロジェクトにコクラン共同計画という組織があり，根拠に基づいた医療（EBM）を推進している．

データをみる上では，臨床検査値などの客観的データか，アンケート調査などによる主観的なデータなのか，という測定方法，調査方法の内容を知ることも重要である．どの試験でも測定誤差やバイアスがかかることがあり，主観的データをみるときは特に注意が必要である．また，答える側が嘘の回答をすることもある．栄養調査で重要なのは，さまざまな背景要因を考慮し，同じ条件下で，同じ事象が起こるように再現性を高めた調査方法によって研究を実施することである．データを解釈する上では必ずしもそれが真実とは限らず，そのような回答をするという事実であることを念頭に入れて問題を捉えることなのである．

こうした統計学の基本を理解して，正しいデータの見方ができるようになることが必要不可欠でもある．体組成計や血圧計のデータをみるときも，何と比較するのかが重要で，データをとるときは，同じような状況を作り，再現性を高めることが必要である．個体差を無視した他人との比較や，条件や測定系自体が異なるデータの比較は統計的にあまり意味をもたない．また，薬でも市販された後に，副作用が発症する場合や，権威のある研究者や団体からのデータにも間違った結果が含まれる場合がある．大切なのは，どのような調査方法によって研究データが検証され論文が発表されたのかを，自分で確認することである．データの真意性を知る上で，ときには論文の著者に直接電子メールで研究デザインの詳細，データ，解析法の詳細，などの開示を依頼することも必要かもしれない．このように栄養教育に携わる者も，統計的な手法を理解し，科学的な批判性をもってデータをみることを習慣付ければ，栄養教育にエビデンスの高いデータを取り入れることができ，さらなるスキルアップが期待される．

データ解析ではまず，グラフ化してその分布のありさまを観察し，その分布にあった適切な統計量を用いて要約することが第一である．次にいま問題にしていることがらについて，単純な比較を行い，検定をすることにより統計学的な検証を行う．さらに交絡要因を調整した解析を行い，交絡要因を調整するための解析方法としては，アウトカムが計量値であれば共分散分析，2値変数であればロジスティック回帰分析，イベント発生までの時間であればCox比例ハザードモデルが利用される．検定を行うときにはさまざまな仮定をおいて実施することが少なくない．必要な場合にはこのような仮定を変えた場合でも同じようなことがいえるかについて感度分析を行うのが望ましい．たとえば正規分布の仮定をおいて検討したことについては，その仮定が成り立たない場合にはノンパラメトリック検

定で検証した結果を検討する．欠測値については，欠測値を取り除いた場合，経時データなどでは評価時点の直前の観測値で欠測値を補完した場合（last observation carried forward，LOCF），少し高度になるが，多重代入法により欠測値の補完を行った場合などについて，検討するなどである．主な解析方法については第4章で概説する．

2.3.7　報告書のまとめ方

　論文の書き方については，研究デザインに応じた研究報告の質を向上させるための声明が出されているので，参考にされたい．特に無作為化比較試験論文の報告の質を高めるためのチェックリストとしてCONSORT［43］が知られており，日本語訳も出されている（津谷喜一郎訳）（表2.9）．このチェックリストの目的は，臨床試験の結果を誤解なく読めるよう報告され，偏りを避けるような報告様式を作る取組みとして出されたものである．図2.10のような研究のフローの書き方まで提示されている．このほかの研究報告の質を向上させるための声明としてSTROBE声明（観察研究），STARD声明（非無作為化比較試験），TREND声明（公衆衛生的介入に関する臨床試験），さらにメタアナリシス論文については無作為化比較試験のためのQUORUM声明，観察研究のためのMOOSE声明などがある．これらについては［44］にまとめられている．

2.3.8　文献レビュー
（1）ナラティブレビューとシステマティックレビュー

　文献レビューには大きく，総説あるいは叙述的レビューといったナラティブレビュー（narrative review）と系統的レビューであるシステマティックレビュー（systematic review）がある．ナラティブレビューは一定のテーマに沿って，レビューする人の経験や知識に基づいて文献をレビューし，それを解説することが多い．レビューする人の技能に大きく依存し，深く鋭い指摘が期待される一方で，権威者としての偏った意見などが強く出される可能性も否定できない．他方，システマティックレビューとは，一定の操作的手順に従ってデータベースから文献を収集する文献レビューの方法をいう．この過程では操作的手順によりデータベースから検索された論文については，要約（abstract）に目を通し，関係のないものを除外し，詳細検討用論文を選択する．したがって，一定の手順に従えば誰

表 2.9 CONSORT 声明（日本語訳，[43] より改変）
無作為化比較試験を報告するときに含まれるべき項目のチェックリスト．

章・トピック（section and topic）	no	記述項目（descriptor）	報告頁
タイトル・抄録 (title and abstract)	1	参加者はどのように介入群に配置されたか（例：「ランダム割振り」[random allocation]，「ランダム化された」[randomized]，「ランダムに割付けられた」[randomly assigned]）．	
はじめに（introduction）			
背景（background）	2	科学的背景と合理的根拠（rationale）の説明．	
方法（methods）			
参加者（participants）	3	参加者の適格条件とデータが収集された設定（setting）と場所．	
介入（interventions）	4	各群に意図された介入の正確な詳細と実際にいつどのように実施されたか．	
目的（objectives）	5	特定の目的と仮説．	
アウトカム（outcomes）	6	明確に定義された主要・副次的アウトカム評価項目．あてはまる場合には，測定の質を向上させる方法（例：複数の観察，評価者のトレーニング）．	
症例数（sample size）	7	どのように目標症例数が決められたか，あてはまる場合には，中間解析と中止基準の説明．	
ランダム化（randomization）			
順番の作成（sequence generation）	8	割付け順番を作成した方法．割付けに制限を加えている場合（例：ブロック化，層別化）はその詳細を含む．	
割付けの隠蔽（allocation concealment）	9	ランダム割付けの実施法（例：番号付き容器，中央電話登録），各群の割付けが終了するまで割付け順番が隠蔽されていたかどうかの明記．	
実施（implementation）	10	誰が割付け順番を作成したか，誰が参加者を組入れ（enrole）たか，誰が参加者を各群に割付けたか．	
ブラインディング/マスキング (blinding/masking)	11	参加者，介入実施者，アウトカムの評価者に対し群の割付け状況がブラインド化（盲検化）されていたかどうか．ブラインド化されていた場合，成功していたかどうかをいかに評価したか．	
統計学的手法 (statistical methods)	12	主要アウトカムの群間比較に用いられた統計学的手法．サブグループ解析や調整解析のような追加的解析の手法．	
結果（results）			
参加者の流れ (participant flow)	13	各段階を通じた被験者の流れ（フローチャート図を強く推奨）．特に，各群ごとに，ランダム割付けされた人数，意図された治療を受けた人数，プロトコールを完了した人数，主要アウトカム評価項目の解析に用いられた人数の報告．計画された研究のプロトコールからの逸脱について，その理由も含めて記述．	
募集（recruitment）	14	参加者の募集期間と追跡期間を特定する日付．	
ベースラインのデータ (baseline data)	15	各群のベースライン（試験開始時）における人口統計学的，臨床的な特性．	
解析された人数 (number analyzed)	16	各解析における各群の参加者数（分母），ITT 解析かどうか．可能ならば結果を実数で記述（たとえば，50%ではなく 10/20）．	
アウトカムと推定 (outcomes and estimation)	17	主要・副次的アウトカムのそれぞれについて各群の結果の要約．介入のエフェクトサイズとその精度（例：95%信頼区間）．	
補助的解析 (ancillary analyses)	18	サブグループ解析や調整解析を含め，実施したほかの解析を報告することで多重性に言及する．また，解析は事前に特定されたものか探索的なものかを示す．	
有害事象（adverse events）	19	各群でのすべての重要な有害事象ないし副作用（side effect）．	
考察（comment）			
解釈（interpretation）	20	結果の解釈は，研究の仮説，可能性のあるバイアスや精度低下の原因，そして解析やアウトカムの多重性に関連する危険を考慮して行う．	
一般化可能性 (generalizability)	21	試験結果の一般化可能性（外的妥当性）．	
全体としてのエビデンス (overall evidence)	22	現在入手可能なエビデンスに照らした成績の包括的解釈．	

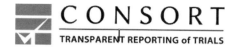

CONSORT 2010 Flow Diagram

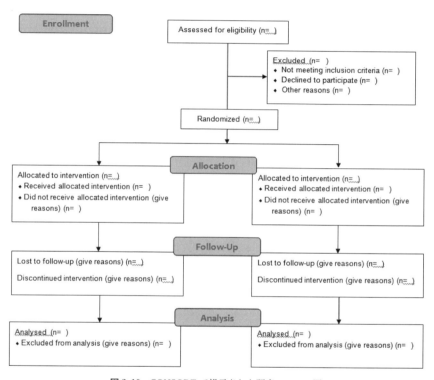

図 2.10　CONSORT で提示された研究のフロー図

がレビューしても同じ結果が得られ，客観的なレビューが可能となる．さらに質の評価を行い，統計学的に統合する方法としてのメタアナリシス［45］まで含んでいう場合もある．著者らの報告した糖尿病ハイリスク（1.1.6 項）やメタボリックシンドローム［46］のライフスタイル改善の効果の評価に関してのメタアナリシス論文も参照されたい．

論文のレビューにあたってはコクラン共同計画（The Cochrane Collaboration）[47] は外せない．エビデンスに基づく医療（EBM）の情報インフラストラクチャーとよばれており，1992 年に英国の国民保健サービス（NHS）の一環として始まり，現在，世界的に急速に展開している治療，予防に関する医療テクノロジーアセスメントのプロジェクトである．無作為化比較試験を中心に，世界中の臨床試験のシステマティックレビューを行い，合理的な意思決定に供することを目的として，その結果を医療関係者や医療政策決定者，さらには一般人に提供している．

（2）PubMed を利用した文献レビュー

米国医学図書館（NLM）では，個人使用に対して MEDLINE 検索サイト PubMed を無料で提供している．PubMed において，文献は medical subject headings（MeSH,「医学主題見出し」）に基づいて分類されている．それぞれの文献には MeSH terms（「医学主題見出し用語」）がいくつか（平均 14 個）検索語として付けられているので，それをタグとして指定して文献の検索を行うことができる．

簡単に検索するには PubMed の検索システムで検索語が MeSH terms にあるかどうかをまず照合し，もしあった場合には MeSH terms と text word（単語）の両方を論理演算子 .OR. で結んで検索してみるのがよいだろう．もし，MeSH terms に該当する語がない場合には text word としてのみ検索が行われることになる．

以下では "type 2 diabetes mellitus"，"lifestyle"，"dietary"，"randomized controlled trial" の 4 つの検索語を対象とした text word による検索，MeSH を利用した検索，さらに Query を利用した検索方法について概述する．

2.3 血糖コントロールのためのライフスタイル改善プログラム

a. text word による検索

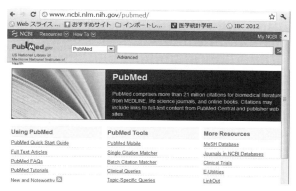

図 2.11 PubMed トップ画面

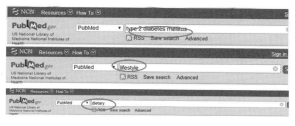

図 2.12 PubMed での検索語の入力

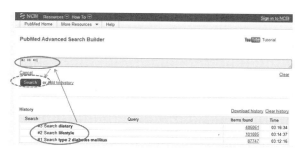

図 2.13 検索内容の history を確認

1) インターネットのサーチエンジンで PubMed を開き（図 2.11）PubMed のプルダウンメニューの右側のボックスが Search window である．そこに検索語として "type 2 diabetes mellitus" と入力し，右の Search の部分をクリックする．

2) 次に Search window に "lifestyle" と入力して Search をクリック，同様に "dietary" と入力し，Search をクリックする（図 2.12）．

3) Search window の左下あたりにある "Advanced" をクリックしてこれまでの検索内容の history を確認する．これまでの検索履歴が Search 番号（検索式の # 番号）として表示されている．検索式ごとの番号を確認する．ここでは lifestyle (#2)，dietary (#3) となっているが，入力ミスでやり直したりすると番号は変わってくるので注意しよう．

4) 次に Search Builder の下の記入欄に検索式 "#2 OR #3" を入力し Search で検索する（もとの Search window に戻り，そこに論理式を入れても可）．これは lifestyle または dietary のいずれかが入っているものを論理演算子 .OR. を利用して選び出すことになる．

5) この結果が #4 として保存されるので，今度は #1 かつ #4 のものを検索する．これには "#1 AND #4" と論理演算子 .AND. を利用する．この結果が #5 に保存される（図 2.13）．

6) 次に Search window に "lifestyle" と入力して Search をクリック，同様に "randomized controlled trial" と入力し，Search をクリックする．この結果が #6 に保存される．

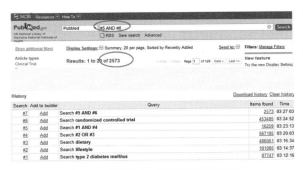

図 2.14 検索語での文献検索の最終段階

7) 次に"#5 AND #6"と論理演算子．AND．を利用して入力する（図 2.14）．
8) 画面右側の欄で Recent Activity などをみると，これまでの手順が 1 つの検索式として表示されるので，参考にされたい．

b. MeSH term での検索

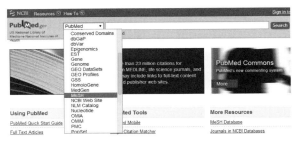

図 2.15 検索語での MeSH term を利用した文献検索

```
* ("Diabetes Mellitus, Type 2"[Mesh]) AND (("Sedentary
Lifestyle"[Mesh]) OR ("Die"[Mesh])) AND ("Randomized
Controlled Trial"[Publication Type])
```

図 2.16 MeSH を利用した検索例

1) 検索ボックスに diabetes と入力する．
2) 左の Pubmed と表示されている box のプルダウンメニューで MeSH を選択する（図 2.15）．
3) 右の Search ボタンをクリックする．
4) 表示された MeSH term の一覧から最適なもの（3 Diabetes Mellitus, Type 2）にチェックを入れ，右の PubMed search builder の Add to search builder ボタンをクリックする．
5) Search PubMed ボタンをクリックして検索する．
6) lifestyle（2 にチェック），diet（1 にチェック）を検索し，OR で検索する．
7) randomized controlled trial を同様に検索し，4, 6, 7, を AND で検索する（図 2.16）．なお，Mesh によった部分は検索式では（LIFESTYLE [MeSH] OR Diet [MeSH]）などと表示される．

c. Clinical Queries による検索

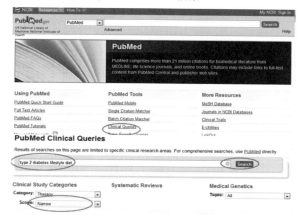

1) PubMed トップページの画面で PubMed Tools の Clinical Queries を選択する.
2) その search box に検索したい term をスペース区切りで入力 (type 2 diabetes lifestyle diet randomized controlled trial) し, Search ボタンをクリックする.
3) 検索結果が表示されるので Clinical Study Categories の **Therapy**, **Scope** を **Broad** か **Narrow** を選択するとそれに応じた検索結果が表示される (図2.17).

図 2.17 Clinial Queries による検索

d. 検索の結果

検索の結果は日進月歩で, しばらくおいて検索したときに結果が大きく変わってくることもある. さらに前述の a.～c. のやり方によっても変わりうる. たとえばこの時点では

- 例示の方法→ 2573 件
- Term を MeSH, RCT を PubMed タイプ→ 953 件
- Clinical Queries を利用した例→ 1193 件/276 件

という結果であった. 検索式, 検索日によって検索結果が異なってくる. どの方式がよいかは一概にはいえず, 少なくとも自分がこれだ！と思う論文がきちんと抽出されていることが重要である. そのためには検索式を Text, MeSH term などと組み合わせたりするなどして精査し, できるだけ広範囲な情報を検索式段階で抽出しておき, それに制約条件で絞り込むとよいであろう. なお, 同じ検索式はずっと活用できるとは限らないことに注意したい. なぜなら, MeSH の定義自体も時代によって変わってしまう可能性があるからである.

引 用 文 献

[1] Adachi M, Yamaoka K, Watanabe M, Nishikawa M, Hida E, Kobayashi I, Tango T. Effects of lifestyle education program for type 2 diabetes patients in clinics : Study design of a cluster randomized trial. *BMC Public Health*. 2010 ; 10 : 742.
[2] Adachi M, Yamaoka K, Watanabe M, Nishikawa M, Hida E, Kobayashi I, Tango T. Effects of lifestyle education program for type 2 diabetes patients in clinics : A cluster randomized controlled trial. *BMC Public Health*. 2013 ; 13 : 467.
[3] 木戸康博, 真鍋祐之, 小倉嘉夫編著. 特定非営利活動法人 日本栄養改善学会監修. 栄養ケア・マネジメント―基礎と概念. 医歯薬出版. 2012.
[4] Lacey K, Pritchett E. Nutrition care process and model : ADA adopts road map to quality care and outcomes management. *J Am Diet Assoc*. 2003 ; 103 (8) : 1061-1072.
[5] Writing Group of the Nutrition Care Process/Standardized Language Committee. Nutrition care process and model part I : The 2008 update. *J Am Diet Assoc*. 2008 ; 108 (7) : 1113-1117.
[6] Writing Group of the Nutrition Care Process/Standardized Language Committee. Nutrition care process part II : Using the International Dietetics and Nutrition Terminology to document the nutrition care process. *J Am Diet Assoc*. 2008 ; 108 (8) : 1287-1293.
[7] Watanabe M, Yamaoka K, Yokotsuka M, Tango T. Randomized controlled trial of a new dietary education program prevent type 2 diabetes in a high-risk group of Japanese male workers. *Diabetes Care*. 2003 ; 26 (12) : 3209-3214.
[8] Willett W 著, 田中平三監訳, 食事調査のすべて 第2版 栄養疫学. 第一出版. 2003.
[9] 厚生労働省. 国民健康・栄養調査. http://www.mhlw.go.jp/bunya/kenkou/kenkou_eiyou_chousa.html.（2014 年 9 月現在）
[10] 厚生労働省健康局・生活習慣病対策室. 国民健康・栄養調査マニュアル. 2011.
[11] 科学技術資源調査会（現文部科学省資源室）. 日本食品標準成分表2010. 2011.
[12] 日本人の食事摂取基準（2010 年版）―厚生労働省「日本人の食事摂取基準」策定検討会報告書. 第一出版. 2010.
[13] Buzzard IM, Faucett CL, Jeffery RW, McBane L, McGovern P, Baxter JS, Shapiro AC, Blackburn GL, Chlebowski RT, Elashoff RM, Wynder EL. Monitoring dietary change in a low-fat diet intervention study : Advantages of using 24-hour dietary recalls vs food records. *J Am Diet Assoc*. 1996 ; 96 (6) : 574-579.
[14] Beaton GH, Milner J, McGuire V, Feather TE, Little JA. Source of variance in 24-hour dietary recall data : Implications for nutrition study design and interpretation. Carbohydrate sources, vitamins, and minerals. *Am J Clin Nutr*. 1983 ; 37 (6) : 986-995.
[15] Bingham SA, Cummings JH. Urine nitrogen as an independent validatory measure of dietary intake : A study of nitrogen balance in individuals consuming their normal diet. *Am J Clin Nutr*. 1985 ; 42 (6) : 1276-1289.
[16] 厚生労働省.「日本食品標準成分表2010」の取り扱い留意点について. 2010.

[17] National Health and Nutrition Examination Survey. http://www.cdc.gov/nchs/nhanes.htm. (2014年9月現在)
[18] Karvetti RL, Knuts LR. Validity of the 24-hour dietary recall. *J Am Diet Assoc*. 1985 ; 85 (11) : 1437-1442.
[19] Arab L, Tseng CH, Ang A, Jardack P. Validity of a multipass, web-based, 24-hour self-administered recall for assessment of total energy intake in blacks and whites. *Am J Epidemiol*. 2011 ; 174 (11) : 1256-1265.
[20] Guthrie HA. Selection and quantification of typical food portions by young adults. *J Am Diet Assoc*. 1984 ; 84 (12) : 1440-1444.
[21] Willett WC, Sampson L, Stampfer MJ, Rosner B, Bain C, Witschi J, Hennekens CH, Speizer FE. Reproducibility and validity of a semiquantitative food frequency questionnaire. *Am J Epidemiol*. 1985 ; 122 (1) : 51-65.
[22] Willett WC, Sampson L, Browne ML, Stampfer MJ, Rosner B, Hennekens CH, Speizer FE. The use of a self-administered questionnaire to assess diet four years in the past. *Am J Epidemiol*. 1988 ; 127 (1) : 188-199.
[23] Ascherio A, Cho E, Walsh K, Sacks FM, Willett WC, Faruqui A. Premature coronary deaths in Asians. *BMJ*. 1996 ; 312 (7029) : 508.
[24] 山岡和枝, 丹後俊郎, 渡邊満利子, 横塚昌子. 糖尿病の栄養教育のための半定量食物摂取頻度調査票 (FFQW65) の妥当性と再現性の検討. 日本公衆衛生雑誌. 2000 ; 3 : 230-244.
[25] Toft U, Kristoffersen L, Ladelund S, Bysted A, Jakobsen J, Lau C, Jørgensen T, Borch-Johnsen K, Ovesen L. Relative validity of a food frequency questionnaire used in the Inter99 study. *Eur J Clin Nutr*. 2008 ; 62 (8) : 1038-1046.
[26] 安達美佐, 渡辺満利子, 山岡和枝, 丹後俊郎. 栄養教育のための食物摂取頻度調査票 (FFQW82) の妥当性と再現性の検討. 日本公衆衛生雑誌. 2010 ; 57 : 475-485.
[27] 清野 裕, 南條輝志男, 田嶼尚子, 門脇 孝, 柏木厚典, 荒木栄一, 伊藤千賀子. 日本糖尿病学会糖尿病診断基準に関する検討委員会：糖尿病の分類と診断基準に関する委員会報告 (国際標準化対応版). 糖尿病. 2010 ; 53 : 457.
[28] メタボリックシンドローム診断基準検討委員会. メタボリックシンドロームの定義と診断基準. 日本内科学会雑誌. 2005 ; 94 : 188-203.
[29] Ministry of Health Welfare, and Labor. A Standard Health Checkup and Counseling Guidance Program, Guideline for the Treatment of Diabetes, Arteriosclerosis, Hypertension, Obesity Related on Each Medical Congress in Japan (Determination Edition). 2007 (in Japanese).
[30] 厚生労働省. 特定健康診査 (いわゆるメタボ健診)・特定保健指導. http://www.mhlw.go.jp/seisaku/2009/09/02.html. (2014年9月現在)
[31] World Organization Department of Noncommunicable Disease Surveillance Geneva. Definition, Dagnosis and Classification of Diabetes Mellitus and its Complications. http://whqlibdoc.who.int/hq/1999/WHO_NCD_NCS_99.2.pdf. (2014年9月現在)
[32] Expert Panel on Detection, Evaluation, and Treatment of High Blood Cholesterol in

Adults. Executive summary of the third report of the National Cholesterol Education Program (NCEP) expert panel on detection, evaluation, and treatment of high blood cholesterol in adults (Adult treatment panel III). *JAMA*. 2001；285 (19)：2486-2497.
[33] A new world wide definition of the metabolic syndrome, press release, Berlin, 14, Apr. 2005.
[34] Willett W. *Nutritional Epidemiology*. Oxford University Press. 1998.
[35] 安達美佐，渡辺満利子，山岡和枝，丹後俊郎．FFQW82食事診断ソフトウェア バージョン1.0．2013.
[36] Ke L, Toshiro T, Fengyan S, Ping Y, Xiaoling D, Kazuo T. Relative validity of a semi-quantitative food frequency questionnaire versus 3 day weighed diet records in middle-aged inhabitants in Chaoshan area, China. *Asian Pac J Cancer Prev*. 2005；6 (3)：376-381.
[37] Shatenstein B, Nadon S, Godin C, Ferland G. Development and validation of a food frequency questionnaire. *Can J Diet Pract Res*. 2005；66 (2)：67-75.
[38] Funnell MM, and Anderson RM. Empowerment and self-management of diabetes. *Clinical Diabetes*. 2004；22 (3)：123-127.
[39] Rosenstock IM. Historical origins of the health belief model. *Health Education Monographs*. 1974；2 (4)：328-335.
[40] Becker MH, Maiman LA. Sociobehavioral determinants of compliance with health and medical care recommendations. *Med Care*. 1975；13 (1)：10-24.
[41] Bandura A. Self-efficacy：Toward a unifying theory of behavioral change. *Psychol Rev*. 1977；84 (2)：191-215.
[42] Prochaska JO, Velicer WF. The transtheoretical model of health behavior change. *Am J Health Promot*. 1997；12 (1)：38-48.
[43] Moher D, Hopewell S, Schulz KF, Montori V, Gøtzsche PC, Devereaux PJ, Elbourne D et al. CONSORT 2010 explanation and elaboration：Updated guidelines for reporting parallel group randomised trials. *BMJ*. 2010；340：c869. 日本語版：薬理と治療．2010；38 (11)：939-949.
[44] Stevens A, Shamseer L, Weinstein E, Yazdi F, Turner L, Thielman J, Altman DG et al. Relation of completeness of reporting of health research to journals' endorsement of reporting guidelines：Systematic review. *BMJ*. 2014；348：g3804.
[45] 丹後俊郎．医学統計学シリーズ4 メタ・アナリシス入門―エビデンスの統合をめざす統計手法．p.214．朝倉書店．2002.
[46] Yamaoka K, Tango T. Effects of lifestyle modification on metabolic syndrome：A systematic review and meta-analysis. *BMC Med*. 2012；10：138.
[47] The Cochrane Collaboration. http：//www.cochrane.org/ (2014年9月現在)

3. 実 践 例

　第3章では実践例として，著者らが直接関わってきた食生活を中心としたライフスタイル改善教育の実践とその評価を行った研究を2つ紹介しよう．1つは1.1.1項で取り上げた境界型を対象に個人レベルで行った研究である．シンプルな並行群間無作為化比較試験として実施したもので，糖負荷後2時間血糖値（2-h PG）のベースラインからの差（変化量）（change from baseline）を主要評価指標として，共分散分析を利用してベースライン調整後の変化量で評価した研究である．もう1つは1.2.3項で取り上げた，糖尿病患者を対象に診療所単位での割付けを行うクラスター無作為化試験として実施した研究である．この研究ではHbA1cの変化量を主要評価指標として，クラスター構造を加味し混合効果モデルを利用してベースライン調整を行い評価した．いずれも介入群と対照群を比較するという基本的な研究デザインであるが，それぞれの研究の進め方と解析方法，論文をまとめるまでの過程を紹介する．今後，同じような研究を実施しようとする読者にとって参考となるよう，できるだけ具体的に統計パッケージSASを利用したプログラムと結果も記述した．なお，一部ではあるがSPSSを利用する方法も付記し，SASとSPSSのプログラムはWEB（WEBアドレスは付録1に記載）に参考資料として掲載した．

3.1　無作為化比較試験に基づく境界型日本人勤労者にみる糖尿病予防教育の事例 [1]

3.1.1　現状分析と先行研究の探索，問題の発見，認知

　2.1節で述べたように，境界型の糖尿病への移行率は高く，早期の対応が求められる．一般に境界型への対応としてライフスタイル改善（食事，運動，肥満があればその是正）を行い，定期的に検査することが挙げられる [2], [3]．しかし

実際には，教育を行ってもその改善への意欲（アドヒアランス）が低いことが問題とされていた．境界型患者が「望ましい食事，ライフスタイルへと行動変容し，その行動を維持，継続化する」という目標を達成するためには，患者の食習慣上の問題点を明確にし，食事改善や行動修正につながる効果的な栄養教育を施し，患者が自ら実践方策を実行するよう支援する必要がある．そのためにはアセスメント→計画→実施→評価→フィードバックの流れをふまえて，的確な教育スキームを策定し実施することが重要である．

　この研究が報告されるまでのわが国におけるライフスタイル改善教育の実証的研究としては，足立のインスリン2型糖尿病患者における簡便な栄養教育方法と指導継続期間の検討結果が報告されていた［4］．足立の研究では糖尿病患者に対し，検査値，身体計測を参考にして要点のみを説明するという簡便な教育が行われていた．結果として血糖値などが有意に低下したことが報告されているものの，3か月以上継続指導した2型糖尿病患者のみを対象に経過観察を行ったもので，介入群，非介入群の比較は行っていない．比較対象がなく，単に前後のデータを比べた結果からはさまざまな要因が関与している可能性を否定できず，エビデンスの質は必ずしも高いとはいえない．もしかしたら季節的な変動のため食生活が変わったかもしれないし，ニュースやマスコミなどで糖尿病が取り上げられたなど，本来の改善プログラムの効果とは別の影響があった可能性も否定できない．また，食事の問題点を3日間の食事調査で検討しているため，患者・実施者双方の負担は少なくないと推察され，インセンティブの高い患者のみが対象となっている可能性も考えられよう．このほかの研究として佐々木らの行った軽症コレステロール血症者を対象とした研究があった［5］．この研究では，自記式食事歴法質問票を用いた簡単な個別栄養指導の栄養素等摂取量の改善に及ぼす効果を，個別指導と一般指導（集団指導）を行った群とで比較した．その結果では個別栄養指導群ではたんぱく質・脂質エネルギー比（P/S E 比）のみ有意な変化が示されているものの，総コレステロール値では2群間の差は認められてはいなかった．この研究では対照群をおいているものの無作為割付けではない点が問題となる．実際，指導前の時点で個別指導群では体重が重くHDLコレステロールが低いなどの相違も報告されており，よりインセンティブの高い人が個別指導を受けたなど何らかのバイアスがかかっている可能性は否定できない．

　この研究はこのような状況のなかで，できる限り比較可能性とエビデンスの高

い効果の評価を行うことを試みて実施したものである．その目的は「境界型患者を対象として，無作為化比較試験に基づく 2 型糖尿病予防のための新栄養教育の効果の評価を行うこと」である．

3.1.2 研究デザイン

プログラムの効果を評価する上では困難も伴うものの，無作為化比較試験により質の高いエビデンスが得られる可能性が高く，その意義は大きい．この研究では某人間ドック受診者で境界型と診断された男性勤労者（35〜70 歳）を対象とした無作為化比較試験により，食事調査（FFQW65 [6]）に基づく 2 型糖尿病予防のための「新栄養教育」（介入）と，従来型教育（非介入）という 2 種類の栄養教育法の評価を，並行群間無作為化比較試験に基づいて行う介入研究を実施した．まず，研究デザインの概要を以下に述べる．

比較するライフスタイル改善プログラムの概要：介入群で行った「新栄養教育」では，医師または看護師による患者への健診結果の説明，管理栄養士による計 2 回の栄養教育を行った．初診後 2 週から 1 か月後以内に，FFQW65 により推定した栄養摂取状況から個人の問題点を把握し，その改善のための栄養教育と，6 か月後の郵送による栄養教育を主とした．このときの栄養教育指針は，自ら行動変容の必要性を認識させること，モチベーションを高めること，適切な情報を与えることとした．一方，対照群で行ったのは従来型栄養教育であった．医師または看護師による患者への健診結果の説明，一般的栄養教育，および FFQW65 の分析結果の郵送による報告を主たる指針とした．

研究対象：都内にある某人間ドックを受診した一般企業や官庁の男性勤労者（35〜70 歳）のうち，境界型と診断され（日本糖尿病学会診断基準 [7] による），研究参加への同意が得られ，除外基準に該当しない境界型 170 名を研究対象とした．除外基準は，次の 1）〜 4）である．

1) 境界型あるいは糖尿病の治療を受けている
2) 糖尿病薬の投薬，あるいは注射を受けている
3) FFQW65 の回答の記入を受けていない
4) 臨床検査データがない

試験のアウトライン（図 1.1）：被験者の参加予定期間は平成 11 年から 2 年間で，その間に某人間ドック受診の経口糖負荷試験（OGTT）境界型男性勤労者を，エ

ントリー後1年間追跡し，1年後に評価した．

評価指標：主要評価指標は，研究開始1年後の2-h PG であり，開始時値に対するベースラインからの差の変化率として捉えた．副次的評価指標は，FPG，1-h PG，および食事摂取の評価として総エネルギー量の充足率（朝食，昼食，夕食，1日），2-h PG の10%以上増加の有無および糖尿病発症の有無である．臨床検査値に関してはいずれも開始時値に対する変化率を評価指標とした．食事摂取量に関しては，FFQW65 の推定摂取量から糖尿病食品交換表の摂取目標単位（身長から換算したエネルギー摂取量）に対する充足率を求め，1年後の充足率の改善指数（定義：100%からの差の絶対値の前後差（後−前））により食事摂取の改善の程度を評価した．

観察および検査項目：年齢，BMI，血糖値（FPG，1-h PG，2-h PG），血清脂質（TC，HDL-C，TG），肝機能（ALT，AST），血圧（SBP，DBP）の変化率，エネルギー摂取量の充足率（朝食，昼食，夕食，1日），喫煙（有無）について検討した．

試験の終了，中止，中断：試験開始後1年間で終了とした．ただし，途中で被験者の辞退および転勤などで参加ができなくなる，あるいは中断した場合には，中止とした．

研究仮説：「食事調査（FFQW65 の回答結果）に対応した「新栄養教育」は，従来型教育に比べて，1年後の糖負荷後2時間血糖値（2-h PG）の平均値の差が10%以上低下する」とした．検証的研究では何らかの事前情報から研究仮説を設定する必要がある．この研究の場合，事前に行った調査研究からおおよその目安として10%程度の改善が期待できること，さらに医学的な意味からみても妥当であると判断した上で設定したのである．

目標症例数と設定根拠：目標症例数は，本研究の仮説を有意水準両側5%で検証するために，検出力90%で検出できるよう設定した．その設定根拠は以下の通りである．すなわち，設定にあたり事前の研究を参考にして，境界型の2-h PG を平均値133 mg/dℓ，標準偏差25 mg/dℓ とし，これを120 mg/dℓ まで減少（約10%の改善）することを想定し，さらに10%の脱落を考慮して各群85名，計170名とした．

計算式は4.3.9項に従って脱落率を考慮した次式の形で求められる．ただし，Z_α は標準正規分布の上側確率 100α 点とする．

$$n = 2\left(\frac{Z_{0.05/2} + Z_{0.1}}{(133-120)/25}\right)^2 \times \frac{1}{1-0.1} = 2\left(\frac{1.96+1.28}{0.52}\right)^2 \times 1.1 \approx 85$$

実際には実施可能性なども勘案して目標症例数を設定することも現実的であろう．たとえば，予算や可能な人数に制約がある場合には検出力を80%程度に設定して見積もるなどして，対応することも必要であろう．

無作為割付け：ブロックサイズ4の置換ブロック法（4.3.10項）による割付けを行った．エクセルの一様乱数（RAND関数を用いてセルに" = rand( )"と" "内を入力すればよい）を利用して作成した割付け表は表3.1の通りである．これを研究開始前にあらかじめ作成しておき，割付け担当者を決めて，患者が登録さ

表3.1 ブロックサイズ4の置換ブロック法による割付け表例（順と群）（200症例分）

NO	Random no	NO	Random no	NO	Random no	NO	Random no	NO	Random no
1	2	41	2	81	2	121	2	161	2
2	2	42	2	82	1	122	2	162	1
3	1	43	1	83	2	123	1	163	2
4	1	44	1	84	1	124	1	164	1
5	1	45	1	85	1	125	1	165	2
6	2	46	2	86	2	126	2	166	2
7	2	47	1	87	2	127	2	167	1
8	1	48	2	88	1	128	1	168	1
9	1	49	2	89	2	129	1	169	2
10	2	50	1	90	1	130	1	170	2
11	2	51	2	91	2	131	2	171	1
12	1	52	1	92	1	132	2	172	1
13	1	53	1	93	1	133	2	173	1
14	2	54	2	94	2	134	1	174	1
15	1	55	2	95	2	135	2	175	2
16	2	56	1	96	2	136	1	176	2
17	2	57	2	97	2	137	2	177	1
18	2	58	1	98	1	138	2	178	2
19	1	59	1	99	2	139	1	179	1
20	1	60	2	100	1	140	1	180	2
21	2	61	1	101	2	141	1	181	1
22	1	62	2	102	1	142	2	182	2
23	1	63	2	103	2	143	1	183	1
24	2	64	1	104	1	144	2	184	2
25	1	65	1	105	2	145	1	185	2
26	1	66	1	106	1	146	2	186	1
27	2	67	2	107	2	147	2	187	1
28	2	68	2	108	1	148	1	188	2
29	2	69	2	109	2	149	2	189	1
30	2	70	1	110	1	150	1	190	2
31	1	71	1	111	1	151	2	191	2
32	1	72	2	112	2	152	1	192	1
33	2	73	2	113	2	153	1	193	2
34	1	74	1	114	2	154	2	194	2
35	1	75	1	115	1	155	1	195	1
36	2	76	2	116	1	156	2	196	1
37	2	77	1	117	2	157	1	197	1
38	1	78	2	118	1	158	2	198	2
39	2	79	1	119	1	159	1	199	1
40	1	80	2	120	2	160	1	200	2

れた時点で順次割付けを行ったのである．

統計解析：主解析の解析対象は割付けを行った者のうち，1年後の健診結果およびFFQW65の調査結果の得られた者とした（PPS解析）．連続変数の単純な2群比較は分布に応じてStudentのt検定，Wilcoxonの順位和検定，交絡変数の調整は共分散分析によった．なお副次的解析としてカテゴリー変数の単純な2群比較はχ^2検定，交絡変数の調整はロジスティック回帰分析によった．なお，副次的評価項目の「2-h PGの10%以上増加の有無」および「糖尿病発症の有無」について，1年後の欠測データに，(1)すべての欠測データを「あり」で置き換える（過大評価），(2)すべての欠測データを「なし」で置き換える（過小評価），という2種類の感度分析（ITT解析）を行った．つまり，実際の推定値はこの両者の推定値の間にあるということになる．

3.1.3 プログラムの実践
(1) スキームの策定

境界型の「新栄養教育」のスキームを策定するにあたり，まずは境界型にみられる食事と栄養代謝の問題点を明確にしておきたい．境界型ではインスリンの作用不足，すなわちインスリンの抵抗性によりグリコーゲンの分解が促進され，グルコースからグリコーゲンが合成されにくくなり，末梢組織でのグルコースの取込みも減少する．さらにアミノ酸からの糖新生も促進され，結果的に血液中のグルコース濃度の上昇，低比重リポたんぱく質（very low density lipoprotein, VLDL）の分泌の亢進や高インスリン血症により血圧の上昇が生じる．このような境界型に対し，治療の基本になる食事療法も科学的根拠をもち，これらの病態の改善に益するものでなければならない．その基本は，①適正体重を保ち，日常の生活活動に必要なエネルギー量および栄養素の摂取，②食塩の適正摂取（7 g/日以下），③n-3/n-6系脂肪酸，飽和脂肪酸，コレステロールの適正摂取，④食物繊維の適正摂取（20〜25 g/日）であり，食品交換表（日本糖尿病学会）による適正エネルギー量の摂取と栄養バランスが推奨されていた．これらの糖尿病病態の特徴を考え，この研究ではエネルギー摂取量に焦点を当て，これを適正な状態に保つことを栄養教育の主たる戦略とした．その科学的根拠として，特にOGTT2時間値高値群（170 mg/dℓ以上）では，OGTT正常者と比べて明らかに糖尿病期への進展者が多く，すでにインスリン抵抗性，インスリン分泌の低下，糖尿病性

大血管障害の発症が糖尿病期と同程度に出現し，これらのリスクを排除するためには血糖コントロールが重要であること，エネルギー摂取量の適正化が糖尿病の進展予防，残存β細胞機能の保持・改善，インスリンの節約効果をもたらす．したがって境界型は血糖コントロールを目的とする食事療法の対象となり，食事が適正に行われれば，肥満，過食の是正，インスリン需用量の節約，インスリン抵抗性の改善，高血糖や血清脂質の改善が期待でき，ひいては血管合併症の防止につながることが期待される．

著者らが行った取組みでは，人間ドック受診者を対象にした，臨床検査値や食生活などに関する事前の調査研究［8］での分析結果から境界型の人々の特徴を明らかにすると共に，その情報を教育に役立てるよう計らった．食生活に関しては，夜9時以降の飲食頻度が高い，脂っこいものを好む，砂糖入りコーヒーを1日3杯以上飲む，速食いなどの習慣が境界型の頻度と関連していたことなど，浮かび上がってきた課題にフォーカスして，境界型を対象とする教育スキームを図3.1のように策定した．一方，対照群とした従来の栄養教育は，任意の出席で行われる健康教室による集団指導であった．その内容は，医師による受診結果の解説，一般的な教育などを行い，栄養士はエネルギー，および栄養素摂取量，食品のと

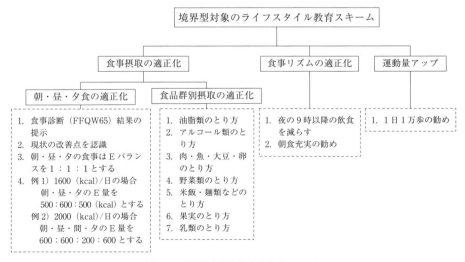

図 3.1 境界型を対象とする教育スキーム

り方，食品交換表の用い方などを指導するというものである．このような教育において，栄養士は食事記録や問診票調査を患者に依頼することが多い．しかし，その調査結果を敏速に分析し，正確な情報を患者にフィードバックし，実際の教育に活用できるとは限らない．そして患者の食習慣上の問題点が不明確な状況下では，患者の食事改善や食行動修正につながる的確な教育を施すことは難しい．結果としては具体的な食事改善の実践方策を得ることができず，改善効果も期待できないのである．その点，「新栄養教育」では，簡便な食習慣調査票として開発したFFQW65を用いてエネルギー摂取量を評価し，糖尿病食品交換表の各食品グループ別摂取量に着目し，エネルギー摂取量の適正化，栄養素（たんぱく質，脂質，糖質）のバランス維持，朝・昼・夕食の量的バランス（エネルギー量）を計った．そして2-h PGを10%低下することを評価指標として取り上げた．これらの食生活の改善により境界型のリスクの低下が図れることが期待できると考えたのである．なお，対照群に対しては集団での一般的な食事・運動習慣などについての簡単な教育を行った．

（2） プログラムの策定

2.3.2項のようにスキームを明確にしたあと，次にそれに則った「新栄養教育」プログラムを策定した．「新栄養教育」では，FFQW65回答結果から算出された朝・昼・夕食などの分析データを，患者に対してより効果的にフィードバックすることを図った．FFQW65の結果を用いることの利点は，食習慣上の問題点を比較的簡単に明確に提示できることにある．これにより患者は改善点を自覚し，教育担当者は具体的な栄養教育を行えることにつながる．教育プログラムの実施期間は1年間とし，プログラム開始前と終了時に2-h PGなどの臨床検査値やFFQW65で捉えた栄養状態の把握，ライフスタイル調査を実施した．

この「新栄養教育」のアウトラインは，人間ドックでの健診後2週から1か月以内の医師による健診結果の説明を行い，介入開始時に管理栄養士が個別カウンセリング（40分間程度）を実施，介入6か月時点で郵送による栄養教育を実施するというものである．その基本方針は表3.2に示すようなシンプルなものである．栄養教育で用いた資料は，FFQW65の分析結果報告書（カラー版，A4判，2頁，コメント付き），ブックレット（新栄養教育プログラム実践法）である．また，担当管理栄養士には，新栄養教育マニュアルに基づいて事前訓練を行い，教育の均質化を図った．

表3.2 「新栄養教育」プログラムの基本方針

個別教育の要点	①食事調査（FFQW65）に対応した重点課題の改善強化 ②行動変容の必要性の自覚を促す ③具体的な改善策を提示し実践意欲のモチベーションを高める ④適切な情報を与える
栄養教育の要点	①朝・昼・夕食のE摂取バランスは，1：1：1とする ②各食品群別摂取量の過不足の是正 ③規則正しい食事リズム
栄養教育マニュアルの標準化	①3食・食品バランス ②肉・魚・卵・大豆類 ③野菜・海藻・イモ・果実類 ④飯・油脂・酒・菓子・嗜好飲料類ほか

（3）実施マニュアルの策定

2.3.2項で述べたように，マニュアルは教育の標準化を図る上で必須といえよう．その策定にあたっては，管理栄養士が教育対象の境界型患者の視点に立ち，患者が容易に理解できて，実践意欲を高めるための資料としても併用できるよう図った．境界型患者の食事調査（FFQW65）から抽出された重点課題について，たとえば3食のエネルギーおよび食品のバランス（図3.2）や油脂やアルコールのとり方（図3.3）など，管理栄養士のマニュアルとして標準化した事項をまとめた．

（4）倫理審査・利益相反・研究同意証明書の準備

倫理審査や利益相反に関して，研究デザインや組織，調査方法，調査用紙，研究同意証明書（informed consent）の依頼書などの必要書類を準備し，委員会に提出し，審査を受けることが必須である．これは通常，所属機関の倫理審査委員会・利益相反委員会などの規程に従う．

（5）調査の事前準備，対象との事前交渉

調査票やその依頼書，必要な場合には調査員マニュアルなどを用意する．さらに，割付け担当者，データマネージメント担当者，データの回収方法，データ入力やデータクリーニング担当者を決めておくことも肝要である．研究に関連するステークホルダー（利害関係者）の見極め，調査対象の機関・関係者とのネゴシエーションも不可欠であり，いつでも対応できるよう相手方も含めて担当者を決

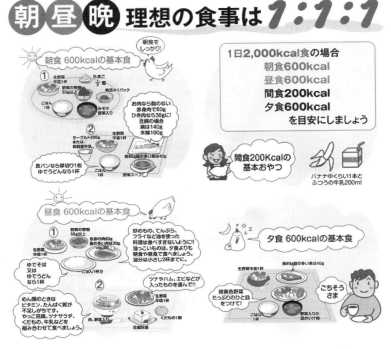

図 3.2 3食のエネルギーおよび食品のバランス（教育マニュアル例示）

めておくのが望ましい．この場合には人間ドックの担当者や医師と密に連絡を取り合うよう留意した．また，秤量用スケールなど，実際の調査にあわせて必要な機器を揃えておくことも忘れてはならない．研究の実施には膨大な費用がかかる．そのための研究費の申請なども必要である．この研究では文部科学省の基盤研究などの研究費を充当した．調査実施の事前準備が終わったところで，臨床研究登録を行う．日本では大学病院医療情報ネットワーク（UMIN），日本医師会，（一財）日本医薬情報センター（JAPIC）などの WHO が指定する治験・臨床研究登録機関（WHO Primary Registry）が利用できる．2014年時点で登録に必要な内容は以下の20項目である．

1) Primary Registry and Trial Identifying Number（研究に対するユニーク

3.1 境界型日本人勤労者にみる糖尿病予防教育の事例　　107

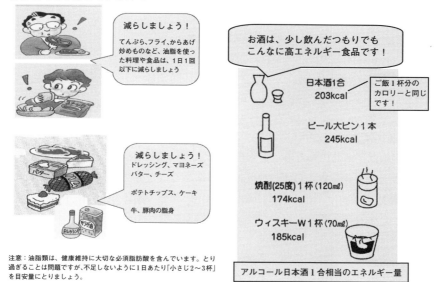

図 3.3　油脂・アルコールのとり方（教育マニュアル例示）

　　な識別番号）
2) Date of Registration in Primary Registry（研究登録日）
3) Secondary Identifying Numbers（研究に対するその他の識別記号）
4) Source(s) of Monetary or Material Support（研究費提供元）
5) Primary Sponsor（主要な実施責任組織）
6) Secondary Sponsor(s)（共同実施組織）
7) Contact for Public Queries（研究の問い合わせ先）
8) Contact for Scientific Queries（研究責任者の連絡先）
9) Public Title（正式な名称）
10) Scientific Title（科学的な名称）
11) Countries of Recruitment（臨床研究を実施する国）
12) Health Condition(s) or Problem(s) Studied（対象疾患）
13) Intervention(s)（介入）
14) Key Inclusion and Exclusion Criteria（主要な適格基準・除外基準）

15) Study Type（研究のタイプ）
16) Date of First Enrollment（研究開始予定日）
17) Target Sample Size（目標症例数）
18) Recruitment Status（進捗状況）
19) Primary Outcome(s)（主要アウトカム評価項目）
20) Key Secondary Outcomes（副次アウトカム評価項目）

(6) 調査の実施

　調査実施は長期間にわたることも少なくない．特に，RCTでは予定していた期間内に研究参加者が集まらず，研究期間が延びることもままある．この研究でも調査対象者のエントリーには予定よりも長い期間を必要とした．調査票などのデータは，丁寧にファイリングしつつ記録を残し，たとえ担当者が引き継いだ場合でもすぐにわかるようにしておくことが基本である．研究代表者は，それぞれの担当者を明確にしておくこと，研究者や実務者間での密な打合せの機会をもち，調査に対する共通の理解と，たゆまない努力をしていくことを認識するよう図ることが大切である．そのためにはリーダーシップとマネージメント能力など，調査研究の実施に不可欠な能力を備えておくことが必要である．また，真摯にこのような問題に打ち込んでいる間にも，さらにその能力は磨かれることになろう．

3.1.4　解析と結果のまとめ
(1) データ回収・データ入力

　データが収集されたらそれをエクセルなどに入力して記録を残すと同時に，解析に用いることができるようにする．このフォーマットはあらかじめ決めておくが，実際の解析プログラムで必要な情報や形式になっているかを見通しておくことが大切である．入力に際しては，個人番号を入力し，1レコード（1行）に1人分のデータを入力するのが扱いやすい．また，できるだけ個人名など，個人がすぐに同定できる情報は1つのファイルに入れないように留意する．データ入力を行った後，ダブルチェックを行い，入力ミスがないかを確認する．さらに，データの分布や要約統計量を算出したときにも，外れ値などがないかについて検討することが大切である．特に外れ値については，データの記録ミスや入力ミスが原因であることも少なくないので，注意したい．図3.4は1人1レコードとして介

				pre											post									
NO	DATE	Initial	Int/Cont	FPG	1-h PG	2-h PG	AGE	BMI	SBP	DBP	TCHOL	TG	HDL	LDL	ADATE	FPG	1-h PG	2-h PG	AGE	BMI	SBP	DBP	TCHOL	TG	HDL	LDL
1	1101XX	AA	1	83	149	160	42	26.9	130	88	210	285	39	114	1201XX	99	197	133	43	26.3	130	92	198	574	34	72
2	1102XX	AB	0	98	155	140	46	26.4	132	88	232	377	35	122	1202XX	102	96	177	47	27.7	116	80	276	2404	35	144

図 3.4 データのエクセルシートへの入力例

入前（pre），介入後（post）の検査値データを入力した例である．

（2）データの要約と統計学的解析

データの要約と統計学的解析は，あらかじめ決めておいた解析計画に沿って行う．特に検証的研究では，副次的評価指標での分析や感度分析も含めて解析計画書の記載事項を遵守することが不可欠である．なお，必要な場合には探索的研究として，さらにいろいろな分析を試みることもよい．先で述べたようにこの研究では連続変数については，分布に対応して単純な 2 群比較は Student の t 検定，Welch の検定，Wilcoxon の順位和検定など（4.3 節）によって検定した．ベースライン調整も含めた交絡変数の調整は共分散分析（4.4 節）により行った．表 3.3 はデータの要約結果である．なお，背景因子の比較として無作為化が正しく行われたかどうかをチェックするため，原文ではベースライン値の 2 群比較の検定結果を掲載してあるが，表 3.3 では検定結果は削除して掲載した．その理由は，観測される「両群の差」は無作為化による偶然変動であり，かつ，その有意性についても，有意水準 5% で行えば，20 変数に 1 変数の割合で有意差が出てもおかしくない程度の偶然変動であることを勘案したためである．この考え方の詳細については [9] の 4.2 節を参照されたい．

（3）主要な結果

この研究は平成 11 年 2 月から 2 年間に某人間ドック受診の OGTT 境界型男子勤労者 173 名（RCT による割付け；新栄養教育群 86 名，従来型教育群 87 名）のうち，1 年後の健診結果および FFQW65 の調査結果が得られた 156 名（登録者の 90.2%）を解析対象とした．平均年齢は新栄養教育群 55.2 歳，従来型栄養教育群 54.9 歳であった（表 3.3 参照）．

無作為割付けした場合でも，確率的（偶然，by chance）に介入群と対照群の間で差が生じる可能性もある．そのためにベースライン値を調整して差を検討する．ここではベースライン値やその他の交絡要因の調整には共分散分析を利用し

表 3.3 データの要約
頻度は度数（%），連続量は平均（標準偏差）で要約した．

Table 1—Baseline characteristics of the subjects who completed the 1-year follow-up

Parameters	NDE group	Control group
n	79	77
Age (year)	55.2 ± 7.4	54.9 ± 6.7
Body mass index	24.5 ± 3.0	24.2 ± 2.7
PG (mmol/l)		
FPG*	**6.1 ± 0.55**	**5.5 ± 0.55**
1 h after oral glucose challenge	10.7 ± 1.8	10.6 ± 1.6
2 h after oral glucose challenge†	**8.2 ± 1.5**	**7.3 ± 1.7**
Serum lipids (mg/dl)		
Total cholesterol	201.3 ± 32.0	199.5 ± 37.0
HDL cholesterol	52.2 ± 12.2	52.8 ± 15.2
Triglycerides	128.6 ± 64.0	127.1 ± 71.1
Liver function (IU/l)		
Alanine aminotransferase	25.9 ± 7.8	24.0 ± 7.7
Aspartate aminotransferase	31.7 ± 19.9	26.9 ± 14.3
Blood pressure (mmHG)		
Systolic	122.3 ± 14.4	121.1 ± 14.3
Diastolic	77.4 ± 10.2	76.4 ± 10.8
Absolute value of the "overintake/ underintake fraction" for total energy intake (%)		
Breakfast	25.4 ± 16.4	23.6 ± 12.9
Lunch	13.8 ± 9.3	12.8 ± 11.6
Dinner	60.5 ± 33.6	62.0 ± 37.1
Daily	21.6 ± 15.0	19.9 ± 14.9
Smoking status (%)		
Yes	22 (28)	30 (39)
No	57 (72)	47 (61)

Data are means ± SD and n (%).

た．そして主要評価項目としては，2-h PG の開始時点での群間差を共分散分析により調整し，教育の効果の大きさ（effect size）を求めた．手順としては，まず，食習慣の改善について検討し，次に食習慣の改善と血糖値の改善との関連を確認し，最後に血糖値の改善について検証した．これらの結果をまとめたのが表 3.4 である．

まず，食習慣の変化についてみてみよう．FFQW65 から推定した両群での食事ごとの改善指数を図示したものが図 3.5（a）である．ベースライン値で調整した差をみた結果では，夕食および 1 日総エネルギー充足率が新教育群で有意に改善しており，充足率の 100% からの絶対値の差の大きさの，新栄養教育群と従来型栄養教育群での差（95% 信頼区間）は，夕食 −15.3（−24.6 〜 −6.0）%，1 日 −6.0（−9.8 〜 −2.2）%（共に $p < 0.001$）（表 3.4）であった．この差を図示し

表 3.4 糖負荷後 2 時間値,食事別エネルギー摂取量の開始時点での群間差

Table 2—*Percent changes in 2-h PG and changes from baseline in the absolute value of "overintake/underintake fraction" for total energy intake 1 year after initiation of dietary education in the NDE group and the control group*

Variable	NDE group	Control group	Adjusted* difference between the groups		
			Mean	95% CI	Two-tailed P value
n	79	77			
Percent changes in plasma glucose (%)					
Fasting	-0.5 ± 0.9	2.2 ± 0.9	-1.8	-4.2 to 0.6	0.153
1-h PG	-5.2 ± 2.6	-3.3 ± 2.3	-3.7	-9.9 to 2.5	0.242
2-h PG	-8.2 ± 1.9	11.2 ± 3.0	-15.2	-8.4 to -22.0	<0.001
Change from baseline in the absolute value of "overintake/underintake fraction" for total energy intake (%)					
Breakfast	0.4 ± 1.5	-2.1 ± 0.9	2.6	-0.7 to 5.8	0.126
Lunch	0.4 ± 1.1	1.0 ± 1.2	-0.5	-3.8 to 2.7	0.746
Dinner	-3.0 ± 4.1	11.7 ± 3.7	-15.3	-24.6 to -6.0	0.002
Daily	-1.8 ± 1.5	4.0 ± 1.4	-6.0	-9.8 to -2.2	0.002

Data are mean ± SD unless otherwise indicated. *Adjusted for baseline value by ANCOVA.

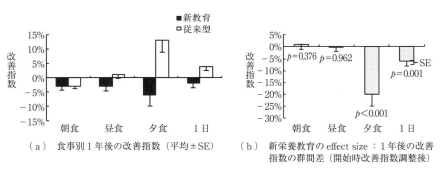

(a) 食事別 1 年後の改善指数(平均±SE)　(b) 新栄養教育の effect size:1 年後の改善指数の群間差(開始時改善指数調整後)

図 3.5　新栄養教育群と従来型群での食事ごとの改善指数(a)とその差(b)

たものが図 3.5 (b) である.差の大きさが一目でわかるようになっていよう.

次に,充足率の改善指数と 2-h PG の変化率との間の関連を Spearman の順位相関係数 r_S で確認したところ,有意な正の関連 ($r_S = 0.28$, $p < 0.01$) がみられた.相関は弱いながら栄養の改善と 2-h PG の改善とが関連することが示唆されたのである(図 3.6).

そこで本研究のエンドポイントである血糖値について検討した.共分散分析でベースライン調整した effect size には有意な低下が認められた(調整済み変化率の差と 95% 信頼区間:-15.2 ($-22.1 \sim -8.4$)%)(図 1.2).また,共分散分析

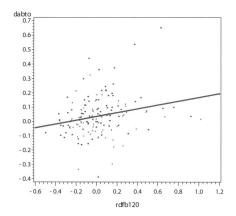

図 3.6 1 日の総エネルギー食事改善率と 2-h PG の改善との関連性（$r_S = 0.28$, $p < 0.01$）

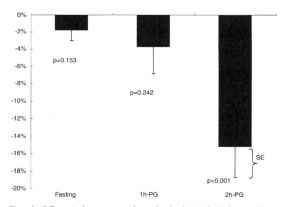

Figure 1—*Difference in the mean percent changes from baseline in 2-h PG after 1 year between the NDE group and the conventional dietary education (control) group (adjusted for baseline value).*

図 1.2（再掲） 介入 1 年後の空腹時，糖負荷後 1 時間血糖値（1-h PG），糖負荷後 2 時間値（2-h PG）の介入群（NDE 群）と対照群間の調整済み変化率の差 [1]

では両群での傾きが等しいかを検定することが必要である．この場合には共分散分析で 2-h PG のベースライン値と群（グループ）の交互作用項をモデルに含め，それが有意でなければ平行とみなす．この結果では交互作用項は有意ではなかった（$p = 0.369$）ので平行とみなし，共分散分析にて調整を行った．以上より，

FFQW65 を用いた「新栄養教育」改善プログラムの効果の評価が実証されたのである.

　副次的解析として，糖尿病の発症率をロジスティック回帰分析によりオッズ比を推定して比較した．この結果に関して論文では「糖尿病の発症率の比較に関しては主要評価指標ではなく，サンプルサイズの設定も 2-h PG での評価を目的としていた」こともあり，有意差はなかったと述べているにとどめている．しかし，ITT の原則に従い 1 年後の結果の得られなかった患者について，ロジスティック回帰分析による検討など論文には記載しなかった検討なども実際には行っている．1.1.6 項で紹介したメタアナリシスでは PPS での検討結果を用いている．ちなみに解析対象 PPS では介入群 3.8%，対照群 7.8%，オッズ比（95% 信頼区間）0.5（0.1～1.9），欠損すべてを非発症としたときの ITT では介入群 3.5%，対照群 6.9%，オッズ比（95% 信頼区間）0.5（0.1～2.0），欠損すべてを発症としたときの ITT では介入群 11.6%，対照群 18.4%，オッズ比（95% 信頼区間）0.5（0.2～1.4）となっており，いずれの場合においても介入群ではより低い傾向はあるものの有意差としては認められなかった．これはサンプルサイズの設定で発症率をプライマリに設定しておらず，検出力（power）が不足している可能性もある．

　以上の解析は統計パッケージ SAS を利用して実施したが，以下に主要なプログラムと作表に用いた出力結果の一部を示しておくので，参考にされたい．以降では SAS のプログラムを P●，対応する出力結果を O● として記述する．なお，実際に SAS のプログラムを書く際には大文字，小文字は問われないが，ここでは違いがわかるように，SAS で提供されているコマンドは大文字で表示するようにした．

〈SAS プログラムと主要な結果〉

　はじめは表 3.3 に掲載した要約統計量の算出である．これには連続量では MEANS プロシージャを用いて要約統計量を求め，頻度のデータではクロス表から頻度と割合（%）を求める．ここでは連続量は変数名 糖負荷後 2 時間血糖値 rfb1201 について，カテゴリー変数として介入の有無 group 別に求める．MEANS プロシージャではオプションとして算出したい要約統計量を指定できる．ここではデータ数 N，平均値 MEAN，標準偏差 STD，中央値 MEDIAN，25% 点 Q1,

75% 点 Q3，最小値 MIN，最大値 MAX を指定してある．CLASS 文では層別したい変数を指定する．ここでは介入群・対照群別に算出するため変数名 group を指定している．VAR 文で要約統計量を求めたい変数を指定する．ここではベースラインでの 2-h PG として変数名 rfb1201 を指定している．さらにカテゴリー変数喫煙 smk1 は FREQ プロシージャを用いてクロス表として求めてみよう．TABLES 文でクロス表を求めたい変数をアスタリスク * でつないで指定する．ここではグループ group とベースラインでの喫煙 smk1（Yes = 1，No = 3）とのクロスを求めるため "group*smk1" と指定してある．

P1 要約統計量

```
①連続量の要約統計量
PROC MEANS N MEAN STD MEDIAN Q1 Q3 MIN MAX; CLASS group; VAR rfb1201; RUN;

②クロス集計表
PROC FREQ; TABLES group*smk1; RUN;
```

O1 要約統計量の出力例

```
①連続量の要約統計量
MEANS プロシジャ

                                        分析変数 : rfb1201
group  N     平均      標準偏差   中央値   下側四分位点  上側四分位点  最小値      最大値
---------------------------------------------------------------------------------
0     77  7.3131313  1.6622727  6.9444444  6.2222222   8.5555556  3.8888889  10.6666667
1     79  8.1751055  1.5372882  7.8888889  7.0555556   9.2777778  4.6111111  11.0555556
```

　　　　←要約統計量（表 3.3）

```
②クロス集計表
FREQ プロシジャ
表 : smk1 * group
smk1         group
度数
パーセント
行のパーセント
列のパーセント       0       1      合計
-------------+--------+--------+
          1  |   30   |   22   |   52
             |  19.23 |  14.10 |  33.33      ←要約統計量（表 3.3）
             |  57.69 |  42.31 |
             |  38.96 |  27.85 |
-------------+--------+--------+
          3  |   47   |   57   |  104
```

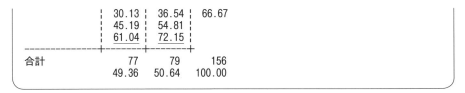

[解説]

出力結果でアンダーラインの部分が表 3.3 に掲載された数値のもととなった計算結果である．クロス表では各グループにおける割合なので列の割合（％）が求める割合となる．

次に表 3.4 に掲載した共分散分析 ANCOVA を GLM プロシージャを利用して行ってみよう．GLM プロシージャは，unbalanced designs での最小 2 乗法による一般線形モデルのあてはめを目的としており，単回帰分析，重回帰分析，ANOVA（特に unbalanced data の），共分散分析（ANCOVA），繰返し測定の分散分析（REPEATED 文）などに利用可能である．説明変数（独立変数，共変量）にはカテゴリー変数（CLASS 文で指定）もしくは連続変数を指定する．ベースラインと 1 年後の 2-h PG の差を表す変数を rdfb120，2-h PG のベースライン値の変数を rfb1201 とおく．共分散分析は GLM プロシージャで説明変数に rfb1201 を加えたモデルの形にして指定すればよい．CLASS 文でカテゴリー変数として取り扱う変数を定義する．ここではパーシャル法によるダミー変数が作成される．リファレンス・グループはデフォルトでは "LAST"（最大の英数字値を備えたレベル）となる．MODEL 文での等号の左辺には結果変数 rdfb120 を，右側には説明変数として主効果として rfb1201 と group を指定する．交互作用項は 2 つの変数をアスタリスク「*」で結んで rfb1201*group と指定する．MODEL 文のあとにスラッシュ「/」で区切ってオプションを指定する．主効果モデルでは，パラメータの推定値を求める SOLUTION と，推定値の 95％ 信頼区間を求める CLPARM という 2 つのオプションを指定している．なお GLM プロシージャではこのほか多くの機能があるが，ここでは関連する機能のみの記述とした．

PROC GLM < options > ;
　　CLASS variables < / option > ;

MODEL dependents = independents < / options > ;

CLASS 文はカテゴリカルデータの場合に指定する．たとえば変数 a が 2 カテゴリーの場合，A1（a = 1 なら A1 = 1，その他 A1 = 0），A2（a = 2 なら A2 = 1，その他 A2 = 0）という 2 つのダミー変数を作成する．

MODEL 文では左辺に従属変数（結果変数），右辺には説明変数（独立変数，共変量）とそのオプションを / のあとに指定する．ここではオプションとして "SOLUTION" を指定し，一般線形モデルをあてはめた結果のパラメータの推定値を表示し，さらに推定値の 95% 信頼区間を求める CLPARM という 2 つのオプションを指定している．以下にモデルの形式とそれに応じた簡単な指定例を示しておく．

指定例：y が従属変数，group（$j = 1, 2$）が 2 カテゴリーの説明変数であるとき，グループの固定効果（fixed effects）としてのモデルは正規分布に従う誤差を ε とおいて

1) group の固定効果 α_j（一元配置分散分析）
$$y_{ij} = \mu + \alpha_j + \varepsilon_{ij}, \quad \varepsilon_{ij} \sim N(0, \sigma_e^2)$$
   PROC GLM DATA = d1;
      CLASS group ;
      MODEL y = group ;

2) group と rfb1201（β_k とおく）の固定効果（共分散分析）
$$y_{ijk} = \mu + \alpha_j + \beta_k + \varepsilon_{ijk}, \quad \varepsilon_{ijk} \sim N(0, \sigma_e^2)$$
   PROC GLM DATA = d1;
      CLASS group ;
      MODEL y = rfb1201 group ;

3) group と rfb1201 の固定効果と交互作用項を含むモデル
$$y_{ijk} = \mu + \alpha_j + \beta_k + \alpha\beta_{jk} + \varepsilon_{ijk}$$
   PROC GLM DATA = d1;
      CLASS group ;
      MODEL y = rfb1201 group rfb1201* group;

GLM ではモデルの平方和を 4 通りの方法で評価する．ここでは TYPE III によ

り評価している．それぞれの意味は下記の通りである．

Type I 平方和は，逐次平方和（sequential sums of squares）．複数の要因を並べた順に追加していくときのモデル平方和の増加を評価する．要因の投入順序により異なった値をとる．

Type II 平方和は，偏平方和（partial sums of squares）．要因の投入順序には依存しない．ほかの要因（交互作用は除く）に関して調整済みの2乗和のこと．

Type III 平方和は，Σ制約付きモデルの平方和（SS for Σ-restricted models）．すべての要因に関して調整済みである．

Type IV 平方和は，偏平方和．デザインのなかにまったく欠測値がない場合，III と IV は一致する．SAS では仮説平方和（hypothesis SS）ともよばれる．

釣り合い型デザインでは，4つの平方和は，すべて等しい．交互作用のない場合には，Type II 平方和，Type III 平方和，Type IV 平方和は一致する．非釣り合い型デザインでも，交互作用項を含まない主効果のみのデザインであれば，Type II 平方和と Type III 平方和は一致するが，交互作用項を含んだデザインでは，両者は異なる．

なお，ここでは特に掲載していないが，ベースラインと1年後の 2-h PG の差のデータは，データステップで rdfb120 という変数を作成して用いている．共分散分析はグループ別に求めた回帰直線が平行であるという仮定のもとで意味をもつ．そこでまず，2つの回帰直線が平行であるかについての検定を，回帰モデルを用いてグループとベースラインの変数との交互作用項を説明変数に加えたモデルにより，交互作用項の有意性を検定する．この交互作用項が有意でなければこれを除いた主効果だけのモデルで回帰分析を行い，グループの効果を検定し，それが有意であればグループ間で差がある，つまり介入の効果があると判断する．

P2 血糖値の共分散分析による交絡要因調整

```
③ベースライン調整をした効果の評価：傾きの平行性の検定
PROC GLM; CLASS group; MODEL rdfb120 = rfb1201 group rfb1201*group; RUN;

④ベースライン調整をした効果の評価：主効果
PROC GLM; CLASS group; MODEL rdfb120 = rfb1201 group /SOLUTION CLPARM; RUN;
```

O2 出力例

③ベースライン調整をした効果の評価：傾きの平行性の検定

GLM プロシジャ

			Type III		
要因	自由度	平方和	平均平方	F 値	Pr > F
rfb1201	1	0.89245677	0.89245677	20.37	<.0001
group	1	0.14021236	0.14021236	3.20	0.0756
rfb1201*group	1	0.03549778	0.03549778	0.81	0.3695

←傾きの平行性の検定

④ベースライン調整をした効果の評価：主効果

GLM プロシジャ

分類変数の水準の情報

分類	水準	値
group	2	0 1

読み込んだオブザベーション数　　156
使用されたオブザベーション数　　156

従属変数：rdfb120

			Type III		
要因	自由度	平方和	平均平方	F 値	Pr > F
rfb1201	1	0.91967226	0.91967226	21.02	<.0001
group	1	0.84408403	0.84408403	19.29	<.0001

パラメータ	推定値		標準誤差	t 値	Pr > |t|	95% 信頼限界	
Intercept	0.3132212202	B	0.08927503	3.51	0.0006	0.1368503429	0.4895920975
rfb1201	-.0482930692		0.01053405	-4.58	<.0001	-.0691040406	-.0274820979
group 0	0.1524373777	B	0.03470770	4.39	<.0001	0.0838691829	0.2210055725
group 1	0.0000000000	B	.	.	.	.	.

←ベースライン調整済み変化率の両群での平均値の差と SE, 95% 信頼区間

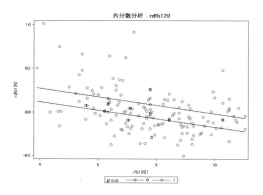

[解説]

共分散分析での主効果のモデルは次式に対応している．

$$y_{\text{rdfb120}} = \beta_0 + \beta_{\text{2-h PGx}} x_{\text{rfb1201}} + \beta_{\text{group}} x_{\text{group}} + \varepsilon$$

ただし，介入群：$x_{\text{group}} = 1$，対照群：$x_{\text{group}} = 0$

この結果求められた③の結果では交互作用項の p 値は 0.3695 と有意ではない，したがって 2 つの回帰直線は平行であると解釈された．主効果モデル④の結果からは対照群で 0.152，つまり効果は対照群を「なし」（= 0）と考えれば介入群は -15.2% であることになる．このパラメータの標準誤差 SE は出力結果 0.0838691829 と 0.2210055725 から同様に -8.3，-22.1%（ただし表 3.4 では -22.0% と掲載されている）となったわけである．

次にアウトカムが糖尿病発症の有無を検討した場合のロジスティック回帰分析による検討について述べよう．1 年後では介入群 79 人中 3 人（3.8%），対照群 77 人中 6 人（7.8%）が発症した．これをクロス表のデータをデータステップで DATALINES 文を用いて読み込み，LOGISTIC プロシージャでオッズ比と 95% 信頼区間（プロファイル尤度に基づく）を PLRL オプションを利用して求めてみよう．データはクロス表の項目のカテゴリーの組合せに対応する頻度（重み）として WEIGHT 文を利用して読み込む．プログラムでは，クロス表がきちんと読み込まれているかを確認するために FREQ プロシージャでクロス表を求めて確認をしている．糖尿病発症は変数名 dm（= 1 が発症，= 2 が非発症）としている．また，重み（当該カテゴリーの頻度）を変数名 r として読み込んでいる．LOGISTIC プロシージャでは CLASS 文でカテゴリーデータを指定する．カテゴリーデータについては，オプションで基準カテゴリー（referent category）を変数名のあとに（REF = LAST）のように最後のカテゴリーを指定したり，FIRST として最初のカテゴリーを指定する．MODEL 文では左辺に結果変数を指定するが，（EVENT = "1"）というように事象ありとするカテゴリーを指定することができる．無指定では大きいカテゴリーが referent となる．右辺には説明変数を指定する．オプションで AGGREGATE SCALE = N としてプロファイルベースに基づく解析を，オッズ比の 95% 信頼区間を PLRL（尤度比検定統計量に基づく），WALDRL（Wald カイ 2 乗統計量に基づく），95%（ALPHA = 0.05）で指定する．WEIGHT 文によりテーブル型で読み込んだ変数の頻度を変数 r で重みと

して読み込んでいる.

P3 副次的解析としての糖尿病発症に対するロジスティック回帰分析

```
⑤データの読み込み
DATA d1;INPUT group dm r ;
DATALINES;
1 1 3
1 2 76
2 1 6
2 2 71
;
PROC FREQ;TABLES dm*group; WEIGHT r;RUN;

⑥ロジスティック回帰分析
PROC LOGISTIC;CLASS group (REF=LAST);
    MODEL dm (EVENT="1")= group /AGGREGATE SCALE=N PLRL WALDRL ALPHA=0.05;
    WEIGHT r;
RUN;
```

O3 出力例

⑤糖尿病発症(変数名 dm)の頻度

FREQ プロシジャ

表 : dm * group

dm　　　　　　　group

度数
パーセント
行のパーセント
列のパーセント　　　　1　　　　2　　合計
-------------+--------+--------+
　　　　　1　｜　　　3　｜　　　6　｜　　9
　　　　　　｜　1.92　｜　3.85　｜　5.77
　　　　　　｜　33.33　｜　66.67　｜
　　　　　　｜　3.80　｜　7.79　｜
-------------+--------+--------+
　　　　　2　｜　　76　｜　　71　｜　147
　　　　　　｜　48.72　｜　45.51　｜　94.23
　　　　　　｜　51.70　｜　48.30　｜
　　　　　　｜　96.20　｜　92.21　｜
-------------+--------+--------+
合計　　　　　　　　79　　　　77　　　156
　　　　　　　　　50.64　　49.36　100.00

⑥糖尿病発症(変数名 dm)への介入の効果：粗オッズ比

```
LOGISTIC プロシジャ
         オッズ比推定とプロファイル尤度による信頼区間
効果            単位     推定値      95% 信頼限界
group 1 vs 2    1.0000   0.467    0.096      1.841

         オッズ比推定と Wald による信頼区間
効果            単位     推定値      95% 信頼限界
treat 1 vs 2    1.0000   0.467    0.113      1.939
```

[解説]

　先に記載した介入群 3.8%，対照群 7.8% はクロス表（⑤）より，オッズ比（95% 信頼区間）0.5（0.1〜1.9）はロジスティック回帰分析の結果（⑥）より求めたものである．モデルは次式の形式である．

$$\log\frac{p}{1-p} = \beta_0 + \beta_{\mathrm{group}} x_{\mathrm{group}}, \qquad \text{ただし，介入群}: x_{\mathrm{group}} = 1,\ \text{対照群}: x_{\mathrm{group}} = 0$$

　もちろん，この例のような無調整オッズ比とその信頼区間はロジスティック回帰分析を行わなくても FREQ プロシジャで簡単に求められるし，手計算でも簡単に求められる．ロジスティック回帰分析を用いる利点は SAS でのモデルの指定の際に，MODEL 文の右辺の説明変数の部分に P2 に示した GLM のようなほかの線形モデルと同様に，調整したい変数（共変量）を加えていくことで，まったく同じ手順で求められる点がある．

(4) まとめ

　この研究は，適切なライフスタイル改善プログラムの実施により，栄養教育の効果が高まり境界型のリスクを低下させることが可能となることを，無作為化比較試験による介入研究により実証したものである．この新栄養教育法では，3 食エネルギーバランス 1:1:1 を目標とし，FFQW65 という，簡便な半定量型食物摂取頻度調査票を用いて推定した食事摂取量の分析結果に基づき，食習慣上の問題点を提示した．これが患者の自覚を促し，遅い夕食や夕食量偏重の改善が図られ，それが血糖コントロールの改善につながったと考えられる．このような糖尿病ハイリスクを対象としたライフスタイル改善プログラムの効果については，海外ではすでにいくつも実証的な研究成果が報告されている．このような研究でのより高いエビデンスを求めるためにはメタアナリシスを行い，統計学的な観点から統合した効果を評価する．1.1.6 項にも示したように，著者らが後に行ったこ

の研究の成果も含めたメタアナリシスでは，ライフスタイル改善プログラムの効果が検証された．このエビデンスはロイター通信などにより，多くの国に紹介された．ライフスタイル教育は人々のおかれている環境や年齢，疾患などの種類に応じて異なった方法がとられることがままある．それらが本当に効果があり，患者のためになるかについて，科学的にエビデンスの評価を行い，実証し，改善を図っていくことが何よりも求められていよう．そのためには臨床医や管理栄養士など，臨床に携わる人々のたゆまぬ努力が必要とされる．

3.2 クラスター RCT に基づく SILE の効果の評価研究の事例 [10]

3.2.1 現状分析と先行研究の探索，問題の発見，認知

3.1 節では境界型という 2 型糖尿病（以下，単に糖尿病または T2D と記載する）のハイリスクへの栄養教育を考えた．糖尿病のため投薬治療を受けている患者は国際的にも増加し続けている．糖尿病は失明，腎不全ならびに心血管疾患などの重篤な合併症のリスクの増加など，社会的および経済的にも重篤な問題である．近年，わが国でも血糖コントロールのための糖尿病教育（diabetes education）は，管理栄養士必置義務のある病院に加え，地域の診療所でも行われている．2014 年 1 月に米国糖尿病学会から発表された「2014 年版 糖尿病臨床ガイドライン」では，糖尿病の食事療法について，推奨される構造化された教育内容が示され，管理栄養士と共に進めることの重要性が示唆された [11]．このガイドラインでは，これまでにも増して糖尿病の療養には管理栄養士の存在が必須であることが記載されているが，日本の診療所での管理栄養士の起用はまだ少ないのが現状である．食生活を中心としたライフスタイル改善のための支援は特に糖尿病患者にとって重要であり，より多くの診療所で管理栄養士による効果的かつ実用的なライフスタイル改善のための支援を行うシステムを構築することが必要であろう．しかしながら一方で，血糖コントロールの改善における一定の成果を期待できる教育プログラムの開発は少なく，わが国でもライフスタイル改善のための標準化されたプログラムが必要とされている．

本節では 1.2.3 項で示した，著者らが実践した診療所での SILE についての詳細を紹介する．糖尿病患者にとって管理栄養士や医師，看護師などの専門家によるライフスタイル改善の支援は重要であり，糖尿病の治療を補完するものとされ

ている.そこで著者らは過去の研究の結果から,効果的な血糖コントロールのためには特に以下の点が重要であると考えた.

1) 患者が自身に適した食事にするためのアセスメント結果を得ること,
2) 管理栄養士により,患者に適したライフスタイル改善のための支援が提供されること,
3) 患者の行動変容を継続的にサポートするしくみがあること,

である.日本の医療制度のもとでは医師は通常,ライフスタイル改善教育のための時間を割くことが難しい.そのため,診療所においても管理栄養士などのコメディカルスタッフがサポートできるしくみを構築していくことは意味があろう.海外でのこれまでの研究では,食育を含めコメディカルスタッフによる長期的なライフスタイル改善のための教育の効果を検討し,無作為化比較試験によりHbA1cの改善をもたらした研究成果などが示されている.著者らは,管理栄養士を中心とした,質の高いライフスタイル改善プログラムの提供が糖尿病の発症や重症化を抑制することにつながると考え,そのエビデンスを評価することを図った.

SILEでは,日本における糖尿病の特徴として,欧米と比べて体格が肥満ではないにもかかわらず血糖コントロールが悪い場合も総じて多いことを考慮し,エネルギー摂取量の制限よりも食後血糖値の上昇を制御することや,空腹時血糖値の改善をすることによりHbA1cの改善を図るための食べ方に焦点を当てた指導が重要であると考えた(表2.4).夕食の食事内容の改善や,朝食と昼食でのたんぱく質源の食品摂取を基本とし,野菜の摂取量を増やすことを重視したのである.これは,夜間の活動は概日リズムを考慮すると,日中の活動よりも少ないため夕食時の適切なエネルギー摂取量が重要であること,たんぱく質の適正摂取や食物繊維の摂取増加は食後血糖値の上昇を抑制し,HbA1cの改善に寄与することを根拠としている.

3.2.2 研究デザイン

SILEを介入とし,通常の診療上の糖尿病教育を対照として,血糖値改善に対する介入の効果の評価を行うことを目的とした.この研究でのスキームやプログラムについては2.3.2項に詳細を述べた.ここでは研究デザインと主な結果について具体的に述べる.

この研究は，神奈川県内の診療所をクラスターとし，そこを受診した2型糖尿病患者を対象とし，SILEによる介入を行った群と通常の診察群との2群間の6か月間でのクラスター無作為化比較試験である．診療所の特性上，同一診療所内で異なる改善プログラムによる指導が行われた場合，対照群に割り付けられた被験者が不公平と感じたり情報交換したりする可能性もあることからクラスター割付けとしたのである．この研究の研究実施計画書（プロトコル）は巻末の付録4として提示したが，その概要は以下の通りである．

比較するライフスタイル改善プログラムの概要：介入群ではSILE（2.3.2項）を実施した．対照群は診療所での通常の食事指導とした．

研究対象：選択基準は，①介入試験にあたり十分な説明を受けた後，十分な理解の上，本人の自由意志による文書で同意が得られた者，②登録時の年齢が20歳以上79歳まででHbA1c 6.5%（NGSP）以上の者，③経口薬およびインスリン投与を行っている者（初診症例で薬物療法を開始する患者を含む）については，投薬および投与を行って3か月以上が経過し，医師の判断により安定した状態（HbA1cの変化率が5%未満）の者とした．また，除外規準は①同意を得られなかった者，②糖尿病性網膜症（増殖期以降）の者，③糖尿病合併妊娠や妊娠糖尿病の者，④糖尿病性腎症（3期以降）の者，⑤調査票に自分で記入できないと医師が判断した者，である．

試験のアウトライン（図1.14）：本研究の協力に同意した診療所20施設を順次，介入群（SILEによる計画的教育群），対照群（診療所での通常の食事指導）に無作為に割り付けた．各施設では，研究対象の選択基準に基づき，患者を10名ずつの登録を受けた．

　介入群では管理栄養士が6か月間（±1か月）に介入開始時（初回），介入開始時から1か月目および3か月目の3回程度の面談を行った．栄養アセスメント，食事調査（FFQW82）の結果をふまえた対象者の自律的な目標の設定，検査データなどのモニタリングおよび目標達成の評価を繰り返し実施した．対照群には，医師または看護師が食事などに関する助言を与える，あるいは食事療法に関する資料を配布するという従来の指導を行ったが，担当管理栄養士が初回1回のみの面談時にFFQW82の結果を返却し，改善のための簡単な助言をした．

評価指標：主要評価項目はHbA1cとし，研究登録時（ベースライン）のHbA1cに対する初回介入時より6か月目（±1か月間）のHbA1cの変化量を比較した．

副次的評価項目は BMI，空腹時血糖値，血清脂質（TC，HDL および TG），食事摂取エネルギー（1日・食事別）および脂質エネルギー比の変化量とした．さらにベースライン時と6か月の評価時では身体活動レベルを把握し，運動習慣および喫煙習慣についても把握した．

観察および検査項目：患者背景として，研究開始前に次の項目について検討した．施設名，担当医師名，ID 番号，性別，生年月日，身長，体重，合併症，既往歴（登録時より1年以内），家族歴，メタボリックシンドロームの有無，運動習慣，喫煙習慣，飲酒習慣，生活活動強度，指示エネルギー量，その他の栄養教育上の指示を取り上げた．また，食事摂取エネルギー量およびたんぱく質・脂質・炭水化物エネルギー比（FFQW82 による），意識および行動に関する調査，栄養アセスメント票，空腹時血糖値，HbA1c，総コレステロール，LDL コレステロール，HDL コレステロール，中性脂肪，収縮期血圧，拡張期血圧を取り上げた．

試験の終了，中止，中断：研究の終了は，両群とも担当管理栄養士の初回介入時より6か月目（±1か月）の面談日とした．担当医師により，研究の中止の勧告あるいは指示があった場合は研究を中止するものとした．

研究仮説：研究を行うにあたって研究仮説を立て，その仮説を検証できるよう適切な研究プロトコルを策定する．この研究での研究仮説は，「新たに開発した FFQW82 を利用して行う管理栄養士による SILE を用いた教育方法（介入群）は，従来の教育方法（対照群）に比べて，6か月後の HbA1c のベースラインからの変化量が相対的に平均 15% 以上低下する」とした．この研究仮説の設定においては，これまでの地域の診療所での栄養教育での HbA1c の改善に関する実績を加味し，期待できると思われる HbA1c の変化量は介入開始時に比較して 15% が妥当と考えた．

目標症例数および設定根拠：目標症例数は，各群とも1施設につき 10 症例，10 施設ずつ，合計で 20 施設 200 症例とした．対象者の各群への割付けはクラスター無作為化割付けで行うが，1施設 10 名とし，本研究の仮説を両側有意水準 5% で検出するために，検出力 80% で検出でき，対照群の改善率は変わらないものとし，介入群の HbA1c 改善率を 15% として算出した．両群の平均（$\bar{x}_0$, $\bar{x}_1$）および標準偏差（SD）は地域の診療所における測定結果に基づいている．$\bar{x}_0$ を対照群の HbA1c の平均値とし，これまでの実績より 8.2% とする．対照群は6か月後の HbA1c の平均値には変化がないものと仮定した．ここで $\bar{x}_1$ を介入群の HbA1c の

平均値とし，現状と同程度のHbA1c 8.2%として7.0%に低下するとすれば15%の改善率となる．各群のバラツキ（標準偏差，SD）は同程度とみなし実績より2.2とし，対象者の級内（施設内）相関係数は類似の研究事例（[9]の9.3節）でもあまり大きくないとされていることなども参考にして，施設内相関係数（intra-class correlation coefficient, ICC）を0.1とおいた．4.3.9項に従ってeffect size $d = (\mu_1 - \mu_0)/\sigma$ の推定値 $(\bar{x}_1 - \bar{x}_0)/SD$ を計算すると

$$\frac{\bar{x}_1 - \bar{x}_0}{SD} = \frac{8.2 - 7.0}{2.2} = 0.55$$

よって施設数 n は，

$$n = 2 \times (1 + (10-1) \times 0.1) \times \frac{(1.96 + 0.842)^2}{10 \times 0.55^2}$$

$$= 2 \times 1.9 \times \frac{7.8512}{3.03} = 9.85$$

したがって1施設10例ずつとして各群10施設ずつ必要となる．なお，施設単位であるので100%の回収が可能とみなした．

統計解析：主要な解析対象集団は無作為割付けされた研究実施計画書に基づく適格例の全例の集団（FAS）とした．ITTの原則に基づき，欠測値は評価時の直前のデータを用いるLOCF法に準じた．また，FASの対象者から初回介入時以降にHbA1cが未測定である症例を除いた症例（PPS）をCDS（complete data set）とした完全データでの検討と，MI法による多重補完法（多重代入法）での解析を欠測値の取扱いに対する感度分析として行った．なお，MI法に関してはSASでは，MAR（missing at random）の仮定のもとでmonotone patternが存在しない場合は，多変量正規分布を仮定したマルコフ連鎖モンテカルロ（Markov chain Monte Carlo, MCMC）法というベイズ推定に基づく方法が利用できる．MCMC法は多変量正規分布の仮定のもとでは有用な方法であるといわれている．多変量正規アプローチではより強い理論的根拠に基づいており，多変量正規の仮定は多少離れてもロバストであるといわれており，統計的に優れている．この詳細については[12]の3.5節を参照されたい．

　主要評価指標とほかの評価指標間の相関はPearsonの（積率）相関係数を用いて検討した．クラスター割付けという点を考慮し，解析には線形混合効果モデル（mixed-effects linear models）を用いた（4.4.5項）．そして，無調整のモデル

(Model 1)，ベースライン調整モデル（Model 2），ベースライン・性別・年齢・BMI 調整モデル（Model 3），および多変量調整モデル（ベースライン，性別，年齢，BMI，喫煙習慣，身体活動レベル，2 型糖尿病の家族歴および合併症の変化）（Model 4）により検討を行った．この際の統計学的有意水準は両側 5% とし，分析には SAS ver9.2 を用いた．したがって，先に述べた LOCF 法，CDS，MI 法の 3 通りについてそれぞれ 4 つのモデルを検討したのである．

3.2.3 プログラムの実践

この研究では，共同研究者の医師とのつながりから，地域の開業医に順次協力を申し入れて調査の目的，方法，期待される成果などを丁寧に説明し，同意が得られた診療所を対象として割付けを逐次的に行った．スキーム，プログラム，マニュアル，調査の実施などについては 2.3.2 項に，倫理審査・利益相反・研究同意証明書については 2.3.4 項に記載したので参照されたい．

3.2.4 解析と結果のまとめ
（1）データ回収・データ入力

データは調査票が回収された段階で，順次エクセルシートに入力した．エクセルシートのフォーマットは，1 人 1 レコード（1 行）にベースライン，3 か月後，6 か月後のデータを入力するよう，あらかじめ設定しておいた（図 3.7）．

（2）データの要約と統計学的解析

詳細は実施計画書（付録 4）に従って行った．

（3）主要な結果

図 1.14 に無作為化割付け試験のための CONSORT（2.3.7 項参照）に沿った本研究のフロー図を示した．介入群（10 診療所）と対照群（10 診療所）でそれぞれ 100 名，93 名が ITT 分析の対象である．また，途中で 39 名の患者が中断したため，PPA 分析対象者は 154 名（介入群 84 名 [80%]，対照群 70 名 [75%]）であった．中断者の理由は図 1.14 に示す通りである．

まず，解析では対象者のベースライン時の特性をみるが，その結果を表 3.5 に示した．全体の平均年齢は 61.3 歳（介入群 60.4 歳，対照群 62.3 歳）であった．

表 3.6 には，両群におけるベースラインと 6 か月後の臨床検査データおよび食事摂取量データ（一部）について要約統計量を掲載した．HbA1c は介入群では平

cid	no	treat	gender	age	hei1	wei1	bmi1	waist1	smk1	exercise1	gappei11	gappei12	fhistry1	medicine11	insulin1	medo11	medo12	medo13	sbp1	dbp1	suger1	hba1c1	tc1	ldl1	hdl1	tg1	mets1	kcal1
1	A1	1	1	44	1.58	77.7	31.1	96.5	0	1	2	0	0	0	1	1	88	190	152	150	7.1	.	166	51	107	1	2610
1	A2	1	2	63	1.519	54	23.4	90.5	0	1	5	0	1	0	1	88	88	149	73	251	10.2	.	75	88	76	1	1655
1	A3	1	1	42	1.75	136.9	44.7	131	0	0	1	2	1	0	0	1	88	152	95	119	6.1	226	163	52	184	1	2131
1	A4	1	1	67	1.747	68.4	22.4	88	0	2	0	88	3	1	0	0	88	119	81	157	6.8	.	125	70	46	0	1867
1	A5	1	2	53	1.548	61.8	25.8	86	0	0	1	2	0	0	0	1	88	88	203	119	136	6.8	.	158	65	117	0	1546
1	A6	1	2	71	1.57	57.5	23.3	79.8	0	1	1	88	0	1	0	1	88	115	89	139	6.8	.	163	88	146	0	1590

kcalm1	kcall1	kcald1	mwariai1	lwariai1	dwariai1	yasaii1	yasail1	seni1	protein1	proteinhi1	sisitu1	sisituhi1	toustuhi1	mt3	sbp3	dbp3	fbs3	hba1c3	tc3	ldl3	hdl3	tg3
1039	1148	964	39.8	44	36.9	27	113	171	311	19.4	85	13	77	26.6	60.4	1	110	70	.	5.4	.	.
526	576	684	31.8	34.8	41.3	47	37	164	248	13.7	66	16	53	28.8	55.2	1	.	.	140	7.1	.	.
523	771	901	24.5	36.2	42.3	40	84	160	284	14.2	75	14.1	67	28.3	57.6	3	.	.	.	.	.	.
374	555	860	20	29.7	46.1	0	34	99	127	10.8	72	15.4	49	23.6	61	1	141	80	185	6.9	.	.
408	422	691	26.4	27.3	44.7	39	19	132	190	11	63	16.3	51	29.7	54	1	.	.	.	95	5.8	.
633	468	666	39.8	29.4	41.9	45	35	125	205	11.7	68	17.1	54	30.6	52.3	1	139	85	163	7.4	231	144	55	109

endpoint	hei6	wei6	bmi6	waist6	smk6	exercise6	gappei61	gappei62	cmedicine	ndrug	insulin2	medo61	medo62	medo63	sbp6	dbp6	suger6	hba1c6	tc6	ldl6	hdl6	tg6	mets6	njusin	njugen	kcal6	kcalm6	kcall6	kcald6
4	.	.	.	.	.	.	1	2	0	0	1	88	88	.	.	.	.	.	.	.	.	.	.	.	.	.	.	.	.
1	1.519	54.5	23.6	92.8	.	1	5	0	1	0	1	88	88	153	66	128	7.9	161	72	76	69	1	7	6	1425	521	376	619
1	1.75	128.8	42.1	134.5	0	2	1	2	1	0	1	88	130	83	89	138	45	81	0	7	6	2028	606	771	822				
1	1.747	69.6	22.8	87.8	0	2	0	88	0	1	0	134	75	189	6.9	229	126	87	69	1	8	5	1867	374	555	860			
1	1.548	60	25	.	0	2	1	2	0	0	1	88	88	157	101	128	5.8	239	148	67	185	0	8	4	1506	345	515	655
1	1.57	58	23.5	.	0	2	1	88	0	1	0	1	88	130	77	121	6.6	239	151	57	195	0	7	6	1582	657	449	663

mwariai6	lwariai6	dwariai6	yasaim6	yasail6	yasaid6	seni6	protein6	proteinhi6	sisitu6	sisituhi6	toustuhi6
36.6	26.4	43.4	66	75	150	292	14.3	61	17.1	46	29.1	53.8
29.9	38	40.5	72	78	181	331	16.8	74	14.6	60	26.6	58.8
20	29.7	46.1	0	13	138	151	11.9	73	15.7	55	26.6	57.7
22.9	34.2	43.5	57	35	125	217	12.8	60	15.9	48	28.7	55.4
41.5	28.4	41.9	79	73	149	301	14.9	69	17.4	54	30.7	51.8

図 3.7　データ入力例

均で 7.6% から 6.7% と 0.9% 改善され，対照群では平均で 7.3% が 7.0% の改善に止まっていることがわかる．

　表 3.7 に，欠測値の取扱いを変えた LOCF 法，CDS，MI 法という 3 つの場合について，臨床検査データの 6 か月時点でのベースラインからの変化量と両群での差の観測値，および先に述べた 4 つのモデルで分析した結果を示した．HbA1c の 6 か月後のベースラインからの差は介入群では -0.7%，対照群で -0.2%，両群の差は -0.5%（信頼区間；-0.8 ～ -0.2%，$p = 0.004$）と介入群の方が有意に減少した（Model 1）．ベースライン調整（Model 2）の場合が -0.5%（信頼区間；-0.8 ～ -0.2%，$p = 0.004$），ベースラインに性，年齢，BMI を加えた調整（Model 3），さらに喫煙・運動習慣および糖尿病の家族歴，合併症の有無を加えた調整（Model 4）でもそれぞれ -0.5 ～ -0.4%（信頼区間；-0.9 ～ 0.0%，

3.2 クラスター RCT に基づく SILE の効果の評価研究の事例

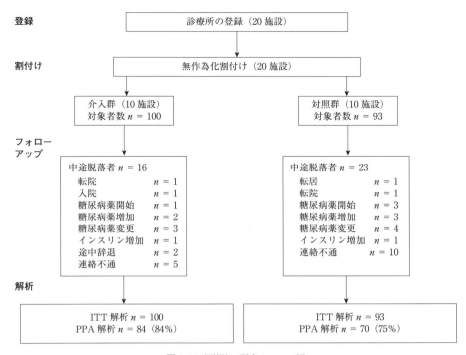

図 1.14（再掲） 研究のフロー図

$p = 0.03 \sim 0.045$）と，いずれの場合でも介入群の方が，より改善していることが示された．なお，BMI や空腹時血糖値，収縮期・拡張期血圧，LDL，HDL および中性脂肪などの臨床検査値に関しては統計的に有意な差は認められなかった．

一方，食事摂取量の変化についてまとめたものが表 3.8 である．方法は臨床検査値の場合とまったく同様である．介入群におけるベースラインから 6 か月時点の夕食のエネルギー摂取量の変化量は平均で $-23\,\mathrm{kcal}$ と，対照群の $-4\,\mathrm{kcal}$ に比べ，有意に減少した．介入群では LOCF, CDS の両方ですべてのモデルにおいて対照群と比べて有意に夕食のエネルギー摂取量は減少したが，多重補完法ではどのモデルも有意ではなかった．さらに，1 日の野菜摂取量では介入群では 6 か月後には平均で 35.1 g 増加したことに比べて，対照群では $-0.2\,\mathrm{g}$ とほとんど変わらなく，どのモデルでも介入群で有意に 1 日の野菜摂取量は増加していた（$p = 0.000 \sim 0.034$）．

表3.5 ベースライン時点の介入群，対照群での対象者の要約統計量
年齢は平均（標準偏差SD）で，その他は人数（％）でまとめられている．

Table 1 Background characteristics of patients with type 2 diabetes allocated to intervention group or control group

	Intervention group (n = 100)	Control group (n = 93)
Age (yr)	60.4 (11.4)	62.3 (10.1)
Women	55 (55%)	54 (58%)
Smoking status		
Not smoking	88 (88%)	78 (84%)
Current smoking	12 (12%)	13 (14%)
Past smoking	0 (0%)	2 (2%)
Family history of type 2 diabetes		
Having	49 (49%)	34 (37%)
Not having	46 (46%)	48 (52%)
Unknown	5 (5%)	11 (12%)
Complications$		
None	14 (14%)	12 (12%)
Hypertension	59 (59%)	56 (60%)
Dyslipidemia	21 (21%)	22 (24%)
Diabetes treatment		
Diet only	36 (36%)	31 (33%)
Oral hypoglycemic only	54 (54%)	50 (54%)
Insulin and oral hypoglycemic	5 (5%)	5 (5%)
Insulin only	5 (5%)	7 (8%)
Other Medication$		
None	25 (25%)	39 (42%)
Antihypertensive	60 (60%)	39 (42%)
Lipid modifying	46 (46%)	33 (35%)

Data are mean (SD) or number (%).
$ multiple responses.

表3.6 ベースラインと6か月後の臨床検査データおよび食事摂取量
両群におけるベースラインと6か月時点での人数，平均値，標準偏差（SD）でまとめられている．

Table 2 Baseline and at 6th months clinical and dietary characteristics

	Intervention group (n = 100)						Control group (n = 93)					
	Baseline			at 6th months			Baseline			at 6th months		
Characteristics	n	Mean	SD*	n	Mean	SD*	n	Mean	SD*	n	Mean	SD*
HbA$_{1c}$ (%)[#]	100	7.6	1.4	84	6.7	1.2	93	7.3	1.1	70	7.0	1.0
BMI (kg/m^2)	100	26.3	4.6	91	25.6	4.3	93	24.9	4.6	82	24.5	4.4
Fasting plasma glucose (mg/dl)	79	174	70	78	145	63	77	160	71	66	134	48
Systolic blood pressure (mmHg)	100	133	17	85	132	15	93	132	17	81	130	16
Diastolic blood pressure (mmHg)	100	78	12	84	77	11	93	75	12	81	72	11
LDL cholesterol (mg/dl)	96	127	29	87	121	29	89	122	30	71	122	28
HDL cholesterol l (mg/dl)	87	56	16	80	58	20	88	56	13	68	59	15
Triglycerides (mg/dl)	84	151	84	78	135	104	77	141	74	69	133	70
Energy intakes												
Whole day (kcal)	100	1686	272	80	1624	220	93	1671	238	68	1655	259
Breakfast (kcal)	100	412	161	80	423	137	93	403	151	68	401	149
Lunch (kcal)	100	551	159	80	535	130	93	551	125	68	540	143
Dinner (kcal)	100	741	100	80	700	91	93	732	95	68	726	99

Dada are mean (SD), Median [25%tile, 75%tile], or number (%).
* SD: standard deviation.
[#] Value of HbA$_{1c}$ is JDS[15].

3.2 クラスター RCT に基づく SILE の効果の評価研究の事例

表 3.7 臨床検査データの 6 か月時のベースライン値からの変化量と両群での差

欠損値の取扱いとして LOCF 法, CDS, MI 法の 3 通りについて, それぞれ 4 つのモデルを検討した. 無調整のモデル (Model 1), ベースライン調整モデル (Model 2), ベースライン・年齢・性別・BMI 調整モデル (Model 3), およびベースライン, 年齢, 性別, BMI, 喫煙習慣, 身体活動レベル, 2 型糖尿病の家族歴および合併症の変化 (Model 4) によるベースライン値からの変化量と両群での差の平均と 95% 信頼区間の検討である. 調整には混合効果モデル (SAS MIXED プロシージャ) を用い, この際の統計学的有意水準は両側 5% とした.

Table 3 Mean change at 6th months from baseline in clinical data

	Intervention			Control			Model 1 (crude)			Model 2 (adjusted)			Model 3 (adjusted)			Model 4 (adjusted)		
	Mean	±	SE	Mean	±	SE	Difference	95%CI	p-value	Difference	95%CI	p-value	Differences	95%CI	p-value	Difference	95%CI	p-value
HbA$_{1c}$(%)[a]																		
LOCF[1)]	−0.7	±	0.1	−0.2	±	0.1	−0.5	(−0.8 to −0.2)	0.004	−0.5	(−0.8 to −0.2)	0.004	−0.5	(−0.8 to −0.2)	0.003	−0.5	(−0.9 to −0.1)	0.011
CDS[2)]	−0.7	±	0.1	−0.2	±	0.1	−0.5	(−0.9 to −0.1)	0.009	−0.4	(−0.8 to −0.1)	0.014	−0.5	(−0.1 to −0.8)	0.013	−0.5	(−1.0 to −0.1)	0.028
MI[3)]	−0.7	±	0.1	−0.3	±	0.1	−0.4	(−0.9 to −0.1)	0.030	−0.4	(−0.8 to −0.1)	0.041	−0.4	(−0.8 to −0.2)	0.045	−0.4	(−0.6 to −0.0)	0.045

SE: standard error, 95%CI: 95% confidence interval, degree of freedom = 18.
[a] Value of HbA$_{1c}$ is JDS[15]
1) LOCF: last observation carried forward (IG: n = 100, CG: n = 93).
2) CDS: complete data set. (IG: n = 84), CG: n = 70).
3) MI: Multiple imputation with all analysed variables (number of imputations = 200) (IG: n = 100, CG: n = 93).
Model 1: crude.
Model 2: mixed model adjusted for baseline.
Model 3: mixed model adjusted for baseline, gender, age and BMI.
Model 4: mixed model adjusted for baseline, gender, age, BMI, smoking status, exercise status, change of exercise level, family history of type 2 diabetes, and complication.

表 3.8 食事摂取量の変化（一部）
掲載内容の説明は表 3.7 参照のこと．

Table 4 Mean change at 6th months from baseline in dietary data

	Intervention Mean ± SE	Control Mean ± SE	Model 1 (crude) Difference	95%CI	p-value	Model 2 (adjusted) Difference	95%CI	p-value	Model 3 (adjusted) Difference	95%CI	p-value	Model 4 (adjusted) Difference	95%CI	p-value
Energy intake-whole day (kcal)														
LOCF[1]	−29 ± 16	−7 ± 17	−22	(−23 to 67)	0.364	−21	(−19 to 61)	0.333	−23	(−18 to 64)	0.283	−27	(−112 to 9)	0.222
CDS[2]	−54 ± 22	9 ± 24	−54	(−10 to 117)	0.114	−50	(−1 to 108)	0.085	−54	(−1 to 108)	0.073	−53	(−151 to −12)	0.034
MI[3]	−54 ± 35	−20 ± 38	−34	(−76 to 145)	0.519	−33	(−68 to 134)	0.493	−39	(−62 to 140)	0.420	−52	(−159 to 50)	0.321
Energy intake-dinner (kcal)														
LOCF[1]	−23 ± 6	−4 ± 6	−19	(−35 to −3)	0.031	−19	(−35 to −2)	0.040	−19	(−35 to −3)	0.030	−29	(−48 to −10)	0.007
CDS[2]	−29 ± 7	2 ± 8	−31	(−51 to −11)	0.008	−31	(−51 to −11)	0.007	−37	(−58 to −16)	0.003	−41	(−61 to −20)	0.001
MI[3]	−30 ± 10	−7 ± 11	−23	(−51 to 5)	0.136	−22	(−50 to 6)	0.147	−24	(−50 to 3)	0.110	−24	(−54 to 4)	0.114
Vegetable intake-whole day (g)														
LOCF[1]	35.1 ± 5.5	−0.2 ± 5.7	35.3	(19.6 to 50.6)	0.000	29.0	(14.9 to 43.1)	0.001	28.6	(14.3 to 42.9)	0.001	25.5	(5.9 to 45.1)	0.021
CDS[2]	43.2 ± 6.3	5.4 ± 7.1	37.8	(19.2 to 56.4)	0.001	31.4	(13.2 to 49.6)	0.003	30.1	(11.6 to 48.7)	0.005	28.6	(8.9 to 48.2)	0.011
MI[3]	39.1 ± 8.5	−1.4 ± 9.3	40.5	(13.2 to 67.9)	0.007	31.6	(8.5 to 56.7)	0.021	31.6	(7.8 to 55.6)	0.024	30.5	(5.6 to 55.4)	0.034

SE: standard error, 95%CI: 95% confidence interval, degree of freedom = 18.
Value of HbA_{1C} is JDS[15].
1) LOCF: last observation carried forward (IG: n = 100, CG: n = 93).
2) CDS: complete data set. (IG: n = 84, CG: n = 70).
3) MI: Multiple imputation with all analyzed variables (number of imputations = 200) (IG: n = 100, CG: n = 93).
Model 1: crude.
Model 2: mixed model adjusted for baseline.
Model 3: mixed model adjusted for baseline, gender, age and BMI.
Model 4: mixed model adjusted for baseline, gender, age, BMI, smoking status, exercise status, change of exercise level, family history of type 2 diabetes, and complication.

3.2 クラスターRCTに基づくSILEの効果の評価研究の事例 133

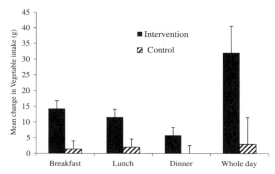

Figure 2 Mean change with standard error at 6 months from baseline in vegetable intake (g).

図 3.8 野菜摂取における食事別ベースラインから6か月後の変化量

図3.8は，野菜摂取量の食事別，ベースラインから6か月後の変化量を示したものである．朝食と昼食の野菜摂取量も対照群ではほとんど変化がなかったことに比べて，介入群では有意に増加していたことが一目で把握できよう．

〈SASプログラムと主要な結果〉

表3.5, 3.6のベースラインおよび6か月時点での対象者の基本統計量として要約統計量を求めたが，これに関しては指定のしかたは3.1節で述べた通りであるので省略する．ここでは，表3.7に示す臨床検査値のベースラインからの変化量のモデルと欠測値の取扱い法による分析を，ベースライン調整（Model 2）について解説する．データがクラスター構造をもつ場合の線形モデルとしては一般線形混合効果モデル（general linear mixed-effects models）（MIXEDプロシージャ）を用いる．

検討するモデル：診療所間差を平均0，分散 σ^2_{cid} の正規分布に従う変量効果 b_i でモデル化した混合効果モデル

$$Y_{ij} = b_i + \beta_0 + \beta_{treat}\mathrm{treat}_{ij} + \beta_{pre}\mathrm{pre}_{ij}, \qquad b_i \sim \mathrm{N}(0, \sigma^2_{cid})$$

MIXEDプロシージャでは変量効果はRANDOMステートメントとそのオプションで指定する．なお，クラスター（診療所）は無作為割付けを行っているので診療所間相関は無構造（TYPE = UN）を仮定している．MIXEDプロシージャで

はモデルの推定法は最尤法（maximum likelihood）または残差最尤法（restricted/residual maximum likelihood）による推定を行う．モデルにおけるランダム効果は，MIXED プロシージャでは，デフォルトではすべてのランダム効果の推定値に対する下限を 0 に設定する．MIXED プロシージャでは，指定しているモデルに沿った適切な誤差項（error term）に対して固定効果の Type III test が行われる．ある被験者において，1 時点でも欠測値がある場合には，MIXED プロシージャでは，欠測値がある被験者も含めて分析を行う．

● RANDOM < random-effects > /SUBJECT = subject-effect < options > ;

RANDOM 文では，デザインマトリックス Z_i，変量効果ベクトル b_i で用いる変数で，共分散行列での変量効果 G を示す．G の構造は TYPE = option で特定するが，変量効果が 1 つだけの場合には不要である．RANDOM 文は複数指定することができる．MIXED プロシージャの RANDOM 文のデフォルトでは intercept を含めないので< random-effects >として「INTERCEPT または INT」と指定する．

SUBJECT = effect で，subject-effect として相関をもつクラスターを示す変数を指定する．クラスター無作為化比較試験ではクラスターを示す変数をここで指定する．この変数間では独立であるとみなされる．

SOLUTION により変量効果のパラメータの推定値を求める．

CL で母数効果変数の信頼区間を求めるが，デフォルトは 95%信頼区間であり，ALPHA = でその水準を指定できる．

COVB で母数効果変数の分散共分散行列の近似値を求める．

　無調整モデル（Model 1）と多変量調整モデル（Model 3, Model 4）では指定するモデルでの説明変数の指定（MODEL 文の右辺）を，3.1 節で解説した GLM プロシージャの指定と同様に，それぞれのモデルに応じて修正すればよい．

　プログラムで用いている変数名は，ベースライン HbA1c 値 hba1c1，6 か月後 HbA1c 値 hba1c6，hba1c の 6 か月後のベースラインからの差 hba1c_dc，診療所コード cid，患者コード id，年齢 age，ベースラインの BMI bmi1，ベースラインでの喫煙と過去喫煙のダミー変数 smk11 smk12，ベースラインでの運動習慣 exercise1，運動習慣の変化のダミー変数 cexerc11 cexerc_11，家族歴の有無 fhistry1，合併症の有無 gappei1 である．これらのデータはデータセット d1 で読

み込んでいる．なお，欠測値の取扱いの指定方法についてはそれぞれのデータセット（LOCF は d2, CDS は d3, MI は d4）で指定しているが，LOCF, CDS に関しては LOCF では欠測値に入手可能な直前のデータを代入したデータセットが設定されており，CDS では欠測値をすべて削除した完全データセットとして設定されているものとして話を進める．MI に関しては多重補完法でのデータセットの作成法について，その概略を説明するが，この詳細については先に述べたように［12］の 3.5 節を参照されたい．

まずはじめに診療所 cid の効果を変量効果で表現した混合効果モデルを MIXED プロシージャで指定するプログラムを，LOCF 法での Model 2 の場合を例にとって記載する．ほかの場合でも MODEL 文での説明変数と必要な CLASS 文での変数を変更すればよいだけで，後の指定は特に変更する必要はない．

P 4 無作為割付け全症例 FAS での臨床データの分析　LOCF（Model 2）

```
⑦無作為割付け全症例 FAS の臨床データの分析 LOCF

DATA d2; SET d1;

/*LOCF model2*/

PROC MIXED DATA=d2 METHOD=REML NOITPRINT NOCLPRINT=20 ;
CLASS id cid treat;
MODEL hba1c_dc=  treat hba1c1/SOLUTION CL;
RANDOM intercept / SUBJECT=cid TYPE=UN  SOLUTION  NOFULLZ ;
LSMEANS treat/CL ;
run;
```

/*MAR の仮定に基づく欠測値の多重補完法による臨床データの分析 */

SAS では多重補完（代入）法を行うための MI プロシージャと MIANALYZE プロシージャを利用する．MI を利用する補完モデルでは，直接モデルに用いない補助変数（auxiliary variables）も加えて補完する方がよいとされているが，関係のない変数を入れすぎるのも問題である．多重補完のステップは以下の 3 つにわたる．

ステップ 1：MI を利用して，指定した補完法，補完モデル，説明変数により M 個の補完データを生成する．この際，欠測データのパターンごとに欠測データの数と割合，補完モデルで使用された変数の平均値が出力されるので，それぞれの欠測データパターンの特徴を検討できる．

ステップ2：MIXEDを利用して，M 個の補完データセットでのパラメータを個別に推定する．

ステップ3：MIANALYZEを利用して，M 個のパラメータ推定値を統合する．

多重補完法で用いる変数について，カテゴリー変数をCLASS文で指定し，さらにVAR文で補完に用いるすべての変数を指定する．ここでは施設をダミー変数として作成し（cidd1～cidd19），それも補完に用いる変数として指定してある．その他の指定として，ここではseedに適当な数（= 123）を入れ，反復回数 M を200と設定してNIMPUTEオプションで指定している．こうしてデータセットを m 個発生させたものを "mioutd4b" というファイル名で保存する．

次にMIXEDによる変量効果モデルによる分析を発生させたデータセットごとに m 回の分析を行い（BY_IMPUTE_ で指定），ODS文のOUTPUTオプションを用いてパラメータの出力先データセットを，ParameterEstimates=mixparmsbと指定する．

こうして作成されたデータセットmixparmsbにはMIANALYZEで実行するのにcentreという余分な変数が生成されてしまい，centre = 2は欠測データだけのデータとなっている（PRINTプロシージャにより確認できる）．そこでここではDATAステップでmixparmsbをセットし，centre = 2のデータを削除したあとで不要な変数centreをDROPコマンドで削除している．こうして成形したmixparmsbを用いて，MIANALYZEプロシージャにより統合した推定値をMODELEFFECTS文で指定し，最終的な統合値を求めた．

P5　多重補完法

```
⑧ステップ 1 : MI プロシージャによるデータセットの作成

/*MAR の仮定に基づく欠測値の多重補完法による欠測値の代入 */
/*simple imputation による欠測値の代入*/

DATA d4; SET d1;

PROC MI DATA=d4 SEED=123 NIMPUTE=200 OUT=mioutd4b;
  MCMC   PRIOR= JEFFREYS
  VAR hba1c1 hba1c_d bmi1 treat gender age smk11 smk12 exercise11 exercise12
  gappei1 cexerc11 cexerc_11 fhistry1
  cidd1 cidd2 cidd3 cidd4 cidd5 cidd6 cidd7 cidd8 cidd9 cidd10
  cidd11 cidd12 cidd13 cidd14 cidd15 cidd16 cidd17 cidd18 cidd19 ; RUN;
```

ステップ2では，先のLOCFのところで指定した方法と同様にMIXEDプロシージャの指定を行う．最後にby_Imputation_，ods outputの指定を加えればよい．

ステップ3では，先に述べたようにデータセットの成形とそれを用いてMIANALYZEによる統合値を求める指定を行う．

⑨ステップ2：混合効果モデルの実施
MARの仮定に基づく欠測値の多重補完法による欠測値の代入データごとの混合効果モデルによる分析

```
/* モデル2  ベースライン調整 */
PROC MIXED DATA= mioutd4b method=REML  noitprint noclprint =5 ;
CLASS id cid treat;
MODEL  hba1c_d=  treat hba1c1  /SOLUTION CL;
RANDOM intercept / SUBJECT=cid TYPE=UN  SOLUTION  NOFULLZ CL;
LSMEANS treat/CL ;

BY _Imputation_;
ODS OUTPUT SolutionF=mixparmsb CovB=mixcovbb Lsmeans=mixLsmeans ;RUN;
```

⑩ステップ3：MIANALYZEによる統合値を求める指定

```
DATA mixparmsb; SET mixparmsb;
IF StdErr=. THEN DELETE;

PROC MIANALYZE PARMS=mixparmsb EDF=18;
MODELEFFECTS Intercept  treat;
RUN;

DATA mixLsmeans1; SET mixLsmeans;
IF treat=1;
PROC MIANALYZE PARMS =mixLsmeans1 EDF =18;
MODELEFFECTS  treat;
RUN;

DATA mixLsmeans0; SET mixLsmeans;
IF treat=0;
PROC MIANALYZE PARMS =mixLsmeans0 EDF =18;
MODELEFFECTS  treat;
RUN;
```

○4 出力結果

⑦ LOCFでの混合効果モデルの解

Mixed プロシジャ

```
                  オブザベーション数
読み込んだオブザベーション              193
使用されたオブザベーション              193
使用されなかったオブザベーション           0
                        固定効果の解

効果      treat  推定値    標準誤差  自由度  t値    Pr>|t|  アルファ    下限      上限
Intercept        0.1784  0.3544    18   0.50  0.6208  0.05   -0.5663  0.9231
treat      0     0.4744  0.1457    18   3.26  0.0044  0.05    0.1683  0.7806
treat      1     0         .        .     .     .      .       .        .
hba1c1          -0.1096  0.04457  172  -2.46  0.0149  0.05   -0.1976 -0.02166
```

⑨ MIXEDプロシージャによる解は200回分出力されるが，ここでは省略する．

⑩ MIANALYZEの解

The MIANALYZE Procedure

Model Information

```
                       Parameter Estimates

Parameter  Estimate   Std Error  95% Confidence Limits    DF      Minimum    Maximum

treat     -0.291648  0.133758  -0.57716  -0.00614  14.756  -0.407751  -0.175706

                       Parameter Estimates
                           t for H0:
Parameter    Theta0   Parameter=Theta0  Pr > |t|

treat           0          -2.18         0.0458
```

[解説]

⑦では固定効果の解の推定値，p値，信頼区間が出力される．表3.7は該当するモデルのアンダーラインの部分をまとめたものであり，出力例はLOCF法でのModel 2の部分が対応する．ただし，推定値はtreat＝0の場合であり，介入効果は符号が逆になるので符号の向きに注意したい．

⑧では，データセットmioutd4bには200セットの混合効果モデルで分析するためのデータが作成される．これをMIXEDプロシージャで分析すると膨大な出力となり，設定によっては途中の出力を削除しながら進めることになる．ここでは省略した．

⑩ MIANALYZE の結果では，パラメータ推定値の treat = 1 の解が表 3.7 の MI 法による Model 2 の推定値と対応している．

（4）まとめ

主要評価指標としていた HbA1c のベースラインから 6 か月後の平均的な変化量で比較すると，介入群では対照群に比べて，より改善することがわかった（−0.5%，$p = 0.000$）（⑧）．さらにデータの取扱いを変えた感度分析としての完全データを用いた PPA や，多重補完法を用いた ITT 解析の結果でも同様に有意な差が認められ，SILE の有効性が示された．また食事摂取量の分析では，対照群と比べ介入群ではベースラインから 6 か月後の夕食のエネルギー摂取量がすべてのモデルで減少し，朝食と昼食の野菜摂取量が増加していたことが示され，食事などライフスタイル改善プログラムによる介入の効果による改善がより明確になったのである．これらの結果は，日本のみならずアジアや欧米の国々でも 2 型糖尿病患者の HbA1c を改善し血糖コントロールに寄与できるものとも考えられた．なお，有意ではなかったが，糖尿病診療ガイドラインでの HbA1c の推奨目標値である 7% 未満を達成した患者の割合は，対照群（38%）に対して介入群（48%）の方が高い傾向を示していた．

一方，この結果では両群間の BMI の平均的な変化量の差は有意ではなかった．これは，アジア人のための適正な体格（BMI）の範囲が欧米人に比べて低いことから，日本人の糖尿病患者では必ずしも減量の必要性がなかったことも関連しているかもしれない．体重コントロールで限界を感じている者や肥満ではない者では，血糖コントロールのために，さらにエネルギー摂取量の減少を目指すことは改善意欲（コンプライアンス）が低くなりがちであるため，この結果は血糖コントロールの改善を促すための有効なアプローチポイントと考えられよう．さらに，血糖のコントロールのためには，食後および空腹時血糖値の両方を至適レベルに改善することが重要といわれている．夜間の飲食はインスリン抵抗性を高めることをふまえ，SILE は夕食が過食であった場合に，夕食のエネルギー摂取量を減らすことによって翌朝の空腹時血糖値を改善し，同時に朝食と昼食でたんぱく質源の食品摂取を必須とした上で野菜の摂取量を増加させ，食物繊維の摂取量を増やすことによって食後血糖値の改善を中心的な目標とすることを特徴としているプログラムである．このプログラムの特徴とその効果が結果として得られている点

が興味深い．

　最後に研究の長所と限界についても検証しておく必要がある．2型糖尿病患者におけるライフスタイル改善に関する研究は，個人を無作為に割付けた研究とクラスター割付けによる無作為化試験がある．診療所では患者同士の交流などによる情報バイアスも考慮しなければならず，このバイアスをできるだけ排除した研究デザインには個人割付けよりもクラスター割付けによる無作為化試験が妥当と考えられよう．糖尿病の改善プログラムの評価を目的としたクラスター無作為化比較試験というデザインで行い，欧文誌に掲載されたこの研究は，著者らが知る限り日本でははじめてのものである．個別に対応することで個々の状況に即した情報の整理やニーズへの対応が可能であり，さらにFFQW82を用いたことで患者自身が食生活の問題を視覚的に認識でき，自律的に取組み目標を設定できるような支援を行うことが効率的かつ効果的なアプローチであったものと考えられる．

　他方，この研究デザインではいくつかの限界がある．まず第一に，盲検化は医師には不可能であったため患者だけに行われたことである．このような限界があることは少なくない．この選択バイアスを回避するために，この試験では医師らには適格基準の患者について全員順次，参加協力を促すよう依頼することにより対処した．第二に，中断率が介入群（20％）に比べて対照群（25％）でやや高かった点である．本研究はあくまでも通常の診療上で行われたため，投薬状況の変化による中断や6か月目の評価時の受診がなかった場合などで，データとして登録ができなかったことが影響したと思われる．第三の限界は，このプログラムの成功が，関与した管理栄養士のスキルに依存する点である．これらのバイアスを低くするために，本研究の開始前に管理栄養士に研修を行い，実施マニュアルを整備し介入手順や方法を標準化するという方法，さらに管理栄養士がいない診療所への管理栄養士の配置を無作為に行うことなどにより対処した．第四に，血糖コントロールは長期的な維持が望まれるが，本研究は6か月間と比較的短い期間であった点がある．この点については今後，さらなる検討が必要かもしれない．

　これまで血糖コントロールのためのライフスタイル改善の支援は，多くは医師や看護師らによって行われてきた．近年，管理栄養士による同様の支援は増加しているものの，エビデンスに基づく血糖コントロールの効果が得られる支援を目指すことが重要である．今後，糖尿病をはじめとする疾病の重症化予防のために

は，診療所が管理栄養士を活用しやすいしくみの展開と，管理栄養士が継続的にかかわり効果をもたらすことができるライフスタイル改善プログラムの導入が必須であろう．そのためにも管理栄養士によるSILEの利用により2型糖尿病患者のHbA1cの改善に寄与することが実証されたことは，わが国の2型糖尿病患者のみならず，アジアや欧米諸国における非肥満の2型糖尿病患者にとっても有用な情報といえよう．

引 用 文 献

[1] Watanabe M, Yamaoka K, Yokotsuka M, Tango T. Randomized controlled trial of a new dietary education program to prevent type 2 diabetes in a high-risk group of Japanese male workers. *Diabetes Care*. 2003；26（12）：3209-3214.
[2] 清野 裕, 南條輝志男, 田嶼尚子, 門脇 孝, 柏木厚典, 荒木栄一, 伊藤千賀子, 稲垣暢也, 岩本安彦, 春日雅人, 花房俊昭, 羽田勝計, 植木浩二郎. 糖尿病の分類と診断基準に関する委員会報告. 糖尿病. 2010；53：450-467
[3] 清野 裕, 南條輝志男, 田嶼尚子, 門脇 孝, 柏木厚典, 荒木栄一, 伊藤千賀子ほか. 糖尿病の分類と診断基準に関する委員会報告（国際標準化対応版）. 糖尿病. 2012；55（7）：485-504.
[4] 足立香代子. インスリン非依存型糖尿病患者における簡便な栄養指導方法と指導継続期間の検討. 栄養学雑誌. 1998；56（3）：159-170.
[5] 佐々木敏, 柳堀朗子. 自記式食事歴法質問票を用いた簡単な個別栄養指導が栄養素等摂取量の改善に及ぼす効果. 栄養学雑誌. 1998；56（6）：327-338.
[6] 山岡和枝, 丹後俊郎, 渡辺満利子, 横塚昌子. 糖尿病の栄養教育のための半定量食物摂取頻度調査票（FFQW65）の妥当性と再現性の検討. 日本公衆衛生雑誌. 2000；3：230-244.
[7] 日本糖尿病学会編. 糖尿病治療ガイド1999. 文光堂. 1999.
[8] 渡辺満利子, 山岡和枝. 大都市男子勤労者の境界型耐糖能異常と食物摂取状況, 生活習慣との関連性―人間ドック受診者における断面調査―. 日本公衆衛生雑誌. 1993, 40（10）, 969-980.
[9] 丹後俊郎. 医学統計学シリーズ5 無作為化比較試験―デザインと統計解析. 朝倉書店. 2003.
[10] Adachi M, Yamaoka K, Watanabe M, Nishikawa M, Kobayashi I, Hida E, Tango T. Effects of lifestyle education program for type 2 diabetes patients in clinics：A cluster randomized controlled trial. *BMC Public Health*. 2013；13：467.
[11] Standards of Medical Care in Diabetes-2014. *Diabetes Care*. 2014；37（Supplement）：14-80.
[12] 丹後俊郎, 山岡和枝, 高木晴久. 統計ライブラリー 新版 ロジスティック回帰分析―SASを利用した統計解析の実際. 朝倉書店. 2013.

4. 臨床研究で利用する統計学的手法

 2型糖尿病などの非感染性疾患の原因は単一なものではなく，遺伝的素因，食習慣，運動習慣，職業，地域環境，行動パターンなど多くの要因がその発生に複雑に関与している．解析ではデータの図表現，要約に始まり，単純な2群比較に加えて交絡要因の調整など多変量解析による分析が意味をもつ．多変量解析は，このような複雑に絡み合った要因で規定されていると考えられる事象に，要因がどのように作用するかを見極めるために，事象とその要因との関連を多次元データに基づいて，①事象の簡潔な記述，②事象に対する要因の影響の評価（多変量調整を含む），③要因効果の関連状況を探りあてるための一連の統計学的方法の総称をいう．多次元データ解析ともいい，医学をはじめ，さまざまな分野で広く使用されている．本章では特に本書で解説した統計学的方法について概略を述べるが，詳細については[1]～[3]などを参照されたい．

4.1 データの要約

4.1.1 連続変数の記述と要約

 収集された情報・データからいきなり平均値，標準偏差などの要約統計量を計算する前に，データのバラツキの様子，特徴を視覚的にみることが重要である．つまり，
- データがどのような値を中心に分布しているか
- データの散らばり具合の大きさは同じか
- 形状が左右対称か
- 単峰性か多峰性か
- 飛び離れた値があるか

などを理解することにより，適切な情報処理方法が変わってくるからである．こ

のための道具として，古典的なものに度数分布表をもとにするヒストグラム（図 4.1）がある．さらに探索的データ表現として，簡単に分布をみるための幹葉図（stem-leaf plot）（図 4.2）や，情報を要約するための基本統計量の性質と計量値の分布状態の要約を含めて表現するための箱ヒゲ図（box-whisker plot）（図 4.3）などがある．

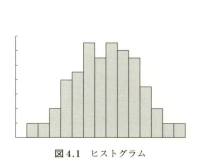

図 4.1 ヒストグラム

```
Stem Leaf                 #
  10 000022222            9
   9 56                   2
   9 0000000024          10
   8 55566778             8
   8 00122222224         11
   7 566667888            9
   7 004                  3
   6 578                  3
   6 0000234444          10
   5 8                    1
   5 0                    1
   4 8                    1
     ----+----+----+----+
Multiply Stem.Leaf by 10**+1
```

図 4.2 幹葉図
幹に 10 の位を，葉に 1 の位の数値を順次書き込み図を作成する．

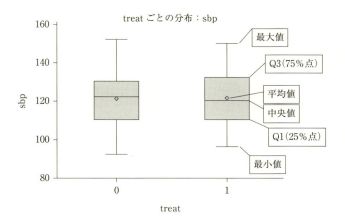

図 4.3 箱ヒゲ図

4.1.2 主な要約統計量

母平均の推定量（平均値や中央値は母平均の点推定）のように，母平均という1つのパラメータに対して，点推定としての標本統計量はいくつかある．

- 平均値（mean）$\bar{x}$： $\bar{x} = \dfrac{1}{n}\sum_{i=1}^{n} x_i = \dfrac{1}{n}(x_1 + x_2 + \cdots + x_n)$ (4.1)

- 分散（variance）s^2： $s^2 = \dfrac{1}{n-1}\sum_{i=1}^{n}(x_i - \bar{x})^2$ (4.2)

- 標準偏差（standard deviation, SD）： s (4.3)
「データのバラツキ」を示す統計量で，データの散らばり具合を表現する．

- 標準誤差（standard error, SE）： $\dfrac{s}{\sqrt{n}}$ (4.4)

「標本平均 $\bar{x}$ のバラツキ」を示す統計量で，正規母集団のパラメータ（母数）としての平均値 $\bar{x}$ の誤差の大きさを表現する．$\bar{x} \pm SE$ と平均値を表現することが多い．

- パーセンタイル（percentile）（中央値，25％点，75％点など）：
データを小さい方から，大きい方に並べかえて，
$$X(1) \leq X(2) \leq \cdots \leq X(n)$$
とおく．ここで，$X(i)$ は一般に i 番目の順序統計量という．このとき，$100p$ パーセンタイル X_p は $k = (n+1)p$ 番目の順序統計量 $X(k)$ となる．もし，k が整数でなければ，
$$k = (n+1)p = k^*(\text{整数部分}) + \alpha(\text{小数部分})$$
に分けて，線形補間により
$$X_p = (1-\alpha)X(k^*) + \alpha X(k^*+1) \quad (4.5)$$
で計算すると便利である．

要約統計量では，不偏性（標本の大きさとは関係なく統計量の期待値が推定しようとしているパラメータと一致するという性質），一致性（標本の大きさ n を十分大きくしたときにその統計量の分散が0に近づく，つまり系統誤差が含まれていないという性質），十分性（データのもっている情報が十分に縮約されている）という性質や有効性，頑健（ロバスト）性などの性質が推定量の良し悪しに関係する．特に不偏性を満たす統計量を不偏推定量（unbiased estimator）というが，これは推定量として大変よい性質をもっている．たとえば，標本分散とし

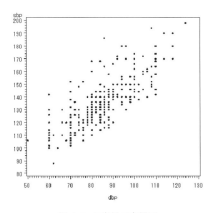

図 4.4 2 変量の布置図

て用いられることもある．

$$s'^2 = \frac{1}{n}\sum_{i=1}^{n}(x_i - \bar{x})^2$$

の期待値は $E(s'^2) = \{(n-1)/n\}\sigma^2$ となり母分散とは一致しない．この不偏推定量が（4.2）式となり，これを不偏分散という．一般には n ではなく $(n-1)$ で除した（4.2）式が標本分散の推定式として用いられている．

2つの変数の関連の強さを表す統計量として相関係数（correlation coefficient）がある．2つの変数を横軸と縦軸の布置図（図 4.4）にプロットしてみると，もしデータが正規分布していれば楕円形を呈する．その場合には Pearson の積率相関係数により要約し，正規分布とみなせない場合にはデータをすべて順位に直したときの相関係数である Spearman の順位相関係数により関連の強さを表す．

4.2 統計学的推定・検定の概要

統計学的推定・検定では，母集団（population）から無作為抽出（random sampling）により標本（sample）を抽出し，その標本から母平均などの母集団のパラメータを推定し，偶然誤差（random error）よりも大きいかを一定の統計学的な理論に基づいて検定を行う．なお，無作為抽出できない場合には無作為割付け（4.3.10 項）として無作為性をもたせることができる．以下では標本は母集団

から単純無作為抽出により等確率で抽出されたものとして話を進める（この仮定が成立しないと母集団と標本の間に確率論的な対応をつめられない）．

4.2.1 点推定と区間推定

統計学的検定を行うためにはまず，統計学的推定により母集団の母数の推定量を求める．統計学的推定には，点推定（point estimate）と区間推定（interval estimate）がある．

点推定は，推定量として母数そのものの値として位置母数または尺度母数（バラツキ）を推定する方法である．一方，区間推定は，ある確からしさのもとでパラメータ（たとえば母平均）そのものではなくその存在する区間を推定する方法である．

点推定で母平均 μ を推定するとき，測定には誤差が付きものであり，推定値は誤差により変動する．$\bar{x}$ は，平均 μ と標本から推定した標本分散 s^2 を用いて求めた確率変数 $\sqrt{n}\,(\bar{x} - \mu)/s$ が自由度 $n - 1$ の t 分布に従う．そこで μ の信頼区間は，自由度 $n - 1$ の t 分布の上側 $100\alpha\%$ 点 $t_\alpha(n - 1)$ を用いて次式のように表す．

$$\bar{x} - t_\alpha(n - 1) \frac{s}{\sqrt{n}} < \mu < \bar{x} + t_\alpha(n - 1) \frac{s}{\sqrt{n}} \qquad (4.6)$$

母平均の信頼区間を求める試行を，たとえば標本を 100 回繰り返して求めたとした例が図 4.5 である．95%信頼区間は，このなかに母平均が存在する確率が 95%

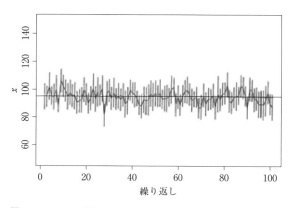

図 4.5 100 回の試行による信頼区間の例（文献［4］図 2 より）

という意味ではないことに注意したい．1回で求めた信頼区間に母平均を含む確率は0か1である．この計算された区間は毎回異なる．95％信頼区間はあるときは母平均を含み，あるときには含まないかもしれないが，含んでいる数を数えると，100回のうち高々95回（95％）くらいは真の値（母平均）を含んでいるといった信頼度をもつという意味である．

一方，母比率pとその信頼区間の推定では母集団が2項分布の場合を考える．標本の大きさをnとし，このなかである特性をもっているものがr個あったとき，標本比率$\hat{p}$は$\hat{p} = r/n$となり，nが十分大きいときには近似的に，標準正規分布の上側100α％点Z_αを用いて次式で求められる．

$$\hat{p} - Z_\alpha \sqrt{\frac{\hat{p}(1-\hat{p})}{n}} < p < \hat{p} + Z_\alpha \sqrt{\frac{\hat{p}(1-\hat{p})}{n}} \qquad (4.7)$$

4.2.2 統計学的有意差検定

個別の検定手法は4.3節に記載するが，ここでは考え方を中心に述べる．たとえば，食塩を多量摂取している地域と少ない地域からの標本である2つの集団（これをA集団，B集団としよう）の間で，「血圧値に違いがあるだろうか」という問題について検討してみよう．いま，A集団の収縮期血圧の点推定で得られた平均値が140，B集団では130であったとする．これは本当に異なっているのだろうか．バラツキが大きくてたまたま違った数値をとっただけなのだろうか．このような問題に対して，操作的に判定を行うのが統計学的有意差検定（あるいは統計学的仮説検定）である．

いま，血圧値は正規分布に従い，中心的情報とバラツキが平均値と分散で要約でき，さらに等分散が仮定できるとしよう．このときにはStudentのt検定が適用できる．

これまでの知見から2群の間には差がありそうだと考え，統計学的にも差があるといいたいとする．ところが，差があるというためにはどの程度の差があるかということを明確にしなければならない．しかし，通常は事前にそのような情報が得られていないことが多い．そこで「差がない」ことを棄却して，その対極として「差がある」と間接的に示すことを考える．この棄却するための仮説をH_0と表すと，H_0は棄却することではじめて意味をもつことから，帰無仮説（null hypothesis）とよばれる．H_0を棄却するためには，次の手順に従う：

1) Student の t 検定を適用するための統計量 T 値を計算する．この統計量を一般に検定統計量（test statistic）とよぶ．
2) 次に，H_0 が正しいと仮定したもとで観測された T 値の"得にくさ"を示す（観測された方向でさらに偏った値をとる）確率を計算する．この確率を p 値（p-value）とよぶ．Student の t 検定では t 分布を利用して p 値を計算する．
3) 最後に，この p 値とあらかじめ設定しておいた小さな確率 α とを比べ，小さい（$p < \alpha$）場合に H_0 が棄却できる．この α を有意水準（significance level）とよび，慣例として 5％，1％，0.1％などが利用される．しかし，最近では p 値を直接記述することが要求されている．帰無仮説が棄却されたときには，差があるという対立仮説 H_1（alternative hypothesis）を受け入れる．

一方，帰無仮説が棄却されない場合は何もいえないことになる．特に標本数が小さいと有意差が出にくく，統計学的有意差検定での検出力（power）が十分でない場合には，差がないという結果は，単に検出力が低いため検出できなかったという場合が少なくないので，注意が必要である．検定の一般的手順は次に示す通りである．

1) 検定仮説（帰無仮説と対立仮説）を設定し，有意水準を決定する．通常，有意水準として 5％，1％，0.1％を設定する．
2) 検定統計量を計算する．
3) 計算された統計量の<u>帰無仮説 H_0 のもとでの"得にくさ"を示す p 値（両側検定の場合は p 値の 2 倍）を計算し，有意水準 α より小さければ</u>，帰無仮説を棄却し対立仮説を受け入れる．

あるいは，

3) 計算された統計量の<u>値が，帰無仮説 H_0 のもとで従う検定統計量の分布の有意水準 α に対応する上側パーセント点より大きければ</u>，帰無仮説を棄却し対立仮説を受け入れる．

4.2.3 第 1 種の過誤と第 2 種の過誤

統計学的仮説検定において，仮説の方が正しいにもかかわらずそれを棄却して対立仮説を受け入れてしまうような誤りを第 1 種の過誤（type I error）といい，逆に仮説の方が誤っているにもかかわらずそれを採択してしまうような誤りを第 2 種の過誤（type II error）という．標本数を増やすと第 1 種の過誤は小さくなる

が第2種の過誤は逆に大きくなるというように,両者はシーソーのような関係を
もち,一方を小さくすると他方は大きくなってしまうことになる.第1種の過誤
を犯す確率が有意水準であり,第2種の過誤がない確率(1 –「第2種の過誤の
確率」)を検出力とよぶ.

4.2.4 パラメトリック検定とノンパラメトリック検定

推定方法を母集団分布から分類すると,分布型をあらかじめ仮定して行う方法
と仮定しないで行う方法があり,前者をパラメトリック法(parametric method),
後者をノンパラメトリック法(nonparametric method)とよぶ.ノンパラメトリ
ック検定では「すべてある確率分布をもつ母集団からの標本」という大前提のみ
を必要とし,あらかじめ母集団の分布型を仮定せず,パラメータに依存しないで
標本から求められる統計量について行う統計学的推測方法の総称をいう.ノンパ
ラメトリック検定のうち,さらに分布型についても言及しないものを「分布型に
よらない方法」(distribution free method)というが,これはノンパラメトリック
検定とまとめて取り扱われることが多い.ノンパラメトリック検定は,あらかじ
め母集団の分布型が仮定されている統計量に基づいたパラメトリック検定に比べ
検出力は低いが,仮定の壊れの影響を受けにくいという頑健性がある.Wilcoxon
順位和検定や3群以上の比較の場合にはKruskal-Wallis検定(Kruskal-Wallis
test)などが広く利用されている.

4.2.5 主な確率分布

統計学的な推定・検定は母集団に対してさまざまな確率分布を仮定して行われ
る.確率分布は大きく2項分布,Poisson分布などの離散型分布と正規分布など
の連続型分布に分けられ,さらに確率分布から取り出された標本分布として統計
学的検定でよく利用される χ^2(カイ2乗)分布,t 分布,F 分布などがある.これ
らの分布は関数の形で表される.たとえば正規分布の確率密度関数,期待値,分
散は次式の通りである.つまり,ある正規母集団の確率変数 x の値に対して,母
平均 μ と母分散 σ^2 が決まれば (4.9) 式に代入すると x に対応する確率密度 $f(x)$
が求められ,その値までの曲線下の面積が確率を表す.

$$f(x) = \frac{1}{\sqrt{2\pi\sigma^2}} \exp\left\{-\frac{(x-\mu)^2}{2\sigma^2}\right\}, \quad -\infty < x < \infty \quad (4.8)$$

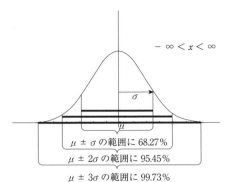

図 4.6 正規分布の性質

$$E(X) = \mu$$
$$V(X) = \sigma^2$$

ここで，μ は $N(\mu, \sigma^2)$ の位置母数，σ^2 は尺度母数である．また，exp は自然対数の底 e を表す記号で $\exp(a) = e^a$ である．

正規分布は平均を中心に左右対称形をした分布を呈しており，平均 μ，分散 σ^2 の正規分布に従うとき，次の性質を満たす．

$$\begin{cases} \mu \pm \sigma \text{ の範囲に } 68.27\% \\ \mu \pm 2\sigma \text{ の範囲に } 95.45\% \\ \mu \pm 3\sigma \text{ の範囲に } 99.73\% \end{cases} \text{が含まれる．}$$

このため，臨床検査値などで健常者の 95% を含む範囲として定義される基準範囲（かつては正常範囲ともいわれた）として，

$$\mu \pm 2\sigma$$

あるいは

$$2.5\%点 \sim 97.5\%点$$

が利用されている．

4.3 統計学的検定方法

2 群の平均値の差の検定では，次の 2 つの観点からどのような検定を行えばよいかを考える．

- 2群のデータは対応しているか

  2群のデータの対応の有無は，両群の同じ番数のデータが同一対象からの標本であるというように，データがペアで得られているようなものを「対応のあるデータ」であるといい，このときにはペアという条件を入れた対応のある場合の検定を行う．疫学研究などで行うマッチング他方，両群の同じ番数のデータが同一対象からの標本でないときには「対応がないデータ」という．

- データの分布に正規分布を仮定できるか

  データの分布を観察して，それが正規分布をしている（平均値を中心としてほぼ左右対象の分布形状であればほぼ正規分布とみなせる）場合にはパラメトリック検定で，そうでなければノンパラメトリック検定で検定を行う．

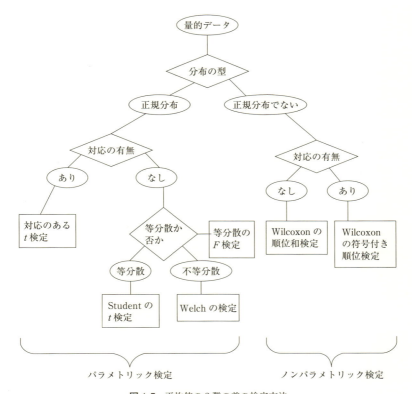

図 4.7　平均値の2群の差の検定方法

対応のない場合の検定では，パラメトリック検定として分散比のF検定，平均の差の検定のためのStudentのt検定，Welchの検定が利用できる．ノンパラメトリック検定としてWilcoxonの順位和検定がよく利用される．他方，対応のあるデータでは対応のあるt検定やWilcoxonの符号付き順位検定などが利用できる（図4.7）．

統計学的有意差検定の手順は4.2.2項に示した1）〜4）の手順に従って行う．すなわち，着目する指標とそのバラツキの比として構成した検定統計量を算出し，あらかじめ求められているその検定統計量の分布に基づいて算出された検討統計量をとりうる確率を求め判定するのである．以下に示すように個別の検定での検定統計量の算出のしかたは異なるが，等分散性の検定や適合度検定（本書では触れない）を除き，その考え方はほぼ同じである．

4.3.1 等分散のF検定

2群の平均値の差の検定では，両群の分散が等しいか否かにより用いる手法が異なる．そこで平均値の差の検定を行う前に，母集団の分散が等しいかについて，4.2.2項の手順に従い等分散（分散比）のF検定を行い，それにより平均の差の検定で用いる手法を選択する．

1) 検定仮説を設定し，有意水準を決定する．2群がそれぞれ独立に平均μ_i，分散σ_i^2の正規分布$N(\mu_i, \sigma_i^2)$，$i = 1, 2$に従うとき，等分散の検定仮説を設定する．

$$帰無仮説 \quad H_0 : \sigma_1^2 = \sigma_2^2$$
$$対立仮説 \quad H_1 : \sigma_1^2 \neq \sigma_2^2$$

なお，等分散性の検定の場合には目的としている平均値の差の検定での有意水準の4倍程度として，たとえばそれが5%有意水準のとき20%程度に設定するのがシミュレーション結果から適当ともいわれている［1］．しかし，これも一定の基準はない．

2) 検定統計量

$$F = \frac{s_1^2}{s_2^2}, \quad ただし s_1^2 > s_2^2 \tag{4.9}$$

を計算する．

3)
$$F \sim 自由度 \nu_1 = n_1 - 1, \quad \nu_2 = n_2 - 1 の F 分布$$

の性質を利用して，F 分布の上側パーセント点の表より自由度 (ν_1, ν_2) の F 分布の上側 $100(\alpha/2)$ パーセンタイル $F_{\alpha/2}(\nu_1, \nu_2)$ を読み取り

$$F > F_{\alpha/2}(\nu_1, \nu_2)$$

であれば，有意水準 $100\alpha\%$（両側検定）で帰無仮説 $H_0 : \sigma_1^2 = \sigma_2^2$ を棄却する．帰無仮説は，否定することによりはじめて意味をもち，否定できないことはそれについて何もいえないということになる．しかし，等分散性の F 検定では慣例として帰無仮説が否定できない場合に一応等分散とみなすという方式がとられている点に注意する．

4.3.2　Student の t 検定

Student の t 検定（Student t-test）は正規分布で等分散の場合に適用する．標本平均の差の分散の不偏推定量は

$$s_{\overline{x}_1 - \overline{x}_2} = \left(\frac{(n_1 - 1)s_1^2 + (n_2 - 1)s_2^2}{n_1 + n_2 - 2} \right) \left(\frac{1}{n_1} + \frac{1}{n_2} \right) \tag{4.10}$$

となり，これを用いて検定統計量 t が帰無仮説 $H_0 : \mu_1 = \mu_2$ のもとで自由度 $n_1 + n_2 - 2$ の t 分布に従うことを利用して検定する．

1）検定仮説と有意水準を設定する．

$$H_0 : \mu_A = \mu_B$$
$$H_1 : \mu_A \neq \mu_B \text{（両側検定）}$$
有意水準：5%

2）検定統計量を求める．

$$t = \frac{\overline{x}_1 - \overline{x}_2}{s_{\overline{x}_1 - \overline{x}_2}} \sim t(n_1 + n_2 - 2) \tag{4.11}$$

3）自由度 $\nu = n_1 + n_2 - 2$ の t 分布の上側 $100(\alpha/2)$ パーセンタイル $t_{\alpha/2}(\nu)$ を求める．

4）判定する．

$$|t| > t_{\alpha/2}(\nu)$$

であれば有意水準 $100\alpha\%$ で帰無仮説を棄却して，2 群の平均値には差があるとみなす．

4.3.3 Welch の検定

Welch の検定（Welch test）は正規分布で両群が等分散でない場合に適用する．方法は Student の t 検定と検定統計量が異なるだけで，手順はまったく同じである．このときの検定統計量は下記の通りである．特に自由度を調整していることに注意しよう．(4.13) 式の値が自由度 ν の t 分布に従うことを利用する．

$$t = \frac{\overline{x_1} - \overline{x_2}}{\sqrt{s_1^2/n_1 + s_2^2/n_2}}$$
$$c = \frac{s_1^2/n_1}{s_1^2/n_1 + s_2^2/n_2} \tag{4.12}$$

とおいて

$$\nu = \frac{1}{c^2(n_1 - 1) + (1 - c)^2(n_2 - 1)} \text{ を四捨五入した値} \tag{4.13}$$

4.3.4 対応のある t 検定

検定仮説，有意水準の考え方は基本的に 4.3.2 項と同じである．対応のある t 検定（paired t-test）は，対応のある場合の 2 群の差の検定としての検定で，同一対象からの異なる 2 時点の観測値のペアが得られる場合，または異なる母集団から同じ条件をもつものを「ペア」として選択する場合に，2 群の差を問題としている．この場合には差のデータが平均 0 の正規分布に従うということのみを仮定して，この差が，ある母集団からの標本と考えて，差の平均値と標準偏差をもとに検定統計量を算出する．したがって，2 つの群の個別の分散に関しては問題にしていない．2 群に正規母集団が仮定できる場合に適用するとあるのは，それぞれの群が正規分布に従えば，そこからの標本の差も正規分布となるからである．大きさ n のペアの標本の差をもとに，差の平均値 $\overline{d}$ と標準偏差 s_d を求め，帰無仮説のもとで検定統計量 t を求めて，これが自由度 $(n - 1)$ の t 分布に従うことを利用し検定する．検定の手順は Student の t 検定と同じであり，検定統計量は次式となる．

$$t = \frac{\overline{d}}{s_d}\sqrt{n} \sim \text{自由度}(n - 1) \text{の} t \text{分布} \tag{4.14}$$

4.3.5 Wilcoxonの順位和検定

Wilcoxonの順位和検定(Wilcoxon rank sum test)は,すべての標本がある母集団からの標本であるとみなし,データを順位統計量に変換し,一般には標本の大きさが小さい群の順位和を検定統計量とし,これをもとにあらかじめ得られている帰無仮説のもとでの検定統計量の確率分布を利用して検定を行う.2群から取り出した2つのあらゆる組について差をとり,符号が+になる組の数をUと表すMann-WhitneyのU検定と同等である.検定仮説,有意水準の考え方は基本的に4.3.2項と同じである.

1) 検定仮説と有意水準を求める(Studentのt検定の場合と同様).
2) 検定統計量を求める.2群のデータ$(X_{A1}, X_{A2}, \cdots, X_{AnA})$, $(X_{B1}, X_{B2}, \cdots, X_{BnB})$の2群の標本$n_A + n_B$個を一緒にして小さい方から順に1, 2, 3, …と順位(rank)を付ける.ただし,同じ数値は同順位(tie)として,順位にはそれらが占めるべき順位の平均値を割り付ける.たとえば|12 18 18 23 50|の5つのデータに対して順位は|1 2.5 2.5 4 5|が付けられる.そして,標本の大きさが小さい方の群をA群として,次の統計量R

$$R = (\text{A群の順位和})$$

を計算する.

3) 各群の順位和がR_A, R_Bであったとき,$n_A \leq n_B$であれば$R = R_A$であり,$n_A \geq n_B$であれば$R = R_B$である.

4) 判定する.あらかじめ求められているRの分布の下側確率α,上側確率αに対する下側100αパーセント点,$R_{1-\alpha}$,上側100αパーセント点,R_α(棄却限界)に照らし合わせて検定する.なお,標本の大きさが20を超えた群がある場合には正規近似検定統計量が用いられる.

4.3.6 Wilcoxonの符号付き順位検定

Wilcoxonの符号付き順位検定(Wilcoxon signed rank test)は対応のある2群比較でのノンパラメトリック検定法である.ペアの差は平均0の対称な分布型をもつ母集団からの標本であるという帰無仮説を検定する.0を除くペアの差の絶対値を順序統計量に変換し,差が正の群,負の群ごとの順位和を求め,それが小さい方の群の順位和を検定統計量として検定を行う.

4.3.7 一元配置分散分析

R. A. Fisher の提唱した実験計画法（design of experiments）に基づいて要因効果を分析する方法を分散分析（analysis of variance, ANOVA）とよぶ．2群の平均値の差の検定を多群に拡張したものは一元配置分散分析（one way ANOVA）に相当する．実験計画法では目的とする要因を因子（factor），因子のカテゴリーを因子水準（level）とよぶ．1つの水準だけを考える場合に線形モデル（linear model）で表すと次式となる．

$$Y_{ij} = \mu + \alpha_j + e_{ij}, \qquad e_{ij} \sim N(0, \sigma_e^2) \qquad (4.15)$$

ただし，

y_{ij}：i 番目の人の水準 j 番目の観測値

μ：全体の平均

α_j：水準 j の効果 （$j = 1, \cdots, a$）

e_{ij}：実験誤差

このモデルにより要因の効果を「全体の平均値」「水準の違いによる部分」「誤差による部分」に分解し，「水準の違いによる部分」の「誤差による部分」に対する比を求め F 分布を利用して水準の違い（要因効果）を検定する手法である．

分散分析は前提条件として，各水準にデータは正規分布に従う，および各水準のバラツキは等しい，という2つの仮定のもとで適用する．多群の等分散性の検定は Bartlett 検定で検定する．もし，等分散性の仮定が成り立たないときにはノンパラメトリック法の Kruskal-Wallis 検定が利用できる．ここでは上記のモデルでの多群比較のみに限定して記載し，実験計画法や分散分析の詳細に関しては省略するが，[1]（第8章）などの成書を参照されたい．

いま a 個のレベルをもつ因子（要因）の間での平均値の差を検定することを考える．このときの検定の手順は以下となる．

1) 検定仮説と有意水準

$H_0: \alpha_1 = \alpha_2 = \cdots = \alpha_a = 0$　　要因の水準間に差がある

$H_1: H_0$ ではない　　　　　　　　要因の水準間に差はない

有意水準は両側5%とする．

2) 検定統計量

$$F = V_a/V_e \sim 自由度（\nu_a, \nu_e）の F 分布 \qquad (4.16)$$

V_a, V_e は次の分散分析表から求められる．

表4.1 一元配置分散分析表

要因	平方和	自由度	平均平方和	F 値
A（因子）	SS_a	$\nu_a = a - 1$	$V_a = SS_a/\nu_a$	$F = V_a/V_e$
E（誤差）	SS_e	$\nu_e = N - a$	$V_e = SS_e/\nu_e$	
全体	SS	$\nu = N - 1$		

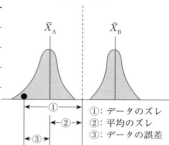

①：データのズレ
②：平均のズレ
③：データの誤差

4.3.8 比率の差の検定

ある質問に対する回答分布が性，年齢，学歴などの属性によって異なっているか，あるいは介入群，対照群間での喫煙率の比較など，カテゴリーで回答の得られている質的な質問との関連について検討する場合など，2つの質的変数の間の関係（連関）について分析する．2つの項目（変数）の関係を表す表を2重クロス表（2×2 分割表，two by two table, cross tabulation）にまとめる．このようなクロス表のデータでの関連を表す指標にはファイ係数，カッパ係数，一致率などの心理学系でよく用いられる指標や，疫学研究で用いられるオッズ比やリスク比など，多数ある．

クロス表での関連についての統計学的検定では，ある事象が独立に出現するという「独立性」の検定としてカイ2乗（χ^2）独立性検定が広く利用されている．表4.2のようなクロス表での両者の関連性は，実測度数 O と期待値 E を用いて，自由度1の χ^2 分布を用いた独立性検定で検定する．2つの母比率 p_1, p_2 の差を問題にする場合，$H_0 : p_1 = p_2$ のもとで次の統計量 χ^2 を計算し，それが近似的に χ^2 分布に従うという性質を利用する．

$$\chi^2 = \frac{N(|ad - bc| - (N/2))}{n_1 n_2 m_1 m_2} \underbrace{\quad}_{H_0 のもとで} \chi_1^2 \text{ 分布}$$

ここで $N/2$ は Yates の連続修正項という．なお，データ数が少なく，各セルの期待度数のいずれかが5より小さくなる場合には χ^2 検定は χ^2 分布への近似が悪くなり，検定の信頼性が損なわれる．このような場合には直接分布の偏る確率を求める「Fisher の正確な検定」を行うのが望ましい [3]．

表 4.2 クロス表（2 × 2 分割表）

		項目 B		
		はい	いいえ	
項目 A	はい	400	400	800
	いいえ	400	800	1200
		800	1200	2000

表 4.3 2 × 2 分割表

		項目 B		
		+	−	
項目 A	+	a $(n_1 \cdot m_1/N)$	b $(n_2 \cdot m_1/N)$	m_1
	−	c $(n_1 \cdot m_2/N)$	d $(n_2 \cdot m_2/N)$	m_2
		n_1	n_2	N

カッコ内は期待値

4.3.9 Fisher の正確な検定

Fisher の正確な検定（Fisher exact test）は，表 4.3 の周辺変数（n_1, n_2, m_1, m_2）が与えられているという条件において，帰無仮説 H_0 のもとでの現在の変数とそれより偏った変数の組合せの起こる条件付き確率を計算するものである．頻度（a, b, c, d）が観察される条件付き確率は，次の超幾何分布（hypergeometric distribution）

$$p = \frac{{}_{m_1}C_a \times {}_{m_2}C_b}{{}_{N}C_{n_1}}$$

$$= \frac{n_1!\, n_2!\, m_1!\, m_2!}{N!} \times \frac{1}{a!\, b!\, c!\, d!}$$

で計算できる（[1] 7.5 節参照）．

本来，p 値は観測された方向でさらに偏った値が出る確率で定義されるべきものである．ただし，両側検定としては片側 p 値を単純に 2 倍した値を「両側 p 値」と考える．Fisher の正確な検定で求める直接確率の分布は一般には非対称であり，特別な場合に対称となることがある．決して対称だから 2 倍するのではないことに注意しよう．

一般に，有意水準 α で両側検定をするとは，検定の棄却域を左片側，右片側，それぞれの分布の裾の確率が有意水準の半分 $\alpha/2$ となるように設定する．つまり，Fisher の正確な検定で計算された片側 p 値が「$p < \alpha/2$」であれば，有意となる．逆にいえば，「$p > \alpha/2$」となれば有意ではない（non-significant）となることである．この論理から，片側 p 値を単純に 2 倍することにより両側の有意水準との関

係が「$2p < (>) \alpha$」と自然に出てくる．

4.3.10 サンプルサイズの決定

治療の有効性を検証しようとする場合には統計学的有意差検定により評価する．有意差検定で有意とならなかった場合には，真の効果が期待されたほどではないか，真の効果はたとえあっても例数が少なかったために有意とならなかったかが，その理由として考えられる．検定結果の合理的解釈を行うためには，問題とするエンドポイント（endpoint）についてあらかじめ「効果の大きさ（effect size）d」を見積もっておき，有意水準αと検出力$100(1-\beta)$％で有意となる最小の症例数を計算しておき，その結果，有意とならなければ，期待した効果dがなかったと解釈する．

最小の標本サイズは，たとえば各群同数（$n_A = n_B = n$）のとき，次のように設定する．

〈平均値の差の検定〉 $d = (\mu_A - \mu_B)/\sigma$，検定法：Studentの$t$検定

$$n = 2\left(\frac{Z_{\alpha/2} + Z_\beta}{d}\right)^2 \tag{4.17}$$

〈割合の差の検定〉 $d = (p_A - p_B)$，$p = (p_A + p_B)/2$，検定法：カイ2乗検定

$$n = \left(\frac{Z_{\alpha/2}\sqrt{2p(1-p)} + Z_\beta\sqrt{p_A(1-p_A) + p_B(1-p_B)}}{d}\right)^2 \tag{4.18}$$

〈クラスター無作為化試験での平均値の差の検定〉 d＝見積もった効果の大きさ，n＝クラスターサイズ（均等を仮定），ρ＝クラスター内相関係数，検定法：t検定のときの各群の必要クラスター数Jとすると，

$$J = \frac{2\{1 + \rho(n-1)\}(Z_{\alpha/2} + Z_\beta)^2}{nd^2} \tag{4.19}$$

その他，生存時間や量反応関係の検出，各群で割付け数を変える場合などについては［2］を参考されたい．

4.3.11 無作為割付け法

（1）完全無作為化法

介入群と対照群というように，たとえば2つの治療法（A，B）を比較する臨床

試験を行うとしよう．患者が登録されたときに一様乱数（区間 [0,1] の数値が等確率で発生される乱数）やサイコロ，コインなどを利用して，一様乱数なら0.5以下の数値が発生された場合，サイコロなら偶数の場合，コインなら表が出た場合に A などと，治療方法を割り付ける方法を完全無作為化法（complete randomization）という．サンプルサイズが小さい場合など，不均衡（imbalance）となる場合がある．

（2）置換ブロック法

一定の症例数（ブロックサイズ）ごとに同数となるように，ブロックサイズに応じた治療法の組合せを決めておき，割付け順序をあらかじめ設定して割付けを行う方法を置換ブロック法（permuted block design）という．たとえばブロックサイズ $T = 4$ のとき A，B の組合せのブロックは（AABB，ABAB，ABBA，BABA，BBAA，BAAB）と6つのブロックとなる．1〜6までの乱数やサイコロにそれぞれのブロックを対応させて乱数に応じたブロックに設定された順序で割付けを行う．

（3）層別無作為化法

施設や性別など，間が特性（交絡因子）の分布が均衡になるように，重要な交絡因子で層別しておいて，各層内で無作為化する方法を層別無作為化法（stratified randomization）という．層内では完全無作為化法や置換ブロック法などにより無作為化する．

（4）最小化法

層別無作為化法でさらに不均衡（imbalance）最小にすることを図った方法で，最初の患者を完全無作為化法で割り付けたあと，患者が登録されるたびに，それぞれの層別因子ごとに症例数の均衡を図りつつ，全体の症例数の均衡も図れるよう，逐次的に割り付けていく方法を最小化法（deterministic minimization method）という．いくつかの方法が提案されているが，コンピュータ・プログラムを用いて逐次的に割付けを行う．詳細は [2] を参照されたい．

エクセルでの乱数発生

一様乱数は値域 [0,1] の乱数が生成されるので，エクセルの IF 関数などを

4.3 統計学的検定方法　　　161

> 利用して生成する．たとえば完全無作為法の場合にはセル A1 に乱数を発生さ
> せたならばセル B1 に " ＝ IF（A1 ＞＝ 0.5, 1, 2）" というように A1 セルの値
> が 0.5 以上であれば 1 群，そうでなければ 2 群というように設定する．このよ
> うにして必要数分だけ乱数を発生させて割付け群を設定する．ただし，エクセ
> ルでの乱数は操作をするたびに生成し直されるので，値のコピーで数値として
> 保存し直すとよい．置換ブロック法（ブロックサイズ 4）の場合には 6 通りの
> パターンがあるので，1/6 ＝ 0.1666…ずつ区分して AABB から BAAB のパタ
> ーンに乱数を割り付けてやればよい．

4.3.12　SAS による実行例

データ：個人コード（no），介入の有無（treat），年齢階級（agegroup），収縮期血圧（sbp），拡張期血圧（dbp），介入前負荷後 2 時間血糖値（fb_base），介入後負荷後 2 時間血糖値（fb_end），介入前後での血糖値の差（fb_dif）のデータが 1 人分 1 レコードにカンマ区切りのテキストファイル（csv 形式）で入力されたデータセット DMexam.csv がある（4 人目までの入力例）．

no	treat	agegroup	sbp	dbp	fb_base	fb_end	fb_dif
1	0	5	124	80	114	114	0
2	0	4	110	70	114	124	10
3	0	5	122	74	115	128	13
4	0	6	152	90	115	132	17

図 4.8　データ入力例

〈SAS プログラム〉

　SAS では DATA で始まるデータステップと，PROC で始まるプロシージャステップに分かれており，データステップではデータの読み込みや変換などを行う．ここでは c ドライブの DMexam.csv というファイルを読み込む．DMexam.csv では 1 行目に項目名が入力されているのでデータは 2 行目から始まる．これを FIRSTOBS ＝ 2 というコマンドで指定する．DLM ＝ ',' はカンマ区切りのデータであることを示す．MISSOVER はデータがなくても 1 人分 1 レコードとして読み込むことを指定するコマンドである．INPUT 文で入力する変数名を指定す

る．

クロス表とカイ2乗検定はFREQプロシージャで行う．TABLES文のあとにクロス表を求めたい変数をagegroup * treatのように"*"でつないで指定する．カイ2乗検定はオプションのCHISQ文をスラッシュ"/"のあとに指定する．

```
/* データの読み込み */
DATA da;
  INFILE 'c:\DMexam.csv' MISSOVER DLM=',' FIRSTOBS=2;
  INPUT no treat agegroup sbp dbp fb_base fb_end fb_dif;

/* 介入の有無と年齢階級のクロス表とカイ2乗検定 */
PROC FREQ; TABLES agegroup*treat/CHISQ;
RUN;
```

```
FREQ プロシジャ

表 : agegroup * treat
agegroup        treat

度数
パーセント
行のパーセント
列のパーセント          0        1       合計
--------------+------+------+
            4 |   8  |  10  |   18
              | 8.00 |10.00 | 18.00
              |44.44 |55.56 |
              |16.00 |20.00 |
--------------+------+------+
            5 |  29  |  31  |   60
              |29.00 |31.00 | 60.00
              |48.33 |51.67 |
              |58.00 |62.00 |
--------------+------+------+
            6 |  13  |   9  |   22
              |13.00 | 9.00 | 22.00
              |59.09 |40.91 |
              |26.00 |18.00 |
--------------+------+------+
合計             50      50      100
              50.00  50.00   100.00


agegroup * treat の統計量

統計量                    自由度        値     p 値
```

4.3 統計学的検定方法

```
カイ 2 乗値                          2    1.0162    0.6016  ←カイ2乗検定
尤度比カイ 2 乗値                    2    1.0207    0.6003  ←連続性補正カイ2乗検定
Mantel-Haenszel のカイ 2 乗値        1    0.8946    0.3442
ファイ係数                                          0.1008
一致係数                                            0.1003
Cramer の V 統計量                                  0.1008

標本サイズ = 100
```

連続量の要約統計量は MEANS プロシージャを用いて求める．介入の有無別要約基本統計量は MEANS プロシージャのオプションとして求めたい要約統計量を指定することができるが，ここでは（人数 N，平均 MEAN，標準偏差 STD，中央値 MEDIAN，25%点 Q1，75%点 Q3，最小値 MIN，最大値 MAX）を指定している．層別に求めたいときには CLASS 文で層にする変数を指定し，VAR 文で要約統計量を求めたい変数を指定する．

```
/* 介入の有無別要約基本統計量 */
PROC MEANS N MEAN STD MEDIAN Q1 Q3 MIN MAX;
 CLASS treat;
 VAR  sbp dbp fb_base fb_end fb_dif ;
RUN;
```

```
MEANS プロシジャ

treat ｵﾌﾞｻﾞﾍﾞｰ  変数    N      平均       標準偏差      中央値   下側四分位点  上側四分位点
      ｼｮﾝ数
---------------------------------------------------------------------------------
0     50       sbp     50  121.0400000  14.5194591  122.0000000  110.0000000  130.0000000
               dbp     50   76.7600000  10.7732852   78.0000000   70.0000000   82.0000000
               fb_base 50  144.2000000  23.6168394  140.0000000  123.0000000  158.0000000
               fb_end  50  159.7800000  34.1708134  153.0000000  134.0000000  178.0000000
               fb_dif  50   15.5800000  28.1171674    9.0000000    0           23.0000000

1     50       sbp     50  121.2800000  13.5511729  120.0000000  110.0000000  132.0000000
               dbp     50   76.4400000  10.3276131   78.0000000   70.0000000   84.0000000
               fb_base 50  137.6400000  18.5601724  139.5000000  127.0000000  152.0000000
               fb_end  50  120.5200000  21.4963120  122.5000000  106.0000000  134.0000000
               fb_dif  50  -17.1200000  21.0583640  -14.5000000  -27.0000000   -2.0000000
---------------------------------------------------------------------------------
```

```
treat   オブザベーション数   変数        最小値          最大値
─────────────────────────────────────────────────────────────
0       50              sbp        92.0000000     152.0000000
                        dbp        52.0000000      98.0000000
                        fb_base   114.0000000     192.0000000
                        fb_end    106.0000000     274.0000000
                        fb_dif    -26.0000000     119.0000000

1       50              sbp        96.0000000     150.0000000
                        dbp        58.0000000      98.0000000
                        fb_base    83.0000000     166.0000000
                        fb_end     73.0000000     180.0000000
                        fb_dif    -81.0000000      20.0000000
─────────────────────────────────────────────────────────────
```

[解説]

この結果から要約統計量としてsbpであれば平均（±標準偏差）として，

　　　介入群　121.3（± 13.6）
　　　対照群　121.0（± 14.5）

というような形でまとめる．また，fb_base の場合は中央値（Q1, Q3）として，

　　　介入群　139.5（127, 152）
　　　対照群　140.0（123, 158）

というような形でまとめる．

2変数の相関係数はCORRプロシージャを用いる．CORRプロシージャのオプションでPearsonとSpearmanの相関係数を求めるようPEARSON SPEARMANを指定している．

```
/* 収縮期血圧と拡張期血圧の相関 */
PROC CORR PEARSON SPEARMAN; VAR sbp dbp ;
RUN;
```

```
CORR プロシジャ

〈要約統計量の出力結果は省略〉

 Pearson の相関係数, N = 100
```

```
H0: Rho = 0 に対する Prob > |r|

                sbp            dbp
  sbp         1.00000        0.76597      ← Pearson の相関係数
                             <.0001       ←相関係数の有意差検定結果でのp値

  dbp         0.76597        1.00000
              <.0001


  Spearman の相関係数, N = 100
  H0: Rho = 0 に対する Prob > |r|

                sbp            dbp
  sbp         1.00000        0.76957      ← Spearman の相関係数
                             <.0001       ←相関係数の有意差検定結果でのp値

  dbp         0.76957        1.00000
              <.0001
```

[解説]

sbp と dbp の相関係数 r は Pearson で $r = 0.766$,Spearman で $r = 0.770$ とほとんど変わらないが,これは標本数がある程度あり,正規分布を呈しているためであろう.

2 群の平均値の差の検定は TTEST プロシージャを用いる.なお分散分析としても GLM プロシージャなどを用いて検定しても,前述のように t 検定,F 検定の違いはあるが結果は同じである.いずれも 2 群を表す変数を CLASS 文で指定し,検定を行いたい変数を VAR 文で指定する.一度に複数個指定できる.GLM プロシージャでは,CLASS 文は同様で,MODEL 文で左辺に検定したい結果変数を,右辺に比較したい群(CLASS 文で指定)を指定し,オプションとしてパラメータの推定値を SOLUTION で,その信頼区間を CLPARM で指定して求める.

```
/* 介入の有無による血糖値差の検定：Studentのt検定 */
PROC TTEST;
 CLASS treat;
 VAR  fb_dif ;
RUN;

/* 介入の有無による血糖値差の検定：分散分析 */
PROC GLM;
 CLASS treat;
 MODEL  fb_dif  =  treat /SOLUTION CLPARM;
 MEANS treat/ HOVTEST=LEVENE;
RUN;
```

TTEST プロシジャ

変数 : fb_dif

treat	N	平均	標準偏差	標準誤差	最小値	最大値
0	50	15.5800	28.1172	3.9764	-26.0000	119.0
1	50	-17.1200	21.0584	2.9781	-81.0000	20.0000
Diff (1-2)		32.7000	24.8398	4.9680		

treat	手法	平均	平均の 95% 信頼限界		標準偏差	標準偏差の 95% 信頼限界	
0		15.5800	7.5892	23.5708	28.1172	23.4872	35.0377
1		-17.1200	-23.1047	-11.1353	21.0584	17.5908	26.2415
Diff (1-2)	Pooled	32.7000	22.8413	42.5587	24.8398	21.7960	28.8795
Diff (1-2)	Satterthwaite	32.7000	22.8315	42.5685			

手法	分散	自由度	t 値	Pr > |t|	
Pooled	Equal	98	6.58	<.0001	← Studentのt検定
Satterthwaite	Unequal	90.814	6.58	<.0001	← Welchの検定

等分散性

手法	分子の自由度	分母の自由度	F 値	Pr > F	
Folded F	49	49	1.78	0.0455	←等分散性のF検定

GLM プロシジャ

分類変数の水準の情報

分類	水準	値
treat	2	0 1

```
読み込んだオブザベーション数        100
使用されたオブザベーション数        100

従属変数：fb_dif

要因            自由度     平方和         平均平方        F 値      Pr > F

Model              1     26732.25000    26732.25000    43.33    <.0001
Error             98     60467.46000      617.01490
Corrected Total   99     87199.71000

   R2 乗       変動係数       Root MSE     fb_dif の平均
 0.306564    -3225.946      24.83978       -0.770000


                              Type I
要因            自由度     平方和         平均平方        F 値      Pr > F
treat              1     26732.25000    26732.25000    43.33    <.0001


                             Type III
要因            自由度     平方和         平均平方        F 値      Pr > F
treat              1     26732.25000    26732.25000    43.33    <.0001
                                          ←分散分析による治療効果の F 検定


パラメータ         推定値        標準誤差    t 値    Pr > |t|         95% 信頼限界
Intercept    -17.12000000 B  3.51287602  -4.87   <.0001    -24.09118814  -10.14881186
treat     0   32.70000000 B  4.96795692   6.58   <.0001     22.84125118   42.55874882
treat     1    0.00000000 B    .           .       .            .             .

NOTE：X'X は特異行列です．正規方程式には一般化逆行列が使用されています．
       文字 'B' が付けられた推定値は一意的な推定値ではありません．
```

[解説]

等分散性（分散比）の検定では $p = 0.0455$ と等分散性が棄却される結果となった．通常，この場合には2群の差の検定結果は Welch の検定結果による．この結果ではいずれも $p < 0.001$ で有意差が認められている．なお，Student の t 検定での t 値と分散分析のパラメータ推定値の treat に対する t 値とが一致することに注意しよう．さらにこの2乗した値が F 値と同じになる．

4.4 多変量解析

4.4.1 モデルの概要

多変量解析では，事象に関するデータ y を基準変数（外的基準，目的変数，従属変数，反応変数），要因に関するデータ x を説明変数（独立変数，共変量）とし

て区別している．多変量解析の典型的な分析方法でのモデル形式は外的基準の有無により大きく2つに分けられる．外的基準のあるものと外的基準のないものである．前者では，一般線形モデル（general linear model）とよばれる誤差に正規分布を仮定する重回帰（相関）分析，判別分析，線形関係式などがある．一般線形モデルをさらに拡張し，誤差項に仮定されていた正規分布の枠組みを外して正規分布になじまない確率変数に対して，統一的な線形推測を可能にしたのが一般化線形モデル（generalized linear model）である．これはランダム成分（random component），系統的成分（systematic component）とその両者を連結する連結関数（link function）の3つの成分で規定されるモデルであり，ロジスティック回帰モデル，対数線形モデル，Poisson 回帰モデル，Cox 比例ハザード回帰モデルなどがその例である（表4.4参照）．

表4.4 主な多変量解析の手法

基準変数		説明変数[#]
あり	量的変数	（一般線形モデル） 重回帰分析（基準変数が1つ）（4.4.2項） 分散分析・共分散分析（4.4.2項） 正準相関分析（基準変数が2つ以上） 一般線形混合効果モデル（4.4.5項）
あり	生存時間	Cox 比例ハザードモデル（4.4.4項）
あり	分類（質的データ）	正準判別分析 （一般線形モデル） ロジスティック回帰モデル（4.4.3項） Poisson 回帰分析 一般化加法モデル 正規線形モデル 対数線形モデル 一般化線形混合効果モデル（4.4.5項）
あり	潜在変数	因子分析 共分散構造分析
なし		主成分分析

[#] 量的変数の場合．ただし質的変数はダミー変数として用いる．

4.4.2 単回帰分析・重回帰分析・共分散分析

単回帰分析は，結果変数は全体の平均（切片）に，説明変数に何らかの係数（傾き）を掛けた値を足して，それにさらにモデルの推定に伴うランダム変動が正規分布に従うという仮定のもとで誤差を加えて表現されたモデルである．この場合には説明変数には誤差を仮定せずに，結果変数の誤差だけを想定して関係を表すモデルである．説明変数が1つだけのとき単回帰分析では直線は $y = a + bx + \varepsilon$ というような式で関係を表す．ここで a が切片，b が傾き，ε が誤差である（図4.9）．

次に，もう少し一般化して重回帰分析を例に挙げて基準変数と説明変数との関連を示してみよう．説明変数 x_j（$j = 1, \cdots, r$）により基準変数 y の値を推定（または予測）するために両者の関係をモデル化したものである．いま，1つの個体について r 個の説明変数のデータ $(x_1, x_2, \cdots, x_r)$ が得られたとき，誤差成分 ε を考慮してそれらの変動によって基準変数 y の変動がほぼ説明されるとすれば，

$$y = \beta_0 + \beta_1 x_1 + \beta_2 x_2 + \cdots + \beta_r x_r + \varepsilon \tag{4.20}$$

と表現できる．上式の $(\beta_1, \beta_2, \cdots, \beta_r)$ は説明変数 $x_1, x_2, \cdots, x_r$ のそれぞれが y に与える影響の強さを示すパラメータ（ある母集団を構成する母数），β_0 は切片のパラメータである．多くの個体について得られる $(y, x_1, x_2, \cdots, x_r)$ の組の情報を分析することによってパラメータの推定値 $(\hat{\beta}_0, \hat{\beta}_1, \hat{\beta}_2, \cdots, \hat{\beta}_r)$ を求める．こうして得られた推定値を用いて基準変数の予測平均値 $\hat{y}$ が求められる．このときデータが

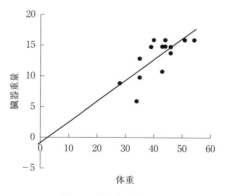

図 4.9 単回帰分析の例

ある母集団からのサンプルであるとみなして,誤差成分 ε に適当な確率分布を仮定すれば,パラメータの推定値 $(\hat{\beta}_0, \hat{\beta}_1, \hat{\beta}_2, \cdots, \hat{\beta}_r)$ がどのような分布をするかを確率論的に導き出し,パラメータの評価をすることが可能になる.

説明変数には連続変数を仮定するが,j 番目の説明変数が2つ以上のカテゴリーをもつカテゴリー変数であれば,たとえばパーシャル法により属するカテゴリーに1を,ほかには0を与える2値変数(ダミー変数)x_{jk}

x_{jk} = 1, j 番目の説明変数の第 k カテゴリーに属する
      0, j 番目の説明変数の第 k カテゴリーに属さない

を定義し,j 番目の説明変数の第 k カテゴリーの効果を表すパラメータを β_{jk} (k = 1, $\cdots$, K) として表現する.モデルを評価するプロセスとして,モデルの適合度とモデルの有意性がある.

ダミー変数(カテゴリー変数の取扱い)

カテゴリー変数を,連続量を取り扱うモデルに含めたいときに,カテゴリーの値をダミー変数(dummy variables,あるいは design variables とよばれる)に置き換えて用いる.主効果を表す代表的なダミー変数の作成法にはパーシャル法とマージナル法の2種類がある.いま,k カテゴリーのカテゴリー変数があるとしよう.ダミー変数はこの変数の自由度 $(k-1)$ の個数だけ $(D_1, D_2, \cdots, D_{k-1})$ 作成する.表には $k=3$ のときのダミー変数の例を示す.

表 ダミー変数の作成法

カテゴリー変数	パーシャル法		マージナル法	
	D_1	D_2	D_1	D_2
1	0	0	1	0
2	1	0	0	1
3	0	1	-1	-1

パーシャル法は特定のカテゴリー(通常は第1カテゴリー)を基準群(reference group)として取り扱う場合に用いる方法で,カテゴリー変数の第1カテゴリーに反応したときに D_1 が0をとり,第2カテゴリーに反応したときにダミー変数 D_1 が1をとる.第3カテゴリーに反応したときにはダミー変数

D_2 が1をとる．ほかの場合は0である．すなわち，制約条件として，
$$\beta_1 = 0$$
とおいて，β_2, β_3 を推定する方法である．このパーシャル法によるダミー変数は線形モデルなどで広く使われているが，SASのGLMやPHREG，GLIMMIXなどのCLASS文による指定でも自動的にこの形式がとられている（ただし，reference group は最後のカテゴリーがデフォルト）．一方，マージナル法はカテゴリー全体の平均を0とする方法で，SASのCATMODやLOGISTICのCLASS文での指定で利用されている．制約条件として，
$$\beta_1 + \beta_2 + \beta_3 = 0$$
とおいて推定する方法で，最初または最後のカテゴリーを除いて出力される．たとえば最後のカテゴリーを除く場合には β_1, β_2 だけを出力し，最後のカテゴリー β_3 は推定値 $\hat{\beta}_1$, $\hat{\beta}_2$ を利用して
$$\hat{\beta}_3 = -\hat{\beta}_1 - \hat{\beta}_2$$
と計算する必要がある．

　説明変数が1つだけの場合を単回帰分析（regression analysis），複数の場合を重回帰分析（multiple regression analysis）という．結果変数が連続量の場合の要因調整を行う分析法として共分散分析（analysis of covariance, ANCOVA）がある．いま，介入の効果を介入後の「血糖値」の変化から評価することを考えてみよう．血糖値は年齢により異なることも考えられるため，連続変数である「年齢」や「ベースライン値」を調整して検討することが多い．血糖値を結果変数とし，「年齢」「ベースライン値」を説明変数とし，両者の関連を分析するのが重回帰分析である．一方，介入の有無というような2群以上のカテゴリー変数のグループ（水準）間での平均値の差を検定する方法として分散分析があった．さらにベースライン値などの連続変数を調整したときの水準（グループ）間での効果の差を検討するのが共分散分析である．これらはカテゴリーの説明変数をダミー変数として説明変数に含めた重回帰分析としても捉えられ，広義に重回帰分析として取り扱うことができる．

　介入前後での効果の比較の場合，同じ対象者の前値と後値には相関があり，後値のみを2群で比較する検定の検出力は低いことが多い．そこで，介入前後の変化量や変化率を結果変数として t 検定や分散分析，あるいは後値を結果変数とし，

介入前値を共変量とした共分散分析がしばしば用いられる．共分散分析では，水準ごとに切片の異なる直線をあてはめる．傾きが等しければ，切片 α_i の差は共変量の影響を調整した水準間の差を示すことになる．図 4.10 はみかけの差は小さいが真の差は大きい場合の概念図である．表 3.4 は無作為化比較試験による栄養教育の効果を検討した研究（3.1 節参照）で，負荷後 2 時間値に及ぼす介入効果を，ベースライン値などの共変量を共分散分析により分析し調整値を求めている．共

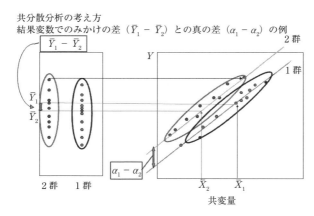

図 4.10 共分散分析でのみかけの差と真の差

表 3.4（再掲） 共分散分析を用いた要因調整の例

Table 2—*Percent changes in 2-h PG and changes from baseline in the absolute value of "overintake/underintake fraction" for total energy intake 1 year after initiation of dietary education in the NDE group and the control group*

Variable	NDE group	Control group	Adjusted* difference between the groups		
			Mean	95% CI	Two-tailed P value
n	79	77			
Percent changes in plasma glucose (%)					
Fasting	−0.5 ± 0.9	2.2 ± 0.9	−1.8	−4.2 to 0.6	0.153
1-h PG	−5.2 ± 2.6	−3.3 ± 2.3	−3.7	−9.9 to 2.5	0.242
2-h PG	−8.2 ± 1.9	11.2 ± 3.0	−15.2	−8.4 to −22.0	<0.001
Change from baseline in the absolute value of "overintake/underintake fraction" for total energy intake (%)					
Breakfast	0.4 ± 1.5	−2.1 ± 0.9	2.6	−0.7 to 5.8	0.126
Lunch	0.4 ± 1.1	1.0 ± 1.2	−0.5	−3.8 to 2.7	0.746
Dinner	−3.0 ± 4.1	11.7 ± 3.7	−15.3	−24.6 to −6.0	0.002
Daily	−1.8 ± 1.5	4.0 ± 1.4	−6.0	−9.8 to −2.2	0.002

Data are mean ± SD unless otherwise indicated. *Adjusted for baseline value by ANCOVA.

分散分析により偏りが調整され，ベースライン値で説明可能な変動要因が除去されるため，推定誤差が減少し，推定精度や検出力の向上がなされることが期待される．

一般に誤差項は正規分布に従うと仮定しているが，誤差に等分散が仮定できない場合には，不等分散を仮定したSatterthwaiteの自由度近似などを用いる方法もある．

共変量を調整した共分散分析にはGLMプロシージャを用いる．3.1節ではベースライン調整による血糖値の差の検定を，共分散分析により平行性の検定を行った後に主効果だけのモデルによる検定として行っている．すなわち，共分散分析による平行性の検定はベースラインと群との交互作用項の有意性で検定し，有意差が認められなければ傾きが等しい（平行）とみなし，交互作用項を除いた主効果だけのモデルでベースライン調整を行った群の効果（介入の効果）を検定する．

```
PROC GLM;
 CLASS treat;
 MODEL  fb_dif  =  fb_base   treat   fb_base*treat/SOLUTION CLPARM;
 LSMEANS treat  ;
RUN;
PROC GLM;
 CLASS treat;
 MODEL  fb_dif  =  fb_base   treat   /SOLUTION CLPARM;
 LSMEANS treat  ;
RUN;
```

GLM プロシジャ

要因	自由度	平方和	平均平方	F 値	Pr > F
		Type III			
fb_base	1	4206.580609	4206.580609	7.21	0.0085
treat	1	42.491338	42.491338	0.07	0.7878
fb_base*treat	1	1009.092585	1009.092585	1.73	0.1915

←平行性の検定

GLM プロシジャ

従属変数：fb_dif

要因	自由度	平方和	平均平方	F 値	Pr > F

```
Model              2    30215.82338    15107.91169    25.72    <.0001
Error             97    56983.88662      587.46275
Corrected Total   99    87199.71000

                              Type III
要因          自由度      平方和        平均平方       F 値     Pr > F

fb_base        1       3483.57338     3483.57338      5.93    0.0167
treat          1      29119.16733    29119.16733     49.57    <.0001

パラメータ     推定値          標準誤差      t 値    Pr > |t|        95% 信頼限界
Intercept   1.51663063 B   16.23238127   1.33    0.1881   -10.70015285   53.73341410
fb_base    -0.28070787     0.11527424  -2.44    0.0167    -0.50949532   -0.05192041
treat 0    34.54144360 B   4.90615398   7.04    <.0001    24.80408604   44.27880116
treat 1     0.00000000      .            .        .           .             .
                                                    ←ベースライン調整済み 2 群の効果の検定

            fb_dif の最
treat       小 2 乗平均

0           16.5007218
1          -18.0407218
```

[解説]

1つめの GLM により交互作用項 fb_base*treat の効果が $p = 0.1915$ と有意でないことがわかり，2 群の傾きは同等（平行）であると認められた．そこで2つめの主効果だけのモデルからベースライン調整後の 2 群の差の検定（介入効果）をみると，$p < 0.0001$ で効果が認められた．

4.4.3 ロジスティック回帰分析

結果変数が「成功・失敗」「発症・非発症」のような事象の発生の有無（2 値変数）への要因の影響を分析するためのモデルとして，ロジスティック回帰モデル（logistic regression model）がある．このモデルは，右辺を（$-\infty \sim \infty$）の変動範囲をもつ通常の回帰分析の形で表し，左辺は範囲（0, 1）に値をもつ発生確率 $p(x)$ を，ロジスティック関数（logistic function）を用いて変換したモデルであり，一般化線形モデル（generalized linear model）として位置づけられる．

$$\begin{aligned}\text{単変量}&: \log \frac{p(x)}{1-p(x)} = \alpha + \beta x \\ \text{多変量}&: \log \frac{p(\boldsymbol{x})}{1-p(\boldsymbol{x})} = \beta_0 + \beta_1 x_1 + \cdots + \beta_r x_r\end{aligned} \quad (4.22)$$

ここで，対数 log は e を底とする自然対数である．左辺は $p(\boldsymbol{x})$ のロジット（logit）であり，このような変換をロジット変換（図 4.11）とよぶ．左辺はちょうど対数オッズ（log odd）の形を呈している．これを変換して $p(x)$ について求める．

$$p(\boldsymbol{x}) = \frac{\exp(\beta_0 + \beta_1 x_1 + \cdots + \beta_r x_r)}{1 + \exp(\beta_0 + \beta_1 x_1 + \cdots + \beta_r x_r)} = \frac{1}{1 + \exp(-[\beta_0 + \beta_1 x_1 + \cdots + \beta_r x_r])} \quad (4.23)$$

これは $\boldsymbol{x}$ という観測値が与えられているという条件のもとで，疾病の発症などの事象が発生する確率 $p(x)$ を，直接，指数関数を用いて定義したものでもある．i 番目の変数 x_i が連続変数であれば，パラメータ β_i は通常の回帰分析と同様に x_i が 1 単位変化するときの変化率を表している．いま，1 つの要因（x_1）だけが異なりほかの変数はまったく同じ値をとるとし，$x_1 = 100$ としたときの観測値を $\boldsymbol{x}_\mathrm{A}$ と表し，$x_1 = 50$ としたときの観測値を $\boldsymbol{x}_\mathrm{B}$ と表すとしよう．それぞれの場合の発症オッズは次式で求められる．

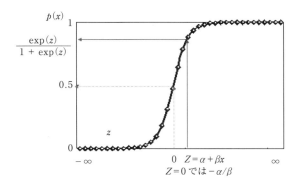

図 4.11　ロジット変換

$$\frac{p(x_A)}{1-p(x_A)} = \exp(\beta_0 + \beta_1 100 + \cdots + \beta_r x_r)$$
$$\frac{p(x_B)}{1-p(x_B)} = \exp(\beta_0 + \beta_1 50 + \cdots + \beta_r x_r)$$
(4.24)

したがってオッズ比は $\frac{p(x_A)}{1-p(x_A)} / \frac{p(x_B)}{1-p(x_B)}$ であるから，$e^{\beta_1(100-50)} = e^{50\beta_1} = (e^{\beta_1})^{50}$ となる．これをロジスティック回帰モデルで調整されたオッズ比（adjusted odds ratio）という．3.1.3項に例示したが，SASでは **LOGISIC** プロシージャを利用して解析する［3］．

4.4.4 Cox比例ハザードモデル

中途打ち切りデータ（censored data）などがある場合も含めて，寿命や生存期間などの「事象の発生までの時間の長さ」を結果変数としたときの要因の影響の分析方法としてCoxが提案した比例ハザード（回帰）モデル（Cox proportional hazard regression model）がある．これは一般化線形モデルの一種であり，このモデルでは結果変数として「生存期間」を取り扱い，ベースラインに対する生存期間の比（これをハザード比とよぶ）に対する説明変数の影響を，推定されたパラメータから評価する．

Cox比例ハザードモデルは発生（死亡）までの時間（time to event），「生存時間」を問題にしてそのハザード関数 $\lambda(t, \boldsymbol{x})$ をモデル化したもので，

$$\lambda(t, \boldsymbol{x}) = \lambda_0(t) \exp(\beta_1 x_1 + \beta_2 x_2 + \cdots + \beta_r x_r) \quad (4.25)$$

または

$$\log \frac{\lambda(t, x)}{\lambda_0(t)} = \exp(\beta_1 x_1 + \beta_2 x_2 + \cdots + \beta_r x_r) \quad (4.26)$$

となる．ここに $\lambda_0(t)$ は未知の基準ハザード関数（baseline hazard function）であるが特にその形は特定しない局外母数（nuisance parameter）として取り扱う．特に医学の分野での生存時間研究において，ベースラインでのハザードが特定されていなくてもハザード比に興味がある場合それが推定できること，共変量を調整した生存曲線（survival curve）が求められることなどの理由により，比例ハザードモデルは必須の道具となりつつある．

Cox比例ハザードモデルは多くの仮定の上に成り立っているため，その仮定が

成立しているかどうかの検討が重要であり，特に相対ハザードが意味をもつ基本的条件である比例ハザード性（proportional hazard）の検証が重要である．

時間と共に変化するような時間依存因子（time-dependent variable または time-varying variable）を Cox のモデルに組み込む拡張 Cox モデル（extended Cox model）も提案されているが，その取扱いや解釈は難しい（[3] 参照）．

4.4.5 混合効果モデル

これまで，解析に使用する結果変数の y 変数はすべて互いに独立であることを仮定していた．しかし，データ間の独立性の仮定が成立しない場合も少なくない．たとえば 3.2 節で紹介したクラスター割付け無作為化試験のように同じ施設や家族内でとられた複数の標本や，交替制勤務の健康影響を検討するために職域データを集めて分析する場合での同一部署内で業務内容が類似している場合などがあろう．一方で，個人ごとにある事象の出現確率が時間経過に伴って変化するような経時的に観測されたデータや，異なった条件のもとで繰返し測定された場合などもあろう．このようなクラスターをなしているデータでは，同一対象者や同一クラスター内の個人のデータ間に相関がある可能性がある．

このようなクラスターデータの特徴として，クラスター間のデータは独立であるがクラスター内のデータにはクラスター内相関（intraclass correlation）があることがあげられる．一般にデータ間に相関のあるデータを通常のロジスティック回帰モデル（独立を仮定している）で解析した場合，推定値の標準誤差（SE）が過小評価され，検定統計量が過大評価され，有意になりやすい問題が指摘されている．

この相関のあるデータに対応できる方法として混合効果モデル（混合モデル）がある．混合効果モデルでは，変量効果（random-effects）を個人レベルだけでなくクラスター間の変動にも導入することにより，クラスター内相関を表現したモデルである．階層的に異なった水準（レベル）で測定された変数というような階層的なデータ構造（図 4.12）を考えるので，それを取り入れたモデルとしてマルチレベルモデル（multilevel model）とよばれることもある．なお，このほかの対応として，クラスター内の任意のペアの相関係数 ρ をデータの確率分布とは無関係に直接導入した一般化推定方程式 GEE（generalized estimating equations）のモデルを適用する方法もある．

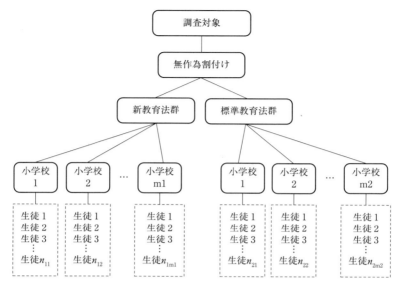

図4.12 階層的なデータ構造の例：読み書き能力調査データでの階層構造

表3.7（再掲） 混合効果モデルを用いた要因調査の例

Table 3 Mean change at 6th months from baseline in clinical data

	Intervention			Control			Model 1 (crude)			Model 2 (adjusted)			Model 3 (adjusted)			Model 4 (adjusted)		
	Mean	±	SE	Mean	±	SE	Difference	95%CI	p-value	Difference	95%CI	p-value	Differences	95%CI	p-value	Difference	95%CI	p-value
HbA$_{1c}$(%)#																		
LOCF[1]	−0.7	±	0.1	−0.2	±	0.1	−0.5	(−0.8 to −0.2)	0.004	−0.5	(−0.8 to −0.2)	0.004	−0.5	(−0.8 to −0.2)	0.003	−0.5	(−0.9 to −0.1)	0.011
CDS[2]	−0.7	±	0.1	−0.2	±	0.1	−0.5	(−0.9 to −0.1)	0.009	−0.4	(−0.8 to −0.1)	0.014	−0.5	(−0.1 to −0.8)	0.013	−0.5	(−1.0 to −0.1)	0.028
MI[3]	−0.7	±	0.1	−0.3	±	0.1	−0.5	(−0.9 to −0.1)	0.030	−0.4	(−0.8 to −0.1)	0.041	−0.4	(−0.8 to −0.2)	0.045	−0.4	(−0.6 to −0.0)	0.045

SE: standard error, 95%CI: 95% confidence interval, degree of freedom = 18.
\# Value of HbA$_{1c}$ is JDS[13].
1) LOCF: last observation carried forward (IG: n = 100, CG: n = 93).
2) CDS: complete data set. (IG: n = 84, CG: n = 70).
3) MI: Multiple imputation with all analysed variables (number of imputations = 200) (IG: n = 100, CG: n = 93).
Model 1: crude.
Model 2: mixed model adjusted for baseline.
Model 3: mixed model adjusted for baseline, gender, age and BMI.
Model 4: mixed model adjusted for baseline, gender, age, BMI, smoking status, exercise status, change of exercise level, family history of type 2 diabetes, and complication.

　表3.7は生活習慣教育の糖尿病患者のHbA1c値の改善への効果を，診療所を単位としたクラスター無作為化比較試験により検討した研究で，混合効果モデルにより分析し，ベースライン値などの共変量を調整している（3.2節参照）．詳細については［3］などを参照されたい．

4.4.6 多重補完法

欠測データの問題は避けることができない問題の1つであり,常に生じうるものである.欠測が多くなれば効率(efficiency)が低下し,また欠測のメカニズムによってはバイアスが生じる.欠測のある場合には,なぜそのような欠測が生じたかについて深く考える必要があることはいうまでもない.このようなメカニズムを知った上で完全ケース解析,無視できる最尤法,多重補完法など,いずれの方法が適切であるかについて検討するが,一般にどれが適切かを決めることはなかなか困難でもある.ここでは欠測データを取り扱う一般的な方法を概観するに留める.

(1) 完全ケース解析(complete case analysis)

欠測データを除く場合には,検討するすべての項目のいずれかに1つでも欠測データがあるケース(個人,リスト)単位で除く方法を list-wise deletion という.完全ケースによる分析では,特に多変量を取り扱う場合には,項目が多くなると解析に用いられるデータがきわめて少なくなってしまうことがあり,問題である.

(2) 無視できる最尤法(ignorable maximum likelihood)

ケースごとに経時的に繰返しデータが測定されている状況で,欠測データにMAR(ある変数が欠測となる確率は観測されたデータだけに依存し,欠測している変数の本来の値には依存しない)が仮定できる場合に,欠測のない時点データを利用して分析を行う方法である.したがって,ケースごとには測定時点数が異なるデータとなる.この方法は多重補完法に比べて多くの仮定は必要とせず,一定の解が得られるというメリットがある.

(3) 多重補完法(multiple imputation)

多重補完法とは,欠測データにMARが仮定できる場合,観測データに基づく適切な欠測データの補完モデル(imputation model,一般には線形回帰モデル)による予測値(予測分布からランダムに抽出された値)で補完を繰り返し,M種類の補完された擬似的完全データセットを作成し,Rubin のルール [5] で必要なパラメータの推定値を計算する方法である.

しかし,適切な補完モデルの設定は一般には困難であるので,補完モデルを変える,欠測データメカニズムを変えるなど感度分析を行い,結果のバラツキについて考察する必要がある.この意味で,検証的な臨床試験においては,多重補完法は主要な解析方法とはなりにくく,副次的な解析,感度分析として利用される.

なお，4.4.3項から4.4.6項までの一般化線形モデル，混合効果モデルおよび多重補完法に関しては［3］（2.8節）にその詳細とプログラム例を掲載してあるので参照されたい．

補足：SPSS のプログラム

第3章，4.3.12項で提示したSASでの一連の操作をSPSSで実行する手順と結果を主なものを取り上げて示す．なお，以下では矢印→で画面での選択するメニューを例示しているが，バージョンにより表示が異なることもある．

〈SPSS による分析〉

> データは CSV ファイルを SPSS に取り込んでおく．
> ファイル → テキストデータの読み込み → 全てのファイル → csv ファイルを選択 → いいえ → 元データの形式：自由形式，ファイルの先頭に変数名を含んでいますか：はい → 変数間に使用する区切り記号（カンマ）→ 完了

	名前	型	幅	小数桁数	ラベル	値	欠損値	列	配置	尺度
1	no	数値	3	0		なし	なし	8	右	スケール(S)
2	group	数値	1	0		なし	なし	8	右	名義(N)
3	agegroup	数値	1	0		なし	なし	8	右	名義(N)
4	sbp	数値	3	0		なし	なし	8	右	スケール(S)
5	dbp	数値	2	0		なし	なし	8	右	スケール(S)
6	rfbbr	数値	3	0		なし	なし	8	右	スケール(S)
7	rfber	数値	3	0		なし	なし	8	右	スケール(S)
8	rfbdifr	数値	3	0		なし	なし	8	右	スケール(S)

4.3.12

〈クロス表の分析〉

> 分析（A）→ 記述統計 → クロス集計表 →（行 agegroup, 列 group）→
> 統計量（カイ2乗），セル（パーセンテージ：行，列，全体）→ OK

4.4 多変量解析

```
CROSSTABS
  /TABLES=agegroup BY group
  /FORMAT=AVALUE TABLES
  /STATISTICS=CHISQ
  /CELLS=COUNT ROW COLUMN TOTAL
  /COUNT ASIS.
```

agegroup と group のクロス表

			group 0	group 1	合計
agegroup	4	度数	8	10	18
		agegroup の %	44.4%	55.6%	100.0%
		group の %	16.0%	20.0%	18.0%
		総和の %	8.0%	10.0%	18.0%
	5	度数	29	31	60
		agegroup の %	48.3%	51.7%	100.0%
		group の %	58.0%	62.0%	60.0%
		総和の %	29.0%	31.0%	60.0%
	6	度数	13	9	22
		agegroup の %	59.1%	40.9%	100.0%
		group の %	26.0%	18.0%	22.0%
		総和の %	13.0%	9.0%	22.0%
合計		度数	50	50	100
		agegroup の %	50.0%	50.0%	100.0%
		group の %	100.0%	100.0%	100.0%
		総和の %	50.0%	50.0%	100.0%

カイ2乗検定

	値	自由度	漸近有意確率 (両側)
Pearson のカイ2乗	1.016[a]	2	.602
尤度比	1.021	2	.600
線型と線型による連関	.895	1	.344
有効なケースの数	100		

a. 0 セル (.0%) は期待度数が 5 未満です。最小期待度数は 9.00 です。

〈連続量の要約統計量〉

分析 (A) → 平均の比較 → グループの平均 → 従属変数 (sbp, dbp, rfbbr, rfber, rfbdifr), 独立変数 (group), オプション (ケースの数, 平均, 標準偏差, 中央値, 最小値, 最大値, 範囲型) → OK

```
MEANS TABLES=sbp dbp rfbbr rfber rfbdifr BY group
  /CELLS COUNT MEAN STDDEV MEDIAN MIN MAX.
```

報告書

group		sbp	dbp	rfbbr	rfber	rfbdifr
0	度数	50	50	50	50	50
	平均値	121.04	76.76	144.20	159.78	15.58
	標準偏差	14.519	10.773	23.617	34.171	28.117
	中央値	122.00	78.00	140.00	153.00	9.00
	最小値	92	52	114	106	-26
	最大値	152	98	192	274	119
1	度数	50	50	50	50	50
	平均値	121.28	76.44	137.64	120.52	-17.12
	標準偏差	13.551	10.328	18.560	21.496	21.058
	中央値	120.00	78.00	139.50	122.50	-14.50
	最小値	96	58	83	73	-81
	最大値	150	98	166	180	20
合計	度数	100	100	100	100	100
	平均値	121.16	76.60	140.92	140.15	-.77
	標準偏差	13.973	10.501	21.388	34.581	29.678
	中央値	120.00	78.00	140.00	134.00	-1.00
	最小値	92	52	83	73	-81
	最大値	152	98	192	274	119

〈相関係数〉

分析(A) → 相関 → 2変量 → 変数(sbp, dbp),相関係数(Pearson, Spearman)
→ OK

```
CORRELATIONS
  /VARIABLES=sbp dbp
  /PRINT=TWOTAIL SIG
  /STATISTICS DESCRIPTIVES XPROD
  /MISSING=PAIRWISE.
```

相関係数

		sbp	dbp
sbp	Pearsonの相関係数	1	.766
	有意確率 (両側)		.000
	N	100	100
dbp	Pearsonの相関係数	.766	1
	有意確率 (両側)	.000	
	N	100	100

```
NONPAR CORR
  /VARIABLES=sbp dbp
  /PRINT=SPEARMAN TWOTAIL NOSIG
  /MISSING=PAIRWISE.
```

相関係数

			sbp	dbp
Spearmanのロ~	sbp	相関係数	1.000	.770
		有意確率 (両側)	.	.000
		N	100	100
	dbp	相関係数	.770	1.000
		有意確率 (両側)	.000	.
		N	100	100

4.4 多変量解析

〈2群の差の検定〉

分析（A）→ 平均の比較 → 独立したサンプルのt検定 → 検定変数（rfbdifr），グループ化変数（group），グループの定義：特定の値を使用（グループ1 = 1，グループ2 = 0）→ 続行 → OK

```
T-TEST GROUPS=group(1 0)
  /MISSING=ANALYSIS
  /VARIABLES=rfbdifr
  /CRITERIA=CI(.95).
```

グループ統計量

	group	N	平均値	標準偏差	平均値の標準誤差
rfbdifr	1	50	-17.12	21.058	2.978
	0	50	15.58	28.117	3.976

独立サンプルの検定

		等分散性のためのLeveneの検定		2つの母平均の差の検定					
								差の95%信頼区間	
		F値	有意確率	t値	自由度	有意確率(両側)	平均値の差	差の標準誤差	下限	上限
rfbdifr	等分散を仮定する。	.894	.347	-6.582	98	.000	-32.700	4.968	-42.559	-22.841
	等分散を仮定しない。			-6.582	90.814	.000	-32.700	4.968	-42.569	-22.831

〈2群の差の検定〉

分析（A）→ 平均の比較 → 一元配置分散分析 → 従属変数リスト（rfbdifr），因子（group），統計（等分散性の検定，Welch）欠測値（分析ごとに除外）→ 続行 → OK

```
ONEWAY rfbdifr BY group
  /STATISTICS HOMOGENEITY WELCH
  /MISSING ANALYSIS.
```

等分散性の検定

rfbdifr

Levene統計量	自由度1	自由度2	有意確率
.894	1	98	.347

分散分析

rfbdifr

	平方和	自由度	平均平方	F値	有意確率
グループ間	26732.250	1	26732.250	43.325	.000
グループ内	60467.460	98	617.015		
合計	87199.710	99			

平均値同等性の耐久検定

rfbdifr

	統計[a]	自由度1	自由度2	有意確率
Welch	43.325	1	90.814	.000

a. 漸近的F分布

(注) 等分散性の検定ではさまざまな方法が提案されている．SPSSではデフォルトでLeveneの等分散性の検定が出力される．一方，SASではデフォルトでBartlettのカイ2乗検定結果が出力されるが，GLMプロシージャのMEANS文でtreatを指定し，HOVTEST = LEVENEオプションを指定するとLeveneの等分散性の検定結果を出力できる．Bartlettの検定はカイ2乗近似に基づいており非正規性について感度が高いともいわれているが，広く利用されている．

〈共分散分析〉
(1) 傾きの平行性の検定（交互作用項の検定）

分析（A）→ 一般線型モデル → 一変量 → 従属変数（rfbdifr），固定因子（group），共変量（rfbbr），オプション（モデルの指定：ユーザーによる指定，因子と共変量（group, rfbbr：主効果，groupとrfbbr：交互作用），平方和（タイプⅢ）→ 続行 → OK

```
UNIANOVA rfbdifr BY group WITH rfbbr
  /METHOD=SSTYPE(3)
  /INTERCEPT=INCLUDE
  /CRITERIA=ALPHA(0.05)
  /DESIGN=group*rfbbr group rfbbr.
```

4.4 多変量解析

被験者間効果の検定

従属変数:rfbdifr

ソース	タイプIII平方和	自由度	平均平方	F値	有意確率
修正モデル	31224.916[a]	3	10408.305	17.851	.000
切片	3927.847	1	3927.847	6.736	.011
group	42.491	1	42.491	.073	.788
rfbbr	4206.581	1	4206.581	7.215	.009
group * rfbbr	1009.093	1	1009.093	1.731	.191
誤差	55974.794	96	583.071		
総和	87259.000	100			
修正総和	87199.710	99			

a. R2乗 = .358 (調整済み R2乗 = .338)

(2) ベースライン調整での2群の差の検定（切片の検定）

分析（A）→ 一般線型モデル → 一変量 → 従属変数（rfbdifr），固定因子（group），共変量（rfbbr），モデル → モデルの指定（ユーザーによる指定）因子と共変量（group，rfbbr：主効果），平方和（タイプIII）→ 続行 → OK

```
UNIANOVA rfbdifr BY group WITH rfbbr
  /METHOD=SSTYPE(3)
  /INTERCEPT=INCLUDE
  /CRITERIA=ALPHA(0.05)
  /DESIGN=group rfbbr.
```

被験者間効果の検定

従属変数:rfbdifr

ソース	タイプIII平方和	自由度	平均平方	F値	有意確率
修正モデル	30215.823[a]	2	15107.912	25.717	.000
切片	3276.336	1	3276.336	5.577	.020
group	29119.167	1	29119.167	49.568	.000
rfbbr	3483.573	1	3483.573	5.930	.017
誤差	56983.887	97	587.463		
総和	87259.000	100			
修正総和	87199.710	99			

a. R2乗 = .347 (調整済み R2乗 = .333)

P3

〈ロジスティック回帰分析〉

⑥変数 treat(1, 2), dm(1, 2) を 156 ケースのデータを読み込んだときの指定. オッズ比の 95％信頼区間は Wald カイ 2 乗統計量に基づくものが出力される.

分析（A）→ 回帰（R）→ 多項ロジスティック（M）→ 従属変数（dm）（参照カテゴリー：最後のカテゴリ），因子（treat）→ OK

```
NOMREG dm (BASE=LAST ORDER=ASCENDING) BY treat
  /CRITERIA CIN(95) DELTA(0) MXITER(100) MXSTEP(5) CHKSEP(20) LCONVERGE(0) PCONVERGE(0.000001) SINGULAR(0.00000001)
  /MODEL
  /STEPWISE=PIN(.05) POUT(0.1) MINEFFECT(0) RULE(SINGLE) ENTRYMETHOD(SCORE) REMOVALMETHOD(LR)
  /INTERCEPT=INCLUDE
  /PRINT=PARAMETER SUMMARY LRT CPS STEP MFI.
```

パラメータ推定値

dm[a]		B	標準誤差	Wald	自由度	有意確率	Exp (B)	Exp(B) の 95％信頼区間	
								下限	上限
1	切片	-2.471	.425	33.778	1	.000			
	[treat=1]	-.761	.726	1.099	1	.294	.467	.113	1.939
	[treat=2]	0[b]	.	.	0	.	.	.	.

a. 参照カテゴリは 2 です.
b. このパラメータは, 冗長なため 0 に設定されています.

P4

〈混合効果モデル〉

分析 → 混合モデル → 線型 → 被験者（cid）→ 続行

従属変数 → hba1c_d

因子 → treat, cid　共変量 → hba1c1　固定（treat, hba1c1）　主効果 → treat, hba1c1　定数行を含める　平方和　タイプ 3

変量 → 共分散タイプ（無構造），被験者のグループ化　組み合わせ（cid）

推定 → REML…

統計量 → モデル統計量（パラメータ推定量，共分散パラメータの検定，変量効果の共分散）

EM 平均 → 因子と交互作用　平均値の表示（treat）

4.4 多変量解析

```
MIXED hba1c_dc BY treat cid WITH hba1c1
  /CRITERIA=CIN(95) MXITER(100) MXSTEP(10) SCORING(1) SINGULAR(0.000000000001) HCONVERGE(0, ABSOLU
TE) LCONVERGE(0, ABSOLUTE) PCONVERGE(0.000001, ABSOLUTE)
  /FIXED=treat hba1c1 | SSTYPE(3)
  /METHOD=REML
  /PRINT=G SOLUTION TESTCOV
  /RANDOM=INTERCEPT | SUBJECT(cid) COVTYPE(UN)
  /EMMEANS=TABLES(treat) .
```

固定効果の推定[b]

パラメータ	推定値	標準誤差	自由度	t	有意	95% 信頼区間 下限	95% 信頼区間 上限
切片	.178400	.354444	185.212	.503	.615	-.520867	.877667
[treat=0]	.474449	.145723	19.006	3.256	.004	.169454	.779444
[treat=1]	0[a]	0	.	.	.	.	.
hba1c1	-.109638	.044572	188.737	-2.460	.015	-.197561	-.021714

a. このパラメータは冗長であるため 0 に設定されています。
b. 従属変数: hba1c_dc。

なお，SPSS ではこのほか，Cox 比例ハザードモデル分析には「生存分析」が利用できる．また，多重補完として「多重代入」が用意されているが，利用できる手法などはやや異なるようである．

引 用 文 献

[1] 古川俊之監修，丹後俊郎著．統計ライブラリー 医学への統計学 第 3 版．朝倉書店．2013．
[2] 丹後俊郎．医学統計学シリーズ 5 無作為化比較試験—デザインと統計解析．朝倉書店．2003．
[3] 丹後俊郎，山岡和枝，高木晴良．統計ライブラリー 新版 ロジスティック回帰分析—SAS を利用した統計解析の実際．朝倉書店．2013．
[4] 丹後俊郎．統計学のセンス—デザインする視点・データを見る目．朝倉書店．1998．
[5] Rubin DB. *Multiple Imputation for Nonresponse in Survey*. John Wiley&Sons. 2004.

付録1．食物摂取頻度調査票（FFQW82）

　FFQW82［1］は，82種類の食品リストで構成し，各食品について，朝食・昼食・夕食別に，最近1か月間の摂取頻度（5段階）と1回量（3段階）の回答結果に基づき，朝食・昼食・夕食・1日合計別に，エネルギーおよび主要栄養素量，食品グループ別摂取量（エネルギー換算値）を算出できる．FFQW82調査票と回答に基づく分析結果を以下に例示する．

　分析結果のエネルギー量に関しては，実摂取量と目標量の比較を示すものである．しかしながら，エネルギー摂取量のアセスメントについては，対象者自身のBMIに基づき評価する（日本人の食事摂取基準2015年版）．エネルギーおよび栄養素摂取量の結果はライフスタイルや臨床検査結果などをふまえ，活用されたい．

　PDFバージョンの調査票と栄養摂取量を推定するためのプログラム（Windows 7）はWEBページ（http://www.nutrisupport.co.jp/）からダウンロード可能である．

〈使用にあたっての留意点〉

　本ソフトウェアは生活習慣病の予防や重度化予防に重点をおいて，食生活の内容を是正するためのポイントを把握できるような食事診断結果になっている．エネルギーの過剰摂取，夕食のウェイトの重たさ，摂取頻度からみる肉類，魚類，油脂類などの夕食への偏り，野菜摂取量の少なさ等々が結果から読み取れるので，具体的な食生活改善のポイントを明確にし，よりよい生活への資料となれば幸いである．

　なお，調理方法や季節によって変動があるビタミンについては，正確な推定が難しいと思われるため，FFQW82では推定を行っていない．

〈FFQW82 調査票〉

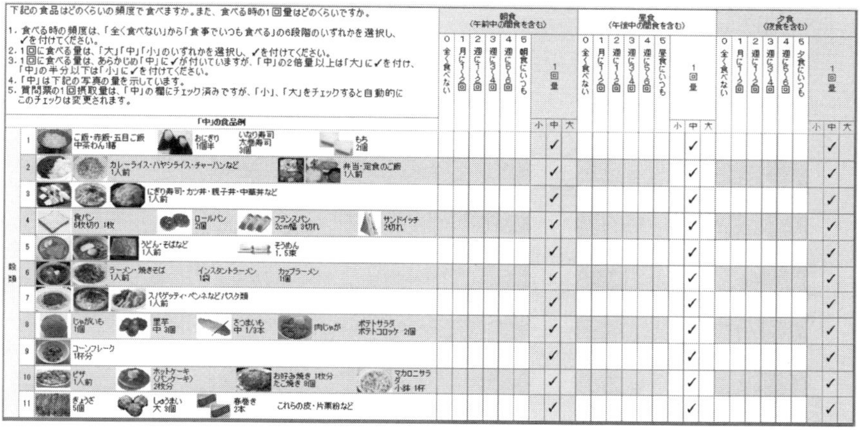

下記の食品はどのくらいの頻度で食べますか。また、食べる時の1回量はどのくらいですか。

1. 食べる時の頻度は、「全く食べない」から「食事でいつも食べる」の6段階のいずれかを選択し、✓を付けてください。
2. 1回に食べる量は、「大」「中」「小」のいずれかを選択し、✓を付けてください。
3. 1回に食べる量は、あらかじめ「中」に✓が付いていますが、「中」の2倍量以上は「大」に✓を付け、「中」の半分以下は「小」に✓を付けてください。
4. 「中」は下記の写真の量を示しています。
5. 質問票の1回摂取量は、「中」の欄にチェック済みですが、「小」、「大」をチェックすると自動的にこのチェックは変更されます。

		「中」の食品例	朝食（午前中の間食を含む） 0 全く食べない	1 月に1〜2回	2 週に1〜2回	3 週に3〜4回	4 週に5〜6回	5 朝食にいつも	1回量 小	中	大	昼食（午後中の間食を含む） 0 全く食べない	1 月に1〜2回	2 週に1〜2回	3 週に3〜4回	4 週に5〜6回	5 昼食にいつも	1回量 小	中	大	夕食（夜食を含む） 0 全く食べない	1 月に1〜2回	2 週に1〜2回	3 週に3〜4回	4 週に5〜6回	5 夕食にいつも	1回量 小	中	大
穀類	1	ご飯・赤飯・五目ご飯 中茶わん1膳　おにぎり 1個半　いなり寿司 太巻寿司 3個　もち 2個								✓									✓									✓	
	2	カレーライス・ハヤシライス・チャーハンなど 1人前　弁当・定食のご飯 1人前								✓									✓									✓	
	3	にぎり寿司・カツ丼・親子丼・中華丼など 1人前								✓									✓									✓	
	4	食パン 6枚切り 1枚　ロールパン 2個　フランスパン 2cm幅 3切れ　サンドイッチ 2切れ								✓									✓									✓	
	5	うどん・そばなど 1人前　そうめん 1.5束								✓									✓									✓	
	6	ラーメン・焼きそば 1人前　インスタントラーメン 1袋　カップラーメン 1個								✓									✓									✓	
	7	スパゲッティ・ペンネなどパスタ類 1人前								✓									✓									✓	
	8	じゃがいも 1個　里芋 中 3個　さつまいも 中 1/3本　肉じゃが　ポテトサラダ ポテトコロッケ 2個								✓									✓									✓	
	9	コーンフレーク 1杯分								✓									✓									✓	
	10	ピザ 1人前　ホットケーキ（パンケーキ） 2枚分　お好み焼き 1枚分 たこ焼き 8個　マカロニサラダ 小鉢 1杯								✓									✓									✓	
	11	ぎょうざ 5個　しゅうまい 大 3個　春巻き 2本　これらの皮・片栗粉など								✓									✓									✓	

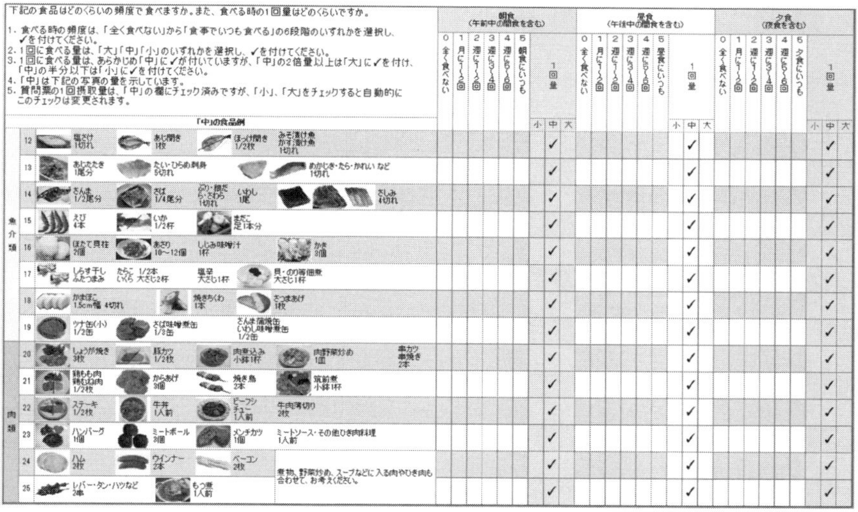

下記の食品はどのくらいの頻度で食べますか。また、食べる時の1回量はどのくらいですか。

1. 食べる時の頻度は、「全く食べない」から「食事でいつも食べる」の6段階のいずれかを選択し、✓を付けてください。
2. 1回に食べる量は、「大」「中」「小」のいずれかを選択し、✓を付けてください。
3. 1回に食べる量は、あらかじめ「中」に✓が付いていますが、「中」の2倍量以上は「大」に✓を付け、「中」の半分以下は「小」に✓を付けてください。
4. 「中」は下記の写真の量を示しています。
5. 質問票の1回摂取量は、「中」の欄にチェック済みですが、「小」、「大」をチェックすると自動的にこのチェックは変更されます。

		「中」の食品例	朝食（午前中の間食を含む） 0 全く食べない	1 月に1〜2回	2 週に1〜2回	3 週に3〜4回	4 週に5〜6回	5 朝食にいつも	1回量 小	中	大	昼食（午後中の間食を含む） 0 全く食べない	1 月に1〜2回	2 週に1〜2回	3 週に3〜4回	4 週に5〜6回	5 昼食にいつも	1回量 小	中	大	夕食（夜食を含む） 0 全く食べない	1 月に1〜2回	2 週に1〜2回	3 週に3〜4回	4 週に5〜6回	5 夕食にいつも	1回量 小	中	大
魚介類	12	塩ざけ 1切れ　あじ開き 1枚　ほっけ開き 1/2枚　みそ漬け魚 かす漬け魚 1切れ								✓									✓									✓	
	13	あじたたき 1尾分　たい・ひらめ刺身 5切れ　めかじき・たら・かれい など 1切れ								✓									✓									✓	
	14	さんま 1/2尾分　さば 1/4尾分　ぶり・銀だら・さわら 1切れ　いわし 1尾　さしみ 4切れ								✓									✓									✓	
	15	えび 4本　いか 1/2杯　まだこ 足1本分								✓									✓									✓	
	16	ほたて貝柱 2個　あさり 10〜12個　しじみ味噌汁 1杯　かき 3個								✓									✓									✓	
	17	しらす干し ふたつまみ　たらこ 1/2本 いくら 大さじ2杯　塩辛 大さじ1杯　貝・のり等佃煮 大さじ1杯								✓									✓									✓	
	18	かまぼこ 1.5cm幅 4切れ　焼きちくわ 1本　さつまあげ 1枚								✓									✓									✓	
	19	ツナ缶（小） 1/2缶　さば味噌煮缶 1/3缶　さんま蒲焼缶 いわし味噌煮缶 1/2缶								✓									✓									✓	
肉類	20	しょうが焼き 3枚　豚カツ 1/2枚　肉煮込み 小鉢1杯　肉野菜炒め 1皿　串カツ 串焼き 2本								✓									✓									✓	
	21	鶏もも肉 鶏むね肉 1/2枚　からあげ 3個　焼き鳥 2本　筑前煮 小鉢1杯								✓									✓									✓	
	22	ステーキ 1/2枚　牛丼 1人前　ビーフシチュー 1人前　牛肉薄切り 2枚								✓									✓									✓	
	23	ハンバーグ 1個　ミートボール 3個　メンチカツ 1個　ミートソース・その他ひき肉料理 1人前								✓									✓									✓	
	24	ハム 2枚　ウインナー 2本　ベーコン 2枚　煮物、野菜炒め、スープなどに入る肉やひき肉も合わせて、お考えください。								✓									✓									✓	
	25	レバー・タン・ハツなど 2本　もつ煮 1人前								✓									✓									✓	

190　　　　　　　　　　　　　付　　録

付録1. 食物摂取頻度調査票（FFQW82）

〈分析結果(例示)〉

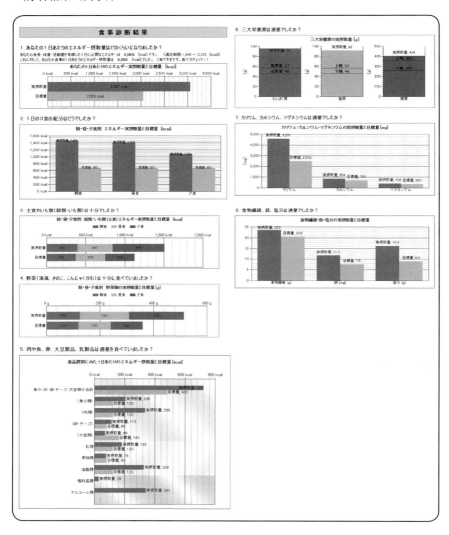

引 用 文 献

[1] 安達美佐,渡辺満利子,山岡和枝,丹後俊郎.栄養教育のための食物摂取頻度調査票 (FFQW82) の妥当性と再現性の検討.日本公衆衛生雑誌.2010;57:475-485.

付録2. 10分で聞き取る
食事摂取状況の把握の手順とポイント

　ライフスタイル改善のための目標設定に十分な時間をとるためには，10分程度で患者の生活習慣についての問題点を把握する．聞き取りのコツは，「必要なこと以外，詳細を聞かない」に徹し，「その都度，助言しない」ことである．相手が話し過ぎて，必要な質問に答えていないときは，「次，いいですか？」と導くことで，多くはスムーズに次の質問に移ることができる．特に糖尿病患者を対象とする場合は，食後血糖値や空腹時血糖値に影響を及ぼしていると考えられる項目に絞り，その項目の詳細を聞き取り，最終的に改善すべき問題点を見出し，行動目標につなげることがコツである．また，実施者が患者の食生活を最大限に尊重しながら，血糖コントロールや改善すべき健康上の課題に影響を及ぼしている部分とそうでない部分を精査し，食生活上の問題点を整理することができれば，患者は大きな変化を強いられているとは思わずに済む．食事内容を把握する際にも，患者のよい心がけ，たとえば，3食食べている，規則正しく食べている，野菜を食べるよう心がけている，夕食後は食べないなどの血糖コントロールによい行動は，言葉にしてほめることが患者の励みになり，さらなる改善の糸口となる．著者らは次の手順で，食事摂取状況を把握しており，参考に供したい．

1. 昨日食べた食事（あるいは2～3日程度の食事記録など）について，食事時刻，朝食・昼食・夕食の内容を聞く．主食，主菜，副菜の区別を伝え，その区別を付けながら確認するとよい．区別の付け方は色違いのマーカーペンで料理や食品に主食・主菜・副菜の区別を色分けする，または，主食○・主菜△・副菜□などの印を付けるとわかりやすい．起床・就寝時刻もあわせて聞いておく．食事内容は細かくこちらからは聞かず，まずは相手に任せることがコツ．
    * 主食：穀類（ごはん，パン，麺類），いも・かぼちゃ類（1食で小鉢1/2以上の場合）
      主菜：肉，魚，卵，大豆製品の料理
      副菜：野菜，海そう，きのこ，こんにゃくなどの料理

> 量の把握は，主食は「普通茶碗1膳」（グラムで把握できる場合はそれでも可），「食パン6枚切り1枚」「乾麺1束」「ゆで麺1人前」など，主菜は「肉薄切り3枚」「魚切り身ひと切れ」「豆腐（300g程度のもの）1/3丁」「卵1個」などの把握のほか，「片手のひら1つ分」「中皿（直径15cm程度）1つ分」など，副菜は「小鉢1杯」の把握のほか，「片手のひら1つ分，生の野菜は両手で1つ分」など，果物・菓子類は「小皿（直径10cm程度）1つ分」，乳製品は「コップ（200mℓ程度）1杯」「ヨーグルト小鉢1つ分」など，油に関する把握は「大さじ1」「小さじ1」，ドレッシングやマヨネーズは見た目の半分が油と考える程度で十分であり，患者（特に高齢者）にとってもわかりやすい．
>
> 食事調査の測定誤差［1］を考えると，詳細を聞き取るよりは患者が答えやすい聞き取り方をする方がよい．厳密なグラム数の提示で難しさを感じ実行してもらえないより，およその目安量で大雑把に多少を調整し，継続してもらう方が成果に結びつきやすい．目安量に収まるのか1.5倍，2倍量なのかなどの把握をして，適量に向けて増減すればよいという考え方は多くの患者から理解が得られやすい．患者が覚える情報の種類は少ない方が行動に移りやすいためであろう．なお，目安量の把握はフリップなどの写真媒体やフードモデルを用意して視覚的に確認すると双方の認識の差による誤差を少なくできる．

2. 乳製品，果物，間食（菓子・果物類）を食べるか聞く．どの食事/時間帯で食べているのか，1回あたりのおよその量も聞く（目安量は上記に記載済み）．特に果物や菓子類は種類がたくさんあるが，「小皿1杯」に収まるのかそれ以上なのかの把握で十分である．種類での差はあるが，その差がどの程度，どこに影響を及ぼすかを考えることが重要である．

3. 夕食後の飲食習慣があるか確認する（週の頻度を把握し，週3日以上ならば内容と量を上記の要領で把握する）．
   ※1日量と週の頻度の関連は付録3で詳述する．

4. いつもこのような感じかどうか聞く（来客などで特別な食べ方ではないかなどの確認を行う）．また，この食事内容は最近始めたのか，以前からなのかも確認する．

5. 外食や中食（市販の弁当，サンドイッチ，惣菜など）について，各食事での利用頻度を確認する（この時点で外食や中食の内容は聞かない）．

6. 水やお茶以外の飲料で日常的に飲むものがあるか確認する．

7. 夕食の内容は体重，血糖や血清脂質などに影響を及ぼすため，少し詳細を聞く．
 ① 主食量の確認：1食に食べられる主食量に対して適量か（いも，かぼちゃ類も含めて）を確認する．
 ② 主菜量の確認：メインのおかずのほかに副菜として野菜炒めの肉，納豆や豆腐，煮物の肉やさつま揚げなどの量も含めて1食の主菜量として適当量になっているかを確認する．
 ③ 油脂類の確認：料理やドレッシング類などの油脂量は1食あたり小さじ1～2以内か，油脂類を多く使用した料理（揚げ物，炒め物，ラーメン，カレーやシチューなど）や多脂性食品（ベーコンやバラ肉，ナッツ類など）を食べることは，それぞれ週に3回以上になることはないか確認をする．

8. 「魚中心です」という方には魚の種類も確認しておく．脂質が多い魚類に偏っていることもあるので，脂質が多い魚（さば，さんま，ほっけ，ぶりなど）の使用は週に何回程度か把握する．魚といえども脂質量が多い種類では，その他の料理に使用する油脂類に配慮は必要である．

9. 本人の推定エネルギー必要量（およその目安）と比較し，どこが過少評価になっているのかを推察する．エネルギーは主に主食，主菜，油脂類，嗜好品（飲料も忘れずに）から得られることより目星が付けられる．本人の推定エネルギー必要量はあくまで参照単位の場合であるが，およそのエネルギー必要量を把握し，それに対応する糖尿病の食品交換表中の食品構成を参考にし，実際の食事内容の偏りや傾向を把握することが可能であろう．また，患者が認識量の過少や認識していない部分が過少申告になることが多く，その認識違いが食行動の問題点であることが多い．

10. 糖尿病患者の場合は，夕食以外に朝食の主食量，主菜がないこと，果物などの主食以外の糖質量，昼食の主食量や油脂量なども HbA1c に影響を及ぼすことがあるので，それらの把握が重要になる．

引 用 文 献

[1] 日本人の食事摂取基準（2015年版）—厚生労働省「日本人の食事摂取基準（2015年版）」策定検討会報告書．第一出版．2014.

付録3. 血糖コントロールのための食生活の問題点をどう捉えるか

　食事摂取状況の栄養アセスメントでは，問題視すべき量や頻度をある程度，明確にしておくと把握しやすい．問題視する点は，「現時点で解決が可能なこと」に対してであるので，その視点で問題視できない点を区別しなければならない．把握した問題点から血糖コントロールに有効な，すなわち，HbA1cに直結する食後血糖値や空腹時血糖値などに影響していると考えられる問題点を「優先すべき問題点」として選択することが重要である．この「優先すべき問題点」の解決が成果に結びつく「行動目標」の設定につながる．

　著者らは，これまで，患者の行動変容と臨床検査値の関連とを検討し，外来栄養食事指導を行ってきたが，目標の実行頻度が週に1，2回ではHbA1cに影響しておらず，同頻度が週3回程度（50％程度の実行率）では体重や検査値の改善に影響を及ぼす場合も及ぼさない場合もあった．さらに週4，5日の実行頻度（70％）ではほぼよい成果に結び付く結果がみられ，著者らの研究（1.2.4項）でもこの傾向を用いて目標の実行を促し，効果を実証できた．また，悪い影響も同様で，週1，2回程度ではHbA1cには影響を与えず，週3回以上の頻度になると悪い影響を及ぼす方向に作用する傾向を把握している．量が少なくても週のうちの頻度が多いことでHbA1cに悪影響を及ぼしていることもある．

　以下，各項目で問題視する基準を優先順位が高い項目から記載した．これらの優先順位を付けた項目のなかでは，問題になりやすいポイントを挙げた．これらのポイントのうち整っていない部分を把握し，目標を設定する際には，適正な食生活に向けて「1つずつ整える」という視点が重要である．「基本的に整えた方がよいことのうち，できていない部分を1つずつ整えていきましょう」という説明は多くの患者の理解と納得を得ることができる．

　なお，これらのアセスメント項目は1つずつ，すべて尋ねる必要はなく，優先順位の高い項目から把握し，臨床検査値（空腹時血糖値，食後血糖値，HbA1cなど）とこれらの検査値と食事状況との関連を的確に検討した上で問題点として取り上げ，最終的には，優先的に動かしたい検査値や体重などに最も関連する問題点を1つ2つに絞り込む手順が重要である．

1. 生活リズム

血糖コントロールにとって最重要項目は「生活リズム」「夕食時刻」と「就寝時刻」である．1日に必要なエネルギー・主要栄養素量を3回に分けて摂取できる生活リズムが整っていなければ，たとえ食事の中身を適切に整えようとも血糖コントロールを良好に維持できない場合が多い．

- 1日に3回規則的に食べているか（朝食のスタートや昼食時刻が多少ずれていても食事間隔が空き過ぎていないことが重要である）．
- 夕食は午後9時頃までには食べ終わっているか（仕事で帰宅が遅くなる場合などは問題視できない場合が多く，その場合は夕食内容を問題視することになる）．
- 夕食後と就寝時刻が2時間以上空いているか（夕食後にうたた寝する場合やすぐに寝てしまう場合も問題視する）．

2. 朝食

次に重要な視点は起床後，空腹時で食べることになる朝食（起床後に飲む飲料にも注意）を優先する．朝食後の血糖値が上昇してしまえば1日中，血糖値は高めを推移することになる傾向にあるため，できるだけ食後血糖値の上昇を抑制する食べ方になっているかの視点で確認する．なかでも，①主食量が適量内であるか，②主食以外に主菜を一定量食べているか，③できれば副菜があるか，④1食中の油が多すぎていないか，⑤主食以外に食べる糖質量は食後血糖に影響を及ぼす量になっていないか，の順で確認していくとよい．1食（食直後の果物や菓子類も含め）に食べた炭水化物の量や何を組み合わせて食べたかが食後血糖値を左右する．経験則であるが，身長が低すぎない場合（およそ150 cm以上），通常の朝食の主食量（普通茶碗ごはん1膳，食パン6枚切り1枚）では，果物（小皿1つ分）やはちみつやジャム（大さじ1程度），加糖ヨーグルト（1個），菓子類（小皿1つ分）はどれか1つまでの追加は許容範囲である場合が多い．朝食後血糖値やHbA1cを勘案しながら主食以外に追加できる糖分を検討することが患者の意欲と食生活の質を高めることになる．

- 起床後，糖分の入っている食品を飲食していないか．
- 主食量は適量であるか．
- いもやかぼちゃ類を小鉢1/2杯以上食べるときには，主食量の収支をとって食べているか．
- ごはん1膳（または食パン6枚切り1枚）程度に対して，主菜は片手のひら1つ分以上食べているか（ないことを問題視する．たんぱく質制限のある場合は個別に検討する）．
- 副菜は片手のひら1つ分以上（生なら両手1つ分）食べているか．

- 油脂量は小さじ1〜2以内である（料理油，ドレッシング・マーガリンなどを含む）．
- 果物・菓子類を主食に加えて食べるなら，小皿1つ分以内であるか．
- はちみつ・ジャムを食べるなら，果物や菓子類は一緒に食べないか．

3. 夕食

　夕食の食事内容や量は翌朝の血糖値に影響を及ぼすことから，主食量，主菜量，油脂量，夕食後の飲食など，夕食後や空腹時の血糖値コントロールに適正な範囲になっているかを確認する．

- 主食量は適量であるか（夕食は朝食や昼食より少な目がよい．ただし，少な過ぎることは主菜の過食につながる）．
- 主食量は適量であるか．
- いもやかぼちゃ類を小鉢1/2杯以上食べるときには，主食量の収支をとって食べているか．
- 主菜は片手のひら1〜2つ以内であるか（たんぱく質制限のある場合は個別に検討する）．
- 主菜の食品を使った料理は2種類程度であるか（3種類になると少しずつでも1食中の主菜の総量は多くなる）．
- 脂の多い魚や肉を食べるときには副菜に使う油は少量（小さじ1未満）にしているか．
- 野菜類・海そう・きのこ類のおかずは片手のひら（生なら両手）2つ分以上食べているか．
- 油脂量は小さじ1〜2以内であるか（料理油，ドレッシング類を含めて）．
- 油を多く使う料理（揚げ物，炒め物，ルウもの，餃子など，副菜も含む）は週に2回程度であるか．
- 果物・菓子類を食べる際は，主食や主菜を減らすなど，収支をとろうとしているか．
- 果物・菓子類は食べるなら小皿1つ分以内であるか．
- 就寝2時間前には飲食が終わっているか．

4. 昼食

　朝食や夕食を整えても，昼食で主食や油脂類をとり過ぎると，夕食前の血糖値が高めになる場合が多々ある．特に昼食の主食量の把握は重要で麺類や市販弁当，外食（週3回以上の場合）での主食量の把握も必要である．また，主菜量が適量あるか，脂質量が多い料理の頻度は多くないかなどの確認をする．

- 主食量は適量であるか．
- いもやかぼちゃ類を小鉢1/2杯以上食べるときには，主食量の収支をとって食べているか．
- 主菜は片手のひら1つ分以上食べているか（たんぱく質制限のある場合は個別に検討する）．
- 副菜は片手のひら1つ分以上食べているか．
- 油脂量は小さじ1～2以内であるか（料理油，ドレッシングなどを含めて）．
- 油を多く使う料理（揚げ物，炒め物，ルウもの，餃子など，副菜も含む）は週に2回程度であるか．
- 果物・菓子類を食べる際は主食や主菜を減らすなど，収支をとろうとしているか．
- 果物・菓子類を食べるなら小皿1つ分以内であるか．

5. 間食

　頻回の間食は血糖コントロールに不利であるため，午前，午後1回ずつなどの頻度を決めておく．1日2回の間食，夕食後の飲食も一律禁止ということではなく，本当にその習慣が血糖コントロールに影響を及ぼしているか，改善したいことがらに影響を及ぼすのかを考えることが重要である．夕食後の夜食を食べなければならない場合は，夜食の時刻や内容の調整を考える必要がある．

- 1日に午前，午後1回程度であるか．
- 1回に小皿1つ分までにしているか．
- 夕食後の飲食は週に2回程度までにしているか．
- 夕食後の飲食が週3回以上になる場合は，夕食量の主食量を減らすなど収支をとろうとしているか．
- 夕食後の飲食は就寝の2時間程度前までに食べ終わっているか．
- 夜食を食べなければならない場合は，食べる時刻や内容を考えているか．

6. 乳製品

　乳製品はできれば毎日摂取したいものであるが，対象者の嗜好と摂取の有用性を考慮し，適量を考える必要がある．乳製品の目安量に対する過剰摂取（低脂肪を利用するかどうかも含め）については，患者に適した量（制限がある場合も含め）を遵守しない場合と血液検査などとの関連性を吟味して検討することが重要である．

- 牛乳（ヨーグルトを含めて）は1日に合計コップ（200 mℓ）1～2杯程度であるか（たんぱく質制限のある場合は個別に検討する）．
- 夕食後や就寝前には飲食しないようにしているか．

- 夕食後や就寝前に飲食する場合は，飲食する時間や量を考えているか．

7. 塩分

　塩分摂取量の把握は患者の申告と実施者双方の誤差を考慮すると，1日に何g摂取しているかを検討してもかなり曖昧である．また，患者の血圧との関連や年代でのリスクを考慮し，減塩の必要性があるか，現状からどれだけ減らせるかという視点で確認する必要がある．日本人の半分は塩分感受性の認められないという知見もあり，減塩が必ずしも血圧降下に結び付かないこともある［1］．厳しい減塩をするばかりに食事がおいしくなくなる（そのために低栄養になる場合もありうる）という弊害もある．睡眠時間の少なさも血圧に影響している場合［2］や，減量や血糖コントロールの改善で血圧も改善するということもあり［3］，塩分以外の以下のような要因も考慮することが肝要である．
- 就寝時刻は24時を過ぎていないか．
- 自宅での味付けは外食よりも薄味であるか．
- 塩分の多い食材（干物・練物・めん類・漬物・梅干など）は1日1，2回以内にしているか．
- 副菜は毎食に片手のひら2つ分食べているか．

8. 21時以降の夕食（夕食が21時以降になることが週3回以上の場合が対象）

　夕食が21時以降になる場合は食事内容をよく吟味する必要がある．週1〜2回のことは1週間，1か月では影響が少ないため，週3回以上，どうしても夕食が21時を過ぎる場合については内容の確認は詳細に行う．夕食が21時を過ぎてしまう場合では，夕食時刻の遅さは問題視できないことが多く，帰宅後に食べている夕食の内容を問題視する．通常の食事のデッドラインはおおむね21時とし，それ以降である場合は食事内容を検討する必要がある．
- 夕方頃に補食はできるか．
- 主食量は朝食や昼食よりも少なめにしているか．
- 揚げ物や油の多い料理は食べないようにしているか．
- 野菜中心の夕食であるか（肉・魚などのおかずの倍以上，野菜類の料理を食べるつもりでいるか．野菜料理は野菜の汁物も含む）．
- 主菜は肉や魚以外に卵や大豆製品の料理を食べる日もあるか．
- 夕食後は飲食しないようにしているか．

9. 飲酒（飲酒が週3日以上の場合が対象）

　飲酒も医師と相談して許可されている場合，週3回以上の飲酒は飲酒時の食事内容が

食後血糖に影響することがあるため，確認をする．自宅以外（自宅でも目安量以上を飲む場合）での飲酒では飲んだ量を本人が把握することは難しい．アルコール量が問題なのか，頻度または一緒に食べる食事内容に問題があるのか，解決・改善したい健康上の問題点の優先順位などを勘案し，問題視することが必要である．

- ほぼ毎日の飲酒は適量（1日量はビール500mL缶で1本または焼酎水割りで2杯，または日本酒で1合程度以内を基準とする）であるか．
- 酒の肴は肉・魚料理よりも野菜や豆腐類を多く食べるようにしているか．
- 晩酌は夕食のおかずで飲酒している（ナッツなどのつまみの追加はない）か．
- 主菜の量は片手のひら2つ分くらいに収まっているか．
- 飲酒する際には水を飲みながら飲酒しているか．
- 飲酒してすぐに寝ていないか．

10. 外食（外食が週3回以上の場合が対象）

外食も週3回以上については，主食量や脂質量に配慮することが血糖コントロールの改善につながることが多いため，昼食，夕食で分けて頻度を確認する．週3回以上は外食の内容を検討する必要がある．

- 主食は自宅で食べるときとほぼ同じくらいであるか（通常より少々多くても調整しているか）．
- いも・マカロニ・コーンなどのつけあわせを食べるときには主食の適量内で食べているか．
- 主菜は片手のひら1つ分はあるか．
- カレー・揚物・中国料理などの油の多い料理は外食をあわせて週1〜2回であるか．
- 副菜は片手のひら2つ分はあるか．
- デザートを食べるなら主食を減らすなど収支をとろうとしているか．

11. 運動

運動は消費量を上げるというよりは身体活動量を上げるという視点から確認する．運動は血糖コントロールや脂質代謝の改善が認められており，日常生活において身体活動量を増加させることも効果的であると考えられている[4]．また，血糖コントロール効果について，食後1〜2時間頃までに行うことや20〜60分程度の有酸素運動を週3日以上行うことの有用性が示されていること[5]などを考慮した確認が必要である．

- 1日10分程度でも身体活動を増やす努力をしているか．
- 1日20分程度の汗ばむ運動（速歩や作業も含む）を週3日以上しているか．
- 血糖コントロールに効果的な時間帯に運動するようにしているか．

引 用 文 献

[1] 医学のあゆみ 食塩感受性高血圧. 医歯薬出版. 2012；243（7）.
[2] Pascual JM, Rodilla E, Costa JA et al. Body weight variation and control of cardiovascular risk factors in essential hypertension. *Blood Press*. 2009；18（5）：247-254.
[3] Cappuccio FP, D'Elia L, Strazzullo P et al. Quantity and quality of sleep and incidence of type 2 diabetes：A systematic review and meta-analysis. *Diabetes Care*. 2010 Feb；33（2）：414-420.
[4] 日本糖尿病学会. 科学的根拠に基づく糖尿病診療ガイドライン2013. p.41-42. 南江堂. 2013.
[5] 日本糖尿病学会. 科学的根拠に基づく糖尿病診療ガイドライン2013. p.43. 南江堂. 2013.

付録4. 臨床比較試験実施計画書
（3.2節事例，2007年作成）

タイトル：糖尿病のための個別栄養教育プログラムによる栄養教育の効果の評価

1. 研究の背景

　平成14年糖尿病実態調査によると糖尿病と強く疑われる人は約740万人，糖尿病の可能性を否定できない人をあわせると約1620万人となり，増加傾向にある．特に糖尿病患者の9割以上を占める2型糖尿病（以降，単に糖尿病と記す）は生活習慣に深く関連していることから，食生活や身体活動などの生活習慣の自己管理を継続的に実行できるか否かが予後に大きく影響する．糖尿病に対する栄養教育や運動習慣などの生活習慣改善教育の効果は認められており[1)2)]，有効性が評価されたプログラムに基づく栄養教育の意義は大きいと考えられる．

　日本の糖尿病栄養教育の現状は，管理栄養士必置義務のある病院での栄養教育が主体であるが，病院で栄養教育を受けられる患者数にも限りがあり，それだけでは十分とはいいがたい．より多くの糖尿病患者や耐糖能異常を指摘された患者が栄養改善を含めた生活習慣改善教育を受けるためには地域の一般診療所でも，その機会をもつことが重要である．そのためには診療所に管理栄養士を配置し，患者が質の高い支援を受ける機会を増やすことが望ましいと考えるが，実際は診療所で管理栄養士が配置されている場合は少ない．また，管理栄養士による栄養教育内容にもバラツキが大きく，特に対象者の日常的な食事摂取量および食生活状況の把握は重要でありながら，個々の技量に委ねられているという問題がある．それを是正するためには食生活状況の把握および変容を簡便で客観的に評価できる食物摂取頻度調査票（FFQW82）を利用し，この結果に基づいて摂取状況を適確に把握した上で指導を行うことが肝要と考える．

　今後，診療所における管理栄養士による個別栄養教育方法を標準化し，その効果を実証し確立していくことにより，診療所への管理栄養士の配置を推進と質の高い栄養教育の実践が期待される．わが国において，無作為割付けに基づく比較試験による診療所における栄養教育の効果の評価に関する研究はいまだ報告されておらず，その意味でも本研究を行う意義は大きいと考え，本研究を計画した．

2. 研究の目的

本研究の目的は地域診療所に受診する2型糖尿病（境界型を含む）である者を対象として，管理栄養士による血糖コントロールのための個別栄養教育プログラムと従来の栄養教育という2種類の教育法を，それぞれクラスター無作為割付けに基づく並行群間比較試験（RCT）によりクラスターに割り付けられたプログラムに参加する個人からデータをとり，血糖値改善に対する効果の評価を行うことである．この結果より，血糖コントロールのための個別栄養教育プログラムに基づく栄養教育が糖尿病の改善に寄与することが実証されると期待される．

3. 比較する栄養教育方法の概要

介入群：「個別栄養教育プログラム」[注1)]では管理栄養士が6か月間（±1か月）に3回以上の面談を行い，外来栄養食事指導を行う．回数，実施間隔などについては以下の[注1)]「個別栄養教育プログラム」を参照されたい．

対照群：従来と同様の教育方法に近いかたちで行う．従来は管理栄養士がいない診療所では医師が食事などに関する助言を与える，あるいは食事療法に関する資料を配布することが主である．本研究では担当管理栄養士が初回1回のみ面談時に食物摂取頻度調査の結果を返却し簡単な改善のための助言を与える．

[注1)]「個別栄養教育プログラム」

近年，エビデンスに基づいた食事・栄養指導に関連するガイドライン[3)]が米国栄養士会から出版されており，1型および2型糖尿病患者に栄養士がガイドラインを用いて3～6か月間に平均3回の面接指導を行うとHbA1c（7～8％）が1～2％（ベースライン値から14～25％の改善）減少するという報告がある．これらを参考に次の①～⑤の特徴を有した指導マニュアルを作成し，管理栄養士間の教育方法・手順を標準化した．

① NCM（栄養ケア・マネジメント）の適用　（別紙1）

NCMに沿った手順で行う．NCMとは栄養スクリーニング，栄養アセスメント，栄養ケア計画，実施・チェック，モニタリング，評価からなる一連の栄養管理システムをいう．

② 定期的な面談

初回面談時（介入開始時）から6か月間（±1か月）に，管理栄養士が初回，初回面談時より1か月後（±2週間），および3か月後（±1か月）を含め，計3回以上の面談を設定する．

③ 栄養アセスメントツールを用いた食生活状況の把握

初回面談時に食物摂取頻度調査「FFQW82」（別紙2）の分析結果を用い，日常的食事摂取量および食生活傾向の把握を行う．「意識・行動調査」（別紙3-1，3-2）の結果も補

付録4. 臨床比較試験実施計画書（3.2節事例，2007年作成）

助的に用いて栄養アセスメントを実施し，「外来栄養食事指導アセスメント票」（別紙4）に記録し，食生活状況の問題点の把握および目標設定に活用する．

なお，「FFQW82」および「意識・行動に関する調査」は初回面談時および初回面談時より6か月目（±1か月）に行い，「外来栄養食事指導アセスメント票」作成は初回面談時，初回面談時より3か月目（±1か月）および6か月目（±1か月）に行う．

④自律的な目標設定

対象者が自律的に食事，身体活動および血糖コントロールなどの改善目標を設定できるよう，担当管理栄養士は栄養アセスメントに基づき支援する．初回時に6か月後に対象者が実現したい目標（長期目標）を設定し，各面談時には次回の面談時までに達成すべき目標（短期目標）を設定する．また，設定した目標は毎回，対象者に明確に提示すると共に，目標実行の際に障害となりそうな事象を検討し，その解決策も対象者と話し合う．

初回面談後には担当管理栄養士は「食生活状況把握票」（別紙5）を作成し，長期目標および次回面談時までの短期目標を明確にする．

⑤目標の達成評価

面談時には毎回，「短期目標の達成確認票」（別紙6）を用いて，短期目標の達成程度を把握し，次の目標設定に反映させる．6か月後には長期目標の達成評価を行う．なお，研究終了後ではあるが，栄養ケア・マネジメントとしては達成が概ね充分である場合は以後，3〜6か月後のフォローアップを行い，また，不十分な場合には再度，3〜6か月間のプログラムを設定することになっている．

4. 研究対象

(1) 選択基準

診療所の外来受診者のうち下記の基準をすべて満たし，除外基準のいずれにも該当しない者を対象とする．

①研究にあたり十分な説明を受けた後，十分な理解の上，本人の自由意志による文書で同意が得られた者

②同意取得時の年齢が20歳以上80歳未満の者

③以下の基準を満たす者とする．

　糖尿病群　　　HbA1c 6.1%（JDS）以上の者

［設定根拠］「老人保健事業における糖尿病及び循環器疾患の指導区分に関する検討」[4]および，公衆衛生上の意義を考慮し，糖尿病患者以外に耐糖能異常の者も可能な限り広く対象とできるよう設定した．

　なお，文献[4]によるとHbA1c 6.1%は空腹時血糖値126 mg/dℓおよび負荷後2時間

血糖値 200 mg/dℓ に対応することが報告されている．
④経口薬およびインスリン投与を行っている者（初診症例で薬物療法を開始する患者を含む）については，投薬および投与を行って3か月以上が経過し，医師の判断により安定した状態（HbA1c の変動率1割未満）の者

(2) 除外規準
　下記のいずれかに該当する受診者は除外する．
①同意を得られない．
②糖尿病性網膜症増殖期以降の者．
③糖尿病性腎症第3期以降の者．
④調査票に自分で記入できないと医師が判断した者．
　［設定根拠］　①倫理的配慮から．②は HbA1c 値の急激な改善は禁忌のため．③は糖尿病性腎症では特別な食事療法を必要とするため，④は個別健康教育の効果評価に影響するため（認知症などで調査票の内容を理解し，自記できない者は個別栄養教育の実施が不可能とみなすため）．

5．対象者の同意
　本研究の実施に際し，担当医師は院内倫理審査会で承認が得られた下記の①から④の事項を含む研究同意説明書（別紙 7-1，7-2）を対象者に渡し，文書および口頭による十分な説明を行い，対象者の自由意志による研究への参加について同意を文書で得る（別紙 8）．
　なお，この研究は国立医療保健科学院研究倫理診査委員会の審査を受けて開始する．
①研究の目的および方法
②対象者が研究への参加に同意しない場合であっても不利益を受けない
③対象者が研究への参加に同意した場合でも随時これを撤回できること
④その他対象者の人権の保護に関し必要な事項

6．研究の方法
(1) 研究の種類
　非盲検多施設共同並行群間クラスター無作為化試験
［設定根拠］　診療所の特性上，介入を行う医療従事者に対して盲検化を行うことは実際上，不可能であるため非盲検とする．また，同一診療所内で異なる栄養教育方法が行われた場合，対照群に割り付けられた対象者から不満が出る可能性があることからクラスター割付けとする．
(2) 研究仮説

新たに開発した管理栄養士による個別栄養教育方法（介入群）により，従来の栄養教育方法（対照群）に比べて，6か月後のHbA1cの数値が1.5割以上低下する．
[設定根拠]　文献[3]より1型および2型糖尿病患者に栄養士がガイドラインを用いて3〜6か月間に平均3回の面接指導を行うとHbA1c（7〜8%）が1〜2%（ベースライン値から14〜25%の改善）減少するという報告がある．さらに，これまでの地域の診療所での栄養教育でのHbA1cの改善に関する実績を加味し，期待できると思われる改善率は介入開始時に比較し1.5割の改善率は妥当と考える（HbA1cが8%から6.8%程度に改善する）．

(3) 研究のアウトライン

研究スケジュール表（別紙9）に沿って行う．担当医師は血液検査結果および選択除外基準の確認をした後，対象者に研究内容の説明と同意取得を行い，この日をもって研究開始日とする．さらに，同意が得られた対象者について研究登録書を作成し，研究事務局に郵送にて送付する．研究事務局に研究登録書が届いた時点で研究登録および割付け完了となる．

(4) 対象者研究参加予定期間

介入群は研究開始時から2週間以内に初回面談を実施する．この日を初回介入時とし，その後，初回面談時より6か月間（±1か月）を介入期間とする（最長7か月）．

対照群は研究開始時より6か月間（±1か月）を介入期間とする（最長7か月）．ただし，対照群は研究終了時点で希望があれば，介入群と同様の個別栄養教育を6か月間，受けることができるものとする．

(5) 併用療法に関する規定

投薬量の増減は医師の判断に任せる（投薬量は改善された場合は減量され，悪化した場合は増量されるため）．

(6) 割付け方法

診療所（施設）をクラスターとするクラスター無作為割付け，対象者の各群への割付けおよび各施設の担当管理栄養士の割付けは以下の通りに割付けを行う．また，割付け期間は平成19年10月中旬から割り当て必要データ数の対象者が収集されるまでとする（1施設につき10症例ずつ，各群10施設ずつ，計200症例となる）．

1) 各施設のクラスター無作為割付け方法

各施設がどちらの群になるかは，研究開始前に作成した乱数表に基づき，研究事務局の割付け専任者が協力同意の得られた施設から順次，割り付ける．

2) 各群への対象者の割付け方法

一施設において，研究の協力同意が得られた対象者から順次，予定症例数（10例）に達するまで登録する．

3) 各施設の担当管理栄養士の割付け方法

　　施設に研究開始以前から管理栄養士がいる場合はその管理栄養士が担当する．施設に管理栄養士がいない場合は，あらかじめ作成した乱数表に基づき，協力同意が得られた施設（かつ以前から管理栄養士がいない施設）から順次，管理栄養士を割り付ける．

(7) 登録割付手順（別紙 13）

1) 担当医師は，

1-1) 研究対象として選定した患者について，除外対象者ではないことを確認し，研究内容および研究目的などを研究同意説明書（別紙 7-1, 7-2）にて説明した上で研究協力同意書（別紙 8）を用いて同意を得る．研究同意書は研究終了時まで施設に保管する．

1-2) 「研究参加登録書（兼外来栄養食事指導指示書）」（別紙 10）に ID 番号，性別，生年月日，年齢，同意の有無，（FFQW82 の実施の有無），HbA1c 値，栄養教育を受けることが可能か否かなどの必要事項を記入の上，研究事務局に郵送する．

1-3) 1-4)「研究登録確認書」（別紙 11）に症例登録順に ID 番号，氏名，同意年月日，登録年月日（「研究登録書」を研究事務局に送付した年月日）を記入する．なお，介入開始時（初回面談時）および 6 か月後の年月日は担当管理栄養士から連絡を受けた後，追記する．

1-4) 介入群での初回以後の継続面談，対照群での初回面談から 6 か月後の面談に際しては，「外来栄養指導指示書（継続相談用）」（別紙 12）を記入し，担当管理栄養士に渡す（あらかじめ担当管理栄養士は主治医に FAX しますので，面談日当日までに記入し，管理栄養士には面談日当日手渡してください）．

2) 研究事務局は，

2-1) 協力が得られた施設より，順次，あらかじめ作成した乱数表に基づき，割付け専任者は介入群および対照群のどちらかを割り付ける．

2-2) 施設で管理栄養士がいない場合は，あらかじめ作成した乱数表に基づき，割付け専任者は管理栄養士を割り付ける．担当管理栄養士にはどちらの群になるか連絡する．

2-3) 送付された「研究登録書」の登録者の適格性を確認し，研究事務局にも施設ごとの「研究登録確認書」（別紙 11）を作成する．

2-4) 施設ごとに登録された対象者を順次，担当管理士に初回面談日を調整させる．担当管理栄養士は担当医師に初回面談日および初回面談日より 6 か月目の年月日を報告する．

付録4．臨床比較試験実施計画書（3.2節事例，2007年作成）

(8)介入方法

研究は研究スケジュール表に沿い，割付け手順（別紙13）および介入手順（別紙14）に基づき行う．データ（把握項目）は両群とも以下の帳票類および調査票によって把握する．

(9)調査項目の把握方法

各調査項目の把握時期，調査票の配布・回収時期は以下の通りである（表1）．「研究終了時臨床評価票」（別紙15）については，両群ともに介入時（初回面談時）より6か月目面談日（±1か月）に，それぞれ担当医師（または看護師）が採血および体格計測

（表1） 調査項目の把握方法

調査票書類名	把握項目	同意取得時 把握項目	同意取得時 担当者	割付時 把握項目	割付時 担当者	初回介入時 把握項目	初回介入時 担当者	介入1ヵ月後 把握項目	介入1ヵ月後 担当者	介入2〜5ヵ月後 把握項目	介入2〜5ヵ月後 担当者	介入6ヵ月後 把握項目	介入6ヵ月後 担当者
研究同意書	被験者の研究協力に対する意思	◎	医師										
FFQW82	食事摂取状況	◎	医師が配布									◎	管理栄養士が配布
	糖質・たんぱく質・脂質エネルギー比	◎										◎	
意識・行動調査	現在の運動習慣（有無・種類・時間）	◎	医師が配布									◎	管理栄養士が配布
	現在の喫煙習慣（有無・種類・本数）	◎										◎	
	現在の飲酒習慣（有無・種類・量）	◎										◎	
	食事や病気に関する意識等	◎										◎	
	食事や病気に関する行動等	◎										◎	
研究参加登録書	ID番号			◎	医師（身体状況は看護師）								
	性別			◎									
	生年月日			◎									
	年齢			◎									
	同意取得日			◎									
	身体状況（身長，体重，腹囲）			◎									
	栄養教育を受けることの可否			◎									
	血圧（収縮期，拡張期）			◎									
	検査値（空腹時血糖・HbA1c・TC・LDL/HDL/TG・Cr）			◎									
	調査票（2種）配布の有無			◎									
	糖尿病治療薬およびその他服薬状況			◎									
	服薬している場合のHbA1c値変動			◎									
	同意取得日			◎									
外来栄養指導指示書（継続面談用）	ID番号					◎	医師						
	性別					◎							
	身体状況					◎							
	変更事項の有無（病名，合併症，服薬等）					◎							
	栄養指導に関する指示の変更事項の有無					◎							
	検査値（空腹時血糖・HbA1c・TC・LDL/HDL/TG・Cr）					◎							
栄養アセスメント票	食事時刻（夕食）					◎	管理栄養士	○	管理栄養士	○	管理栄養士	◎	管理栄養士
	体格（身長・体重・腹囲・BMI）					◎		○		○		◎	
	糖尿病の家族歴					◎							
	血圧（収縮期，拡張期）					◎		○		○		◎	
	検査値（空腹時血糖・HbA1c・TC・LDL/HDL/TG・Cr）					◎		○		○		◎	
	食生活状況の経時変化（介入群のみ）							○		○		◎	
	生活改善の達成目標および達成評価（同上）					◎		○		○		◎	
	生活改善に対する認識・知識・態度・環境					◎							
研究終了時評価票	研究終了年月日											◎	医師
	身体状況（身長，体重，腹囲）							○		○		◎	
	受診回数							○		○		◎	
	食事や生活に関する助言回数							○		○		◎	
	合併症の有無・内容							○		○		◎	
	服薬状況							○		○		◎	

◎：必ず把握する項目
○：可能ならば把握する項目

を行い，臨床検査結果が判明次第，必要事項を記入し，研究終了時まで保管する．

7. 評価項目
(1)主要評価項目

　主要評価指標はHbA1c値とし，研究登録時のHbA1cに対する初回介入時より6か月目（±1か月）のHbA1c値の差を求め，改善率を比較する．

［設定根拠］　HbA1cは血糖コントロールの指標として用いられている検査値であり，客観的に測定可能である．本研究では対照群ではHbA1c値の改善率が変化しないか悪化することに比べ，介入群での改善率は1.5割を目標としている．

(2)副次的評価項目

　体格（BMI），空腹時血糖値，血清脂質―TC，HDLおよびTG，ウエスト周囲径，食事摂取エネルギー（1日・食事別）および脂質エネルギー比の変化率．また，意識・行動調査のカテゴリーへの反応数の変化もみる．

［設定根拠］　これらの項目の変化を観察することで糖尿病患者および耐糖能異常者に関する代謝の改善状況，食生活状況および意識・行動の変化を把握できる．

8. 観察および調査項目
(1)患者背景

　研究開始前に次の項目について調査を行う．

施設名，担当医師名，ID番号，性別，生年月日，身長，体重，合併症，既往歴（登録時より1年以内），家族歴，メタボリックシンドロームの有無，運動習慣，喫煙習慣，飲酒習慣，生活活動強度，指示エネルギー量，その他の栄養教育上の指示）

　＊メタボリックシンドロームの定義

　　内臓型肥満（ウエスト周囲径：男性は≧85 cm，女性は≧90 cm）に加えて，以下の2つ以上の項目が選択される場合をメタボリックシンドロームと定義する．

　1)血圧：収縮期　≧130 mmHg　かつ/または　≧85 mmHg
　2)中性脂肪（TG）値：≧150 mg/dℓ　かつ/または　HDLコレステロール値：＜40 mg/dℓ
　3)空腹時血糖値：≧110 mg/dℓ

(2)食事摂取エネルギー量および糖質・たんぱく質・脂質エネルギー比：FFQW82（食物摂取頻度調査）

(3)意識および行動に関する項目：意識および行動に関する調査

(4)食生活状況の経時変化：栄養アセスメント票

(5)栄養教育実施状況：随時，面談日，設定目標，達成確認結果を所定の帳票類に記載す

る．
(6) 血糖コントロール指標：空腹時血糖値，HbA1c
(7) 血清脂質：総コレステロール，LDL コレステロール，HDL コレステロール，中性脂肪
(8) 血圧測定：収縮期，拡張期

9. 中止規準
 下記のいずれかの中止規準に該当する場合，その症例に関して中止する．
 ① 対象者から研究参加の辞退の申し出や同意の撤回があった場合
 ② 担当医師が栄養教育の継続は好ましくないと判断した場合
 ④ 合併症の憎悪により研究に継続が困難な場合
 ⑤ 研究全体が中止された場合
 ⑥ その他の理由により，医師が研究を中止することが適当と判断した場合

10. 研究の終了，中止，中断
(1) 研究の終了
  両群とも担当管理栄養士の初回介入時より6か月目（±1か月）の面談日とする．
(2) 研究の中止，中断
  担当医師により，研究の中止の勧告あるいは指示があった場合は研究を中止する．

11. 研究実施期間
研究登録期間：2007年10月から必要データ数が収集されるまで
研究実施期間：2007年10月から最終登録者が初回介入時より6か月（±1か月）（研究開始時より最長7か月）経過するまで

12. 統計解析
(1) 解析対象集団
  主要な解析対象集団は無作為割付された研究実施計画書に基づく適格例の全例の集団（full analysis set, FAS）とする．データの取扱いは評価項目ごとに定める．
  副次的な解析対象集団となる対象者はFASの対象者から，初回介入時以降にHbA1c検査値が未測定である症例を除いた症例（per protocol set, PPS）の集団とする．
(2) 症例分類の定義
  適格例：選択基準のすべてを満たし，除外基準のいずれにも該当しない症例

中止・脱落症例：9章の中止基準により研究を中止した症例
不適格例：適格例でない症例
(3) 中止・脱落症例，欠測値などのデータの取扱い
  1) 主要評価項目の欠測値

    検定の際は研究を終了した対象者については初回介入時から6か月目に最も近い前評価を使用する．また，感度分析として，全症例のなかおよび同じ背景をもつ症例グループのなかで，それぞれ期間内において最も悪い値を代入した場合について解析する．

    脱落症例については脱落理由が「HbA1cが6.1%未満となり，血糖コントロールが良好と診断される場合」は解析データとして取り扱い，それ以外の理由は上記方法で欠測値の処理を行う．

  2) 主要評価項目以外の欠測値

    検定の際は主要評価項目の欠測値の代入方法に従う．

(4) 解析方法
  1) 症例の内訳

    FAS，PPS，中止・脱落症例数を群の識別と共に表示する．

  2) 介入状況

    介入群における介入（面談）回数，介入期間について集計する．規定の介入時点（初回面談時，初回面談時より1か月目（±1か月）および初回面談時より3か月目（±1か月））の実施症例数の比率の分布を要約する．両群とも研究開始時から研究終了までの受診数および医師および担当管理栄養士の助言回数を集計する．

  3) データの要約

    連続値として得られるすべての検査項目について，群ごと介入時点ごと（開始時と1か月目（±1か月），3か月目（±1か月），6か月目（±1か月））の基礎統計量（最大値，中央値，最小値，平均値，標準偏差）を算出する．主要評価指標項目（HbA1c）は介入開始時に対する介入開始時より6か月目（±1か月）の改善率（平均値，標準偏差）を算出する．

    カテゴリーデータとして得られるすべての調査項目については，群ごとに介入開始時と6か月後（±1か月）のカテゴリーに反応数の集計を行い，比率を算出する．

  4) 背景因子の解析

    年齢，体格，ウエスト周囲径，空腹時血糖値，血清脂質についてWilcoxonの順位和検定を適用する．性別，合併症（有無），家族歴（有無），服薬（有無），運動歴（有無），喫煙歴（有無），飲酒歴（有無）についてはFisherの正確な検定を適

用する．
4-4) 主要評価指標項目の解析
　　　説明変数：介入群，対照群
　　　結果変数：評価指標
　　　交絡変数：研究開始時の年齢，体格，家族歴，現在の運動習慣，現在の喫煙習慣，現在の飲酒習慣の有無，服薬（糖尿病治療薬，高脂血症治療薬，降圧剤），評価項目のベースライン値，服薬量の変化の有無，管理栄養士の資質，受診回数，医師からの助言回数，栄養教育を受けた回数

解析方法

①新教育法を割り付けられた群（介入群），従来教育法の群（対照群）それぞれを $i = 1, 2$，クラスター $j(= 1, \cdots, J)$ のなかの個人 $k(= 1, 2, \cdots, n_{ij})$ のデータ y_{ijk} について，

$$y_{ijk} = \mu + \alpha_i + \gamma_{ij} + \varepsilon_{ijk} \tag{1}$$

という混合モデルを考えることができる．

ここで α_i はプログラム i の効果，γ_{ij} はプログラムを割り付けられたクラスター j の効果で $N(0, \sigma_B^2)$ に従う確率変数である．また，ε_{ijk} はクラスター内誤差を表し $N(0, \sigma_W^2)$ に従う確率変数である．

(1)式は $x_{1jk} = 1 : x_{2jk} = 0$ という新しい変数を定義することにより，

$$y_{ijk} = \beta_0 + \beta_1 x_{ijk} + \gamma_{ij} + \varepsilon_{ijk} \tag{2}$$

と同値である．ここに β_1 がプログラムの効果の大きさを表すパラメータとなる．

したがって，共変量 $\{z_1, \cdots, z_p\}$ で調整するモデルとして

$$y_{ijk} = \beta_0 + \beta_1 x_{ijk} + \sum_{\nu=1}^{p} \beta_\nu z_{\nu, ijk} + \gamma_{ij} + \varepsilon_{ijk} \tag{3}$$

というモデルを適用する．

②糖尿病コントロール評価が「良好」（HbA1c 6.5%未満，学会評価基準で「優」および「良」）であるか否か（2値変数）についてもロジスティック回帰分析を用いて検討を行う．ITT解析に関しては，それぞれの連続変数の指標は「良好」群と「不良」群の2値変数にし，2値変数はそのままで，全割付け対象を含めた場合と解析対象者のみの場合とをロジスティック回帰モデルにより検討し，脱落者の影響を検討する．なお，脱落者については全員悪化もしくは不変として取り扱った場合の感度分析も行う．

5)副次的な評価項目の解析

体格，空腹時血糖値，ウエスト周囲径，空腹時血糖値，血清脂質，食事摂取エネルギー量および糖質・たんぱく質・脂質エネルギー比については研究開始時に対する介入開始時より6か月後（±1か月）の変化で検討する．また，意識・行動に関する調査は，研究開始時および介入開始時より6か月後（±1か月）の各項目について反応割合の変化で検討する．なお，すべての検定の有意水準は両側5%とする．

13. 目標症例数および設定根拠
(1) 目標症例数
　各群とも1施設につき10症例，10施設ずつ必要となるので，全部で20施設200症例になる．
(2) 設定根拠
　対象者の各群への割付けはクラスター無作為化割付けで行うが，1施設10名とし，本研究の仮説を両側有意水準5%で検出するために，検出力80%で検出でき，対照群の改善率は変わらないものとし，介入群のHbA1c改善率を1.5割として算出した．両群の平均（m_0, m_1）および標準偏差（SD）は地域の診療所における測定結果に基づく．m_0を対照群のHbA1cの平均値とし，これまでの実績より8.2%とする．対照群は6か月後のHbA1c値の平均値には変化がないものと仮定する．また，m_1を介入群のHbA1cの平均値とし，現状と同程度のHbA1c値8.2%とすると，1.5割の改善率ではHbA1c値は7.0%となる．

　各群のSDは同程度で実績より2.2とし，対象者の施設内相関はあまりないと考え，施設内相関係数を0.1とした．

　effect sizeを計算すると $(m_1 - m_0)/SD = (8.2 - 7.0)/2.2 = 0.55$
よって施設数 $= 2 \times (1 + (10 - 1) \times 0.1) \times \{(1.96 + 0.842)^2/10 \times (0.55)^2\}$
$\qquad\qquad = 2 \times 1.9 \times (7.8512/3.03)$
$\qquad\qquad = 9.85$
ゆえに1施設10例ずつとして各群10施設ずつ必要である．

添付資料
別紙1：栄養ケア・マネジメント
別紙2：FFQW82（食物摂取頻度調査票）
別紙3：意識・行動調査票
別紙4：外来栄養食事指導アセスメント票
別紙5：食生活状況把握票
別紙6：短期目標の達成確認票

別紙 7-1：研究同意説明書（対照群施設用）
別紙 7-2：研究同意説明書（介入照群施設用）
別紙 8：研究協力同意書
別紙 9：研究のスケジュール表
別紙 10：研究参加登録書
別紙 11：研究登録確認書
別紙 12：外来栄養指導指示書
別紙 13：割付け手順
別紙 14：介入手順
別紙 15：研究終了時臨床評価票

参考文献

1) Yamaoka Kazue, Tango Toshiro. Efficacy of Lifestyle Education to Prevent Type 2 Diabetes. A meta-analysis of randomized controlled trials. Diabetes Care 2005；28：2780-2781
2) Susan L. Norris, Joseph Lau, S. Jay Smith, et al. Self-Management Education for Adults With Type 2 Diabetes. A meta-analysis of the effect on glycemic control. Diabetes care 2002；25：1159-1171
3) American Dietetic Association, Medical Nutrition Therapy, Evidenced-Based Guides for Practice, Nutrition Practice Guideline for Type 1 and Type 2 Diabetes Mellitus, Chicago, 2001.
4)「老人保健事業における糖尿病及び循環器疾患の指導区分に関する検討」財団法人 日本公衆衛生協会 2002；45-49.

研究組織
　（省略）

添付資料
　（省略）

用語一覧表 (terminology list)

ANCOVA	analysis of covariance
ANOVA	analysis of variance
BMI	body mass index
CKD	chronic kidney disease
DR	dietary record
EBM	evidence based medicine
EBN	evidence based nutrition
FAS	full analysis set
FFQ	food frequency questionnaire
FPG	fasting plasma glucose
GEE	generalized estimating equations
GLM	general linear model
HbA1c	Hemoglobin A1c
ICC	intraclass correlation coefficient
IDF	International Diabetes Federation
IFG	impaired fasting glucose
IGT	impaired glucose tolerance
ITT	intention to treat
JDS	Japanese diabetes society
LOCF	last observation carried forward
OGTT	oral glucose tolerance test
MAR	missing at random
MCMC	Markov chain Monte Carlo
MeSH	Medical subject headings
MetS	metabolic syndrome
MI	multiple imputation
NCEP-ATP III	National Cholesterol Education Program's Adults Treatment Panel III
NCM	nutrition care and management
NCP	nutrition care process
NGSP	National Glycohemoglobin Standardization Program
NHANES	National Health and Nutrition Examination Survey
NHS	National Health Service
NLM	National Library of Medicine
PPS	per protocol set
RCT	randomized controlled trial
SAS	Statistical Analysis System
SILE	Structured individual-based lifestyle education
SPSS	Statistical Package for Social Science
USDA-AMPM	USDA automated multiple-pass method
VLDL	very low density lipoprotein
WHO	World Health Organization

索　引

欧　文

ANCOVA（analysis of covariance）　171

CDS（complete data set）　126
CKD（chronic kidney disease）　69
CONSORT　87
Cox 比例ハザード（回帰）モデル　8, 12, 17, 176

DRs（dietary records）　46

EBM（evidence based medicine）　1
EBN（evidence based nutrition）　1

FAS　126
FFQ（food frequency questionnaire）　51
FFQW65　4, 99
FFQW82　35
Fisher の正確な検定　158
FREQ プロシージャ　162

GEE（generalized estimating equations）　177
GLM プロシージャ　165, 173

ICC（intraclass correlation coefficient）　62, 126
ITT　102, 126

Kruskal-Wallis 検定　156

LOCF　87, 126, 135

Mann-Whitney の U 検定　155
MAR（missing at random）　126
MCMC（Markov chain Monte Carlo）法　126
MEDLINE 検索サイト PubMed　90
MeSH（medical subject headings）　90
MI 法　126
MOOSE 声明　87

NDE（new dietary education）　4

OGTT 境界型　109

PDCA サイクル　1
Pearson の積率相関係数　145
PPS　102, 126

QUORUM 声明　87

SAS プログラム　113, 133, 161
SILE　67, 69, 122
　——のスキーム　67
SILE プログラム　35
Spearman の順位相関係数　111, 145
SPSS のプログラム　180
STARD 声明　87

STROBE 声明　87
Student の t 検定　6, 153

TREND 声明　87
TTEST プロシージャ　165
Type I 平方和　117
Type II 平方和　117
Type III 平方和　117
Type IV 平方和　117

USDA-AMPM（The US Department of Agriculture Automated Multiple-Pass Method）　50

Welch の検定　6, 154
Wilcoxon の順位和検定　6, 155
Wilcoxon の符号付き順位検定　6, 155

X-PERT プログラム　31

Yates の連続修正項　157

あ　行

アセスメント項目の選定　45

医学主題見出し　90
一元配置分散分析　156
一様乱数　160
1 回摂取量　51
一致性　144
一般化線形モデル　168
一般化推定方程式　177
一般線形モデル　168

因子水準　156

栄養アセスメント　44, 74
栄養ケア計画　45
栄養ケア・マネジメント　45
栄養スクリーニング　45
エクセルの一様乱数（RAND
　　関数）　101
エビデンスで一番高いレベル
　　85
エビデンスの質　98
エンドポイント　159
エンパワーメントアプローチ
　　66

か　行

回帰分析　7, 57, 61, 115, 171
解析計画　109
改善指標（目標値）　75
改善への意欲　98
カイ２乗（χ^2）独立性検定
　　157
外分散　62
過小申告・過大申告　49
頑健（ロバスト）性　144, 149
完全データによる解析　179
完全無作為化法　159
感度分析　86, 102, 109, 126
幹葉図　143

基準ハザード関数　176
帰無仮説　147
級内相関係数　62
境界型　53
強化型栄養教育アドバイス　27
共分散分析　2, 7, 27, 39, 115,
　　171
　　──による平行性の検定
　　　173
局外母数　176

偶然誤差　145
空腹時高血糖　17
区間推定　146
クラスター内相関　177
クラスター無作為化試験　35,
　　85, 122
クラスター割付け　126
グラフ表現　5

経時的測定データの分散分析
　　22, 31
継続支援の可否判断　81
系統的誤差　49
系統的成分　168
血糖コントロール　65
研究仮説　100, 125
研究デザイン　84, 99, 123
検出力　148, 159

効果の大きさ　159
効果の評価指標　82
交互作用項　112
行動目標　75
　　──の設定　77
国民健康・栄養調査　47
　　──で用いられる栄養摂取状
　　　況調査票　47
コクラン共同計画　90
個人内分散　62
個人内変動　49
５ステップの精度管理　50
根拠に基づく医療　1
根拠に基づく栄養学　1
混合効果モデル　35, 38, 126

さ　行

最小化法　160
サンプルサイズ　85
　　──の決定　159

時間依存因子　177
試験のアウトライン　99, 124
試験の終了，中止，中断　125
脂質減量食プログラム介入　20
システマティックレビュー　24,
　　87
システムアプローチ　66
施設内相関係数（級内相関係
　　数）　126
実施計画書　83
実施マニュアルの策定　105
重回帰分析　171
十分性　144
食事記録法　46
　　──の妥当性　49
食事調査法の信頼性（再現性）
　　61
食事調査法の妥当性　61
食事調査法の評価　61
食事の聞き取り　75
食品リスト　51, 56
食事調査
　　FFQW65　4, 99
　　FFQW82　35
食物摂取頻度調査法　51
新栄養教育　2
信頼区間　146

スキームの策定　66, 102

生活習慣病の診断　52
正規分布　150
正常型・境界型・糖尿病型の判
　　定　53
生存期間　176
生存曲線　176
摂取頻度　57
線形モデル　156
全例の集団　126

索　引

相関係数　145
層別無作為化法　160

た 行

対応のある t 検定　154
対象との事前交渉　105
対数オッズ　175
耐糖能異常者　8
耐糖能障害　20
対立仮説　148
多重補完法　179
多変量解析　167
多変量調整モデル　127
ダミー変数　170

チェックリスト　87
置換ブロック法　101, 160
中途打ち切りデータ　176
超幾何分布　158
調査の事前準備　105
調査の実施　108
調整されたオッズ比　176

データ回収・データ入力　108
データステップ　161
データのまとめ方　84
データの要約　142
点推定　146

統計学的検定方法　150
統計学的有意差検定　147
糖尿病診療ガイドライン　68
等分散の F 検定　152
取組み意欲の強化方法　73

な 行

ナラティブレビュー　87

2×2 分割表　157
2 型糖尿病の診断基準　52

2 重クロス表　157
24 時間思い出し法　50
日間変動・季節変動　49
日本食品標準成分表 2010　47, 49

ノンパラメトリック法　149

は 行

バイアス（偏り）　84
箱ヒゲ図　143
ハザード比　176
パーシャル法　170
パーセンタイル　144
パラメトリック法　149
半定量式食物摂取頻度調査票　56

ヒストグラム　143
評価指標　100, 124
評価のフローチャート　46
標準誤差　144
標準偏差　144
標本　145
秤量法　46
比率の差の検定　6, 157
比例ハザード性　177
頻度調査に基づく推定摂取量　61

副次的評価指標　109
不備推定量　144
不偏性　144
プラセボ（偽薬）対照比較試験　85
プリシード健康教育モデル　39
プログラムの策定　104
プログラムの実施手順　70
プログラムの実践　127
プロシージャステップ　161

分散　144, 146

平均値　144
――の 2 群の差の検定　6, 151
並行群間無作為化比較試験　99
米国の国民健康栄養調査　50
ベースライン調整　109
ベースライン調整モデル　127
変量効果　177

母集団　145
ポーションサイズ　10, 51, 57

ま 行

マージナル法　170
マルコフ連鎖モンテカルロ法　126
マルチレベルモデル　177
慢性腎臓病　69

無作為抽出　145
無作為割付け　84
無視できる最尤法　179
無調整のモデル　126

メタアナリシス　24, 85
メタボリックシンドロームの診断基準　53
メトホルミン投与　13
目安量法　46
目標症例数と設定根拠　100, 125
目標値の評価　79
目標の実行率　78
モニタリング　46, 79

や 行

有意水準　148, 159

有効性　144

要約統計量　5, 144

ら　行

乱数発生　160
ランダム成分　168

離散型分布　149
臨床研究登録　106
倫理審査・利益相反・研究同意
　証明書　105
倫理的配慮　82

連結関数　168

連続型分布　149
連続変数　142

ログランク検定　12
ロジスティック回帰分析　7, 102, 119, 174

著者略歴

山岡和枝（やまおか かずえ）
- 1952年　東京都に生まれる
- 1975年　横浜市立大学文理学部卒業
  国立保健医療科学院を経て
- 現　在　帝京大学大学院
  公衆衛生学研究科長・教授
  医学博士

安達美佐（あだち みさ）
- 1961年　北海道に生まれる
- 2011年　国立保健医療科学院研究課程修了
- 現　在　栄養サポートネットワーク
  合同会社代表
  Doctor of Public Health

渡辺満利子（わたなべ まりこ）
- 1939年　熊本県に生まれる
- 1994年　東邦大学大学院医学研究科
  博士課程修了
- 現　在　昭和女子大学大学院
  生活機構研究科特任教授
  医学博士

丹後俊郎（たんご としろう）
- 1950年　北海道に生まれる
- 1975年　東京工業大学大学院
  理工学研究科修了
  国立保健医療科学院を経て
- 現　在　医学統計学研究センター長
  医学博士

統計ライブラリー
ライフスタイル改善の実践と評価
―生活習慣病発症・重症化の予防に向けて―　定価はカバーに表示

2015年2月25日　初版第1刷

著　者　山　岡　和　枝
　　　　安　達　美　佐
　　　　渡　辺　満利子
　　　　丹　後　俊　郎
発行者　朝　倉　邦　造
発行所　株式会社　朝　倉　書　店

東京都新宿区新小川町 6-29
郵便番号　162-8707
電話　03 (3260) 0141
FAX　03 (3260) 0180
http : //www.asakura.co.jp

〈検印省略〉

© 2015〈無断複写・転載を禁ず〉　　新日本印刷・渡辺製本

ISBN 978-4-254-12835-2　C 3341　　Printed in Japan

JCOPY ＜(社)出版者著作権管理機構 委託出版物＞

本書の無断複写は著作権法上での例外を除き禁じられています．複写される場合は，そのつど事前に，(社)出版者著作権管理機構（電話 03-3513-6969，FAX 03-3513-6979, e-mail: info@jcopy.or.jp）の許諾を得てください．

医学統計学研究センター 丹後俊郎・中大 小西貞則編

医学統計学の事典

12176-6 C3541　　　　　A 5 判 472頁 本体12000円

「分野別調査：研究デザインと統計解析」,「統計的方法」,「統計数理」を大きな柱とし, その中から重要事項200を解説した事典. 医学統計に携わるすべての人々の必携書となるべく編纂. [内容]実験計画法／多重比較／臨床試験／疫学研究／臨床検査・診断／調査／メタアナリシス／衛生統計と指標／データの記述・基礎統計量／2群比較・3群以上の比較／生存時間解析／回帰モデル分割表に関する解析／多変量解析／統計的推測理論／計算機を利用した統計的推測／確率過程／機械学習／他

医学統計学研究センター 丹後俊郎・
阪大 上坂浩之編

臨床試験ハンドブック
―デザインと統計解析―

32214-9 C3047　　　　　A 5 判 772頁 本体26000円

ヒトを対象とした臨床研究としての臨床試験のあり方, 生命倫理を十分考慮し, かつ, 科学的に妥当なデザインと統計解析の方法論について, 現在までに蓄積されてきた研究成果を事例とともに解説. [内容]種類／試験実施計画書／無作為割付の方法と数理／目標症例数の設計／登録と割付／被験者の登録／統計解析計画書／無作為化比較試験／典型的な治療・予防領域／臨床薬理成績／グループ逐次デザイン／非劣性・同等性試験／薬効評価／不完全データ解析／メタアナリシス／他

A. アール-スレイター著
前医薬品医療機器総合機構 佐久間昭・
前北里大 宮原英夫・富山大 折笠秀樹監訳

臨 床 試 験 用 語 事 典

32213-2 C3547　　　　　A 5 判 416頁 本体9800円

診断方法, 治療方法, 予防方法, 看護, 患者のリスクプロフィールの知識と理解, などを改善し, 疾患の原因論と病原論を支援することを目的とした「臨床試験」全般より500語余りを精選した用語辞典. 基本的な用語から標準化に欠かせない重要な述語に定義を与えるだけでなく, その背景にある考え方, 実際, 展望を詳述する. より広く深い理解を得られるよう充実したクロスリファレンス, その先の知識に対しては参考文献を掲げるなど随所に使い勝手の良さを実現したもの

前東大 古川俊之監修
医学統計学研究センター 丹後俊郎著
統計ライブラリー

医学への統計学 第3版
12832-1 C3341　　　　　A 5 判 304頁 本体5000円

医学系全般の, より広範な領域で統計学的なアプローチの重要性を説く定評ある教科書. [内容]医学データの整理／平均値に関する推測／相関係数と回帰直線に関する推測／比率と分割表に関する推論／実験計画法／標本の大きさの決め方／他

丹後俊郎・山岡和枝・高木晴良著
統計ライブラリー

新版 ロジスティック回帰分析
―SASを利用した統計解析の実際―

12799-7 C3341　　　　　A 5 判 296頁 本体4800円

SASのVar9.3を用い新しい知見を加えた改訂版. マルチレベル分析に対応し, 経時データ分析にも用いられている現状も盛り込み, よりモダンな話題を付加した構成. [内容]基礎理論／SASを利用した解析例／関連した方法／統計的推測

北里大 鶴田陽和著
すべての医療系学生・研究者に贈る

独習統計学24講
―医療データの見方・使い方―

12193-3 C3041　　　　　A 5 判 224頁 本体3200円

医療分野で必須の統計的概念を入門者にも理解できるよう丁寧に解説. 高校までの数学のみを用い, プラセボ効果や有病率など身近な話題を通じて, 統計学の考え方から研究デザイン, 確率分布, 推定, 検定までを一歩一歩学習する.

統数研 椿 広計・電通大 岩崎正和著
シリーズ〈統計科学のプラクティス〉8

Rによる 健康科学データの統計分析

12818-5 C3340　　　　　A 5 判 224頁 本体3400円

臨床試験に必要な統計手法を実践的に解説 [内容]健康科学の研究様式／統計科学的研究／臨床試験・観察研究のデザインとデータの特徴／統計的推論の特徴／一般化線形モデル／持続時間・生存時間データ分析／経時データの解析法／他

つくば国際大 梶本雅俊・東農大 川野 因・
都市大 近藤雅雄編

コンパクト 公衆栄養学 （第2版）

61052-9 C3077　　　　B 5 判 168頁 本体2600円

家政栄養系学生，管理栄養士国家試験受験者を対象に，改定されたガイドラインに準拠して平易に解説した教科書。〔内容〕公衆栄養の概念・栄養問題の現状と課題／栄養政策／栄養疫学／公衆栄養マネジメント／公衆栄養プログラムの展開

東農大 鈴木和春・都市大 重田公子・都市大 近藤雅雄編

コンパクト 応 用 栄 養 学

61050-5 C3077　　　　B 5 判 184頁 本体2800円

管理栄養士国家試験受験者を対象に，国試ガイドラインに準拠して平易に解説したテキスト。〔内容〕栄養マネジメント／成長・発達・過齢(老化)／妊娠期／授乳期／新生児期，乳児期／幼児期／学童期／思春期／成人期／閉経期／高齢期／他

都市大 近藤雅雄・東農大短大 松崎広志編

コンパクト 基 礎 栄 養 学

61054-3 C3077　　　　B 5 判 176頁 本体2600円

基礎栄養学の要点を図表とともに解説。管理栄養士国家試験ガイドライン準拠。〔内容〕栄養の概念／食物の摂取／消化・吸収の栄養素の体内動態／たんぱく質／糖質／脂質／ビタミン・ミネラル(無機質)の栄養／水・電解質の栄養的意義／他

相模女子大 長浜幸子・前大妻女子大 中西靖子・東京都市大 近藤雅雄編

コンパクト 臨 床 栄 養 学

61056-7 C3077　　　　B 5 判 228頁 本体3200円

臨床栄養学の要点を解説。管理栄養士国試ガイドライン準拠。〔内容〕臨床栄養の概念／栄養アセスメント／栄養ケアの計画と実施／食事療法，栄養補給法／栄養教育／モニタリング，再評価／薬と栄養／疾患・病態別栄養ケアマネジメント

女子栄養大 五明紀春・女子栄養大 渡邉早苗・
関東学院大 山田哲雄編

スタンダード人間栄養学 基礎栄養学

61048-2 C3077　　　　B 5 判 176頁 本体2700円

イラストを多用しわかりやすく解説した教科書。〔内容〕身体と栄養／エネルギー代謝／現代の食生活(栄養の概念)／栄養素の役割と代謝(糖質／脂質／たんぱく質／ビタミン／無機質(ミネラル)／水・電解質)／栄養学の歴史／遺伝子発現と栄養

女子栄養大 五明紀春・女子栄養大 渡邉早苗・
関東学院大 山田哲雄・相模女大 吉野陽子編

スタンダード人間栄養学 応用栄養学

61049-9 C3077　　　　B 5 判 200頁 本体2800円

〔内容〕人の栄養管理／成長・発達と加齢／栄養マネジメント／栄養ケアプラン／ライフステージと栄養管理(妊娠期／授乳期／新生児期，乳児期／幼児期／学童期／思春期／青年期／成人期／閉経期／高齢期)／運動・ストレス・環境と栄養管理

女子栄養大 渡邉早苗・京都女大 宮崎由子・
相模女大 吉野陽子編

スタンダード人間栄養学 これからの応用栄養学演習・実習
—栄養ケアプランと食事計画・供食—

61051-2 C3077　　　　A 4 判 128頁 本体2300円

管理栄養士・栄養士の実務能力を養うための実習書・演習書。ライフステージごとに対象者のアセスメントを行いケアプランを作成し食事計画を立案(演習)，調理・供食・試食・考察をする(実習)ことで実践的スキルを養う。豊富な献立例掲載。

上田成子編 桑原祥浩・澤井 淳・岡崎貴世・
髙鳥浩介・髙橋淳子・髙橋正弘著

スタンダード人間栄養学 食品の安全性

61053-6 C3077　　　　B 5 判 164頁 本体2400円

食の安全性について，最新情報を記載し図表を多用した管理栄養士国家試験の新カリキュラム対応のテキスト。〔内容〕食品衛生と法規／食中毒／食品による感染症・寄生虫症／食品の変質／食品中の汚染物質／食品添加物／食品衛生管理／資料

桑原祥浩・上田成子編著
澤井 淳・髙鳥浩介・髙橋淳子・大道公秀著

スタンダード人間栄養学 食品・環境の衛生検査

61055-0 C3077　　　　A 4 判 132頁 本体2500円

食品衛生・環境衛生の実習書。管理栄養士課程の国試ガイドラインおよびモデル・コアカリキュラムに対応。〔内容〕微生物・細菌，食品衛生化学実験(分析，洗浄など)，環境測定(水質試験，生体影響試験など)／付表(各種基準など)／他

名古屋文理大 江上いすず編著
栄養科学ファウンデーションシリーズ2

応 用 栄 養 学

61656-9 C3377　　　　B 5 判 170頁〔近 刊〕

簡潔かつ要点を押さえた，応用栄養学の「教えやすい」教科書。〔内容〕栄養ケア・マネジメント／食事摂取基準の根拠／成長・発達・加齢(老化)／ライフステージ別栄養マネジメント／運動・スポーツと栄養／環境と栄養／他

◆ 医学統計学シリーズ ◆
データ統計解析の実務家向けの「信頼でき，真に役に立つ」シリーズ

医学統計学研究センター 丹後俊郎著
医学統計学シリーズ 1
統 計 学 の セ ン ス
―デザインする視点・データを見る目―
12751-5　C3341　　　　Ａ５判 152頁 本体3200円

データを見る目を磨き，センスある研究を遂行するために必要不可欠な統計学の素養とは何かを説く。〔内容〕統計学的推測の意味／研究デザイン／統計解析以前のデータを見る目／平均値の比較／頻度の比較／イベント発生までの時間の比較

医学統計学研究センター 丹後俊郎著
医学統計学シリーズ 2
統 計 モ デ ル 入 門
12752-2　C3341　　　　Ａ５判 256頁 本体4000円

統計モデルの基礎につき，具体的事例を通して解説。〔内容〕トピックスⅠ～Ⅳ／Bootstrap／モデルの比較／測定誤差のある線形モデル／一般化線形モデル／ノンパラメトリック回帰モデル／ベイズ推測／Marcov Chain Monte Carlo法／他

中大 中村　剛著
医学統計学シリーズ 3
Cox 比 例 ハ ザ ー ド モ デ ル
12753-9　C3341　　　　Ａ５判 144頁 本体3400円

生存予測に適用する本手法を実際の例を用いながら丁寧に解説する〔内容〕生存時間データ解析とは／KM曲線とログランク検定／Cox比例ハザードモデルの目的／比例ハザード性の検証と拡張／モデル不適合の影響と対策／部分尤度と全尤度

医学統計学研究センター 丹後俊郎著
医学統計学シリーズ 4
メ タ・ア ナ リ シ ス 入 門
―エビデンスの統合をめざす統計手法―
12754-6　C3341　　　　Ａ５判 232頁 本体4000円

独立して行われた研究を要約・統合する統計解析手法を平易に紹介する初の書〔内容〕歴史と関連分野／基礎／代表的な方法／Heterogenietyの検討／Publication biasへの挑戦／診断検査とROC曲線／外国臨床試験成績の日本への外挿／統計理論

医学統計学研究センター 丹後俊郎著
医学統計学シリーズ 5
無 作 為 化 比 較 試 験
―デザインと統計解析―
12755-3　C3341　　　　Ａ５判 216頁 本体3800円

〔内容〕RCTの原理／無作為な割り付けの方法／目標症例数／経時的繰り返し測定の評価／臨床的同等性・非劣性の評価／グループ逐次デザイン／複数のエンドポイントの評価／ブリッジング試験／群内・群間変動に係わるRCTのデザイン

阪大 上坂浩之著
医学統計学シリーズ 6
医薬開発のための 臨床試験の計画と解析
12756-0　C3341　　　　Ａ５判 276頁 本体4800円

医薬品の開発の実際から倫理，法規制，ガイドラインまで包括的に解説。〔内容〕試験計画／無作為化対照試験／解析計画と結果の報告／用量反応関係／臨床薬理試験／臨床用量の試験デザイン用量反応試験／無作為化並行試験／非劣性試験／他

丹後俊郎・横山徹爾・高橋邦彦著
医学統計学シリーズ 7
空 間 疫 学 へ の 招 待
―疾病地図と疾病集積性を中心として―
12757-7　C3341　　　　Ａ５判 240頁 本体4500円

「場所」の分類変数によって疾病頻度を明らかにし，当該疾病の原因を追及する手法を詳細にまとめた書。〔内容〕疫学研究の基礎／代表的な保健指標／疾病地図／疾病集積性／疾病集積性の検定／症候サーベイランス／統計ソフトウェア／付録

医学統計学研究センター 丹後俊郎・TaekoBecque著
医学統計学シリーズ 8
統 計 解 析 の 英 語 表 現
―学会発表，論文作成へ向けて―
12758-4　C3341　　　　Ａ５判 200頁 本体3400円

発表・投稿に必要な統計解析に関連した英語表現の事例を，専門学術雑誌に掲載された代表的な論文から選び，その表現を真似ることから説き起こす。適切な評価を得られるためには，の視点で簡潔に適宜引用しながら解説を施したものである。

医学統計学研究センター 丹後俊郎・TaekoBecque著
医学統計学シリーズ 9
ベ イ ジ ア ン 統 計 解 析 の 実 際
―WinBUGSを利用して―
12759-1　C3341　　　　Ａ５判 276頁 本体4800円

生物統計学，医学統計学の領域を対象とし，多くの事例とともにベイジアンのアプローチの実際を紹介。豊富な応用例では，例→コード化→解説→結果という統一した構成〔内容〕ベイジアン推測／マルコフ連鎖モンテカルロ法／WinBUGS／他

上記価格（税別）は 2015 年 2 月現在